細胞レベルで若返る食事と習慣のすべて

医者が教える最強の不老術

Young Forever The Secrets to Living Your Longest, Healthiest Life

マーク・ハイマン＝著　中里京子＝訳

ダイヤモンド社

免責事項

本書には、著者の意見と考えが含まれています。本書の目的は、本書内で扱っているテーマについて、有用かつ有益な資料を提供することにあります。[illegible]

YOUNG FOREVER
by
Mark Hyman, MD

想像力の限界に挑戦し、私たち皆のためによりよく、より健康的な世界を再構築しようとする、
科学者、錬金術師、夢想家、神話破壊者、ヴィジョナリー、そして恋人たちに。

あの穏やかな夜に　おとなしく流されてゆくな
老境は　黄昏を迎えて燃え盛り　荒れ狂わなければ
怒れ　怒れ　消えゆく光に向かって

——ディラン・トマス

あなたが生まれたとき、あなたは泣き、全世界が喜んだ。死ぬときに、あなたは喜び、全世界が泣くような生き方をしなさい。

——ネイティブ・アメリカンの祈り

死は怖くはないが、死に急ぐ気はない。その前にやりたいことがたくさんあるから。

——スティーヴン・ホーキング

はじめに

「老化」とは「病気」であり、それには「治療法」がある

120歳まで生きたいかと聞かれたら、あなたは「そうしたい」と答えるだろうか？　大部分の人にとって、80代以降の人生は魅力的なものには映らないだろう。その年代には、虚弱《フレイル》、老衰、被介護状態、運動機能の喪失、痛み、病気などがつきものだからだ。だが、それらはみな避けられないものなのだろうか？　**病気を抱えず、活動的で、精神的にも元気なまま、90代、100代、さらにその先まで生きることは可能なのではないのか？　長寿と老化の最新研究から得られつつあるその答えは、断固たる「イエス」だ！**

本書『医者が教える最強の不老術』では、その科学的根拠を詳しく見ていくことになる。だが、さらに重要なのは、**本書を読めば、最良の科学をセルフケア・プランに取り込むための明確なロードマップと実践的な指針が得られる**ことだ。それらは、健康的な長寿を手にするための拠り所となるだろう。

だが、健康寿命（健康な状態で何年生きられるか）と寿命（実際に何年生きられるか）の両方を延ばしてくれる画期的な科学について見ていく前に、自分自身に問うべき重要な問題がある。なぜ自分はそうしたいのか？　自分にとって重要なこととは何か？　なぜ、現時点の科学から期待できる100歳、150歳、200歳という年齢まで生きたいと思うのか？　人生の大部分は、築き、作り、生み出すことに費やされる。つまり、結婚、子供、キャリア、友人、休暇といったものだ。だが、あなたが60歳になったとき、40歳のときよりも、たくましく、引き締まり、健康で、賢明で、頭の回転が速く、エネルギッシュになれるとしたらどうだろう？

あと60年から80年、活力に満ち、積極的に社会に加わり、万全に機能する人生が残されていると想像してみてほしい。

あなたは何がしたいだろうか？　どのように過ごしたいだろうか？　誰と一緒に過ごしたいだろうか？
私は63歳になったばかりだが、健康的に年をとる科学をみずからに適用したおかげで、思っていた以上に力強く、健康で、はるかに賢くなることができた。私は今、水平線の彼方に思いを馳せ、家族、友人、教育、そして医療と癒しの未来を世界にもたらす手助けをするという、自分にとって最も重要な人々やものごとに、みずからを捧げることができる。

私にとって、なぜへの答えはシンプルだ。それは愛と奉仕である。自分自身、友人、家族、仕事に愛情を抱いて向き合い、死ぬまでに世界を少しでも良くしたい。家庭とキャリアを築いてきた慌ただしい人生のなかでおろそかにしてきたことを味わいたい。この世の人生という贈り物を楽しみ、生きていることの素晴らしさ、創造の不思議さ、自分以外の人間の美しさと優しさを享受したい。世界中の癒しとさらなる愛のために奉仕し、貢献したい。星空の下で踊り、世界中を自転車で旅し、人里離れた山をハイキングし、新しい言語を学び、愛する人たちと笑い、遊び、泣き合いたい。そして学び、成長し、精神を進化させたい。それが私のなぜだ。あなたのなぜは何だろう？

世界一の長寿国である日本には、生きがいという概念、つまり「自分の存在理由」に関する概念がある。端的に言うと、それは「愛するもの」「得意なこと」「収入を得る手段」「世の中から必要とされること」という4つの要素が備わっている状況だ。**自分の人生に意義と目的が持てれば、ライフスタイルに関係なく長生きできることを、科学は明確に裏付けている。**

私たちが「老化」とみなしているものは、実は「異常な老化」だった

私たちは、期待と要求と苦悩に満ちた世界に生きている。そして、ようやく「黄金期」を迎えたときには、疲れ果てて、病を抱えてしまう人が多い。アメリカ人の6人に1人は慢性疾患を抱えており、全米高齢者問題協議会によると、高齢者のおよそ80%が少なくとも1つの慢性疾患を抱え、2つ以上の慢性疾患を抱えている高齢者も68%に及ぶという。[1] 100歳を超えて生き続けたいと望む人がこれほど少ないのも、むべなるかなだ。加齢による機能障害、病気、死は避けられないものに思えるのだから。年をとることは恐ろしいものなのだ。

だが、もし120歳まで生きて、愛する人とハイキングを楽しみ、山の池で泳ぎ、おいしい料理を作って食べ、愛し合い、そして至福の中で穏やかにこの世を去ることができるとしたらどうだろう？　私はそんな最後を迎えたい。実際、そうなると期待している。

そんなことは絵空事だと思えたとしたら、それはあなたの想像力が欠けているせいだ。つまり、加齢と病気のことを、現在のヒト生物学の科学に照らして見ていないのである。この**科学は今、健康と病気に関して私たちが抱いているあらゆる概念を激変させている。**加齢は、心臓病、がん、糖尿病、認知症、高血圧、自己免疫疾患を含め、あらゆる慢性疾患のリスクを加速させる。だが、**私たちが「正常な」老化と見なしているものは、実は異常な老化なのだ。**それは、私たちの身体の仕組みに生じる無数の変化の結果であり、治療可能なものなのだ。

今日の大部分の医学は老化を病気とみなしていない。だが、老化は病気であり、しかも治療可能な病気であると考えたらどうなるだろうか？　アメリカの医学界はこの考えを受け入れていないが、世界保健機関（WHO）は老化を病気として公式に認めている。[2]

とはいえ私たちは、原因やメカニズムといった「上流《アップストリーム》」にではなく、症状や診断といった「下流《ダウンストリーム》」に焦点を当てるという医学のパラダイムに阻まれている。驚くことに、アメリカ国立老化研究所の予算額は26億ドルほどで、これはアメリカ国立衛生研究所の全予算額の10％足らずでしかない。しかもそのうち老化の研究に直接使われるのは2億6000万ドルだけで、残りは老化のメカニズムや根本原因の研究にではなく、認知症などの老化の下流にある病気の研究に費やされている。[3]

これを、私たちが解決しようとしている問題と比べてみよう。アメリカの年間医療費の支出額は約4兆ドルで、そのほとんどが老化に関連した病気の治療費に充てられている。この巨額の医療費を食いつぶしている病気の実際の原因究明にその費用の0・0065％しか使わない一方で、研究費の大半を下流の病気の治療法に費やしているのだ。

これは、理にかなっていると言えるだろうか？　それはまるで、流し台の蛇口を閉めずに、水を流しっぱなしにしながら床を拭こうとしているようなものだ。老化の根本原因やその根本的なメカニズムを研究するかわりに、異常なプロセスをブロックし、症状を抑える薬を探そうとしているのである。だが、**たとえ心臓病やがんを完全に治す方法が見つかったとしても、延びる寿命はせいぜい5～7年**といったところだろう。前世紀の衛生、抗生物質、ワクチンが果たした寿命の倍増にはとても及ばない。

健康寿命が2・2年延びることによるコスト削減効果は、50年間で7兆ドル（一部の研究者によるとそれ以上）という莫大な額になる。[4] それが、20年、40年、60年延びた場合を想像してみてほしい。確かに、病弱な高齢者を抱える社会は高くつく。だが、もし彼らが病気でなかったら？　健康でたくましく、家族や地域、社会に貢献しているとしたらどうだろう？

最新医学なら「老化の根本原因」を治療できる

現在、健康と病気に対する考え方の転換を迫る科学革命が起こっている。それは、地球は平らではないという発見や、太陽は地球の周りを回っているわけではないという発見に匹敵するくらいのパラダイムシフトだ。この革命は、機能性医学（システム医学、ネットワーク医学と呼ばれることもある）と呼ばれており、身体を生態系としてとらえるものだ。つまり、生物学的仕組みをコントロールしている、複雑に相互結合されたネットワークとシステムからなる網のようなものとしてとらえるのである。

機能不全と病気は、このシステムのバランスが崩れることから生じる。機能性医学は、病気の診断と治療に対する現在のアプローチを根底からひっくり返すものだ。病気の治療に対する現行のアプローチの欠陥は、心臓病からがん、認知症、糖尿病までの老化に伴う病気は、みなそれぞれ異なるものであり、それぞれについて異なる治療法を見つける必要があるとみなしていることだ。

実のところ、これらの病気は往々にして加齢に伴って起こる同じ生物学的変化が形を変えて現れたものであり、遺伝子に影響を与える生活習慣と環境から大きな影響を受けているため、そうした生活習慣と環境を改善すれば修正できるものなのだ。

現代医学は、個々の病気を、体内で起こる他のすべてのものごとから切り離された別個の存在であるかのように扱う。これは言わば「モグラ叩き医療」だ。これらの問題を別個のものとして考える方法を説明するために、わざわざ共存症なる用語さえ考案されている。ある人に、高血圧、異常なコレステロール値、心臓病、糖尿病、がんが同時に存在したとしたら、それらをすべて別々の病気として扱うのだ。

だが実のところ、これらの病気はみな、身体に起きている根源的な機能不全が少しずつ違う形で現れたものなのである。なぜ加齢が、喫煙や肥満などの他の「キラー」を超える最大の危険因子になっているのかを問うかわりに、現代の医療は、これらすべてを別個に扱う。これでは本末転倒だ。

老化研究の分野から浮上しつつあるエキサイティングな発見は、まったく違うアプローチを指し示している。科学は、なぜ私たちが病気になるのか、なぜ老化がしばしば機能低下や衰えを伴うのかについて、その根本原因に迫りつつある。

このなぜがわかれば、つまり、**根本原因および、分子と細胞と組織が相互に結びついた私たちの身体の中で、それが生物学的機能に引き起こす変化がわかれば、私たちの健康とウェルビーイング［身も心も満たされた状態］は一変し、健康寿命と寿命の両方を延ばすことができるだろう。**

老化の典型的特徴《ホールマーク・オブ・エイジング》とよく呼ばれるものに対処すれば、病気を直接治療することなく、これらの病気のほとんどを予防、治療し、病気にかかる前の状態に戻すことさえ可能になる。

本書では、さらに深く踏み込んで、老化の典型的特徴についてだけでなく、老化の典型的特徴の根本的な原因を治療する方法についても見ていく。

現在63歳の私は、40代の頃より調子がよい

ここ30年以上にわたり、機能性医学という新たな医療のパラダイムを研究し、それを数万人以上の患者の治療に応用することは、私のライフワークとなってきた。ネットワークに潜り込み、病気の根本原因を探る手がかりを得るための生物学的仕組みを発掘して、病気の上流にある原因を調べる。そして、それらの遺伝学的特徴、マイクロバイオーム［ヒトの体に共生する微生物の集団全体、微生物叢］、免疫系、ホルモン、ミトコンドリア、解毒システム、構造系を深く探る。

つまり、ほぼすべての病気を説明することができる相互に結びついたシステムのネットワークを調べてきたのだ。その結果、**私たちの身体に備わる生物学的仕組みの網のような生態系を深く理解することに至り、世界中の何百万という人々を助けることができた。**

このアプローチの優れた点は、始めるのに遅すぎることはない、ということにある。もちろん、生まれたとき、あるいはそれ以前から始めたほうがよいに越したことはないが、70代だろうが、80代だろうが、90代だろうが、**たとえどのような年代から始めても、健康と長寿に大きな変化をもたらすことができることは、研究によって明確に示されている。**

私自身について言えば、できる限り健康な100歳になれるようにトレーニングを続けている。望ましい100歳の姿とはどのようなものだろうか。人それぞれ微妙に違うだろうが、私は朝ちゃんと起きられること、そして、自分の心と精神がやりたいと思うことができることだと考えている。

私の場合、それは、年齢にかかわらず、山に登ったり、本を読んだり、ヘリコプタースキーをやったり、サーフィンやテニスをしたり、セックスを楽しんだりできることだ。今喜びを感じていることを、残りの人生についてもやり続けたい。社会にフルに関わり、精神的に元気で、身体的にアクティブに生きる能力を、予防できるはずの身体的な制限によって妨げられたくはないと思っている。

現在63歳の私は、40歳のときより調子がいい。実際、私の生物学的年齢は43歳だ。**過去数十年のあいだに私が学んだことは、暦の上では年を重ねながら、生物学的に若くなるという、革命的な状況を私にもたらしてくれた。**あなたにもぜひそうなってほしい。

この30年間、私は数多くの健康問題を抱え、自分自身の病気や痛み、苦しみを通して、自分自身や多くの患者を癒す方法を学んできた。

まず、32歳のときに腰の手術を受け、その合併症のために生涯にわたって片脚に力が入らなくなるという後遺症を抱えた。36歳のときには、慢性疲労症候群を発症した。さらに、10年以上にわたって極度の疲労感、ブレインフォグ［頭にモヤがかかったようにぼんやりして、考えたり集中したりするのが難しくなる状態］、消化器系の問題、筋肉痛、免疫機能不全に悩まされたうえ、水銀中毒、カビへの曝露、ライム病、自己免疫疾患なども抱えて、そうした状況から抜け出す道を見つけなければならなかった。

そして、この新たな医療パラダイムを活用して、根本原因に対処し、私の身体の生物学的ネットワークを最適化することにより、自分の身体を治す方法を学んだのだった。

だが、50代半ばになったとき、歯の根管が細菌に感染し、家がカビだらけになり、腕が骨折するといった出来事に見舞われ、私の身体のシステムはまたもや大混乱に陥った。

歯根管の治療で抗生剤を服用した後には、クロストリジウム・ディフィシル大腸炎という厄介な腸内細菌感染症を発症し、ヒリヒリ痛んで燃え上がる胃炎も併発した。そしてサイトカインストーム（炎症性分子が氾濫する状況）に襲われ、体重が14～15キロも落ち、5カ月間ベッドに寝たきりになって入退院を繰り返した。私を診察してくれた医師によれば、私は死にかけていたそうだ。

このときもまた、自分の身体を隅から隅まで更新、再構築、再生させるために、医療を考え直して新たな治癒手段を発見することを余儀なくされた。

新型コロナウイルス感染症が大流行した折には、またしても背中の手術を受けることになり、さらなる合併症を併発して、一生残る脚の障害と慢性的な痛みをこうむった。だが、再生医療の最新の進歩を通じて身体構造を再構築することを学んだおかげで、今では以前より力強くなり、痛みも消えている。

あのような苦しみや痛みは経験したくなかったと思うことはあるものの、身体の仕組みや健康を取り戻す方法について多くのことを学ぶことができた今の私は、20代以降の人生のなかで、最もエネルギッシュで力強い、健康的な身体を手にしている。

本書には、私が学んだ原則と実践法の多くが詰め込まれている。私は患者として、また医師として、この新たな医学にまつわる科学と実践法を知っている。そして、奇跡としか思えないような人々の姿も目にしてきた。2型糖尿病、心臓病、高血圧、自己免疫疾患、うつ病、そして認知症を抱える人までもが、機能性医学の科学によって病気を克服し、目に見えて若返っていくのだ。

病気を回復させ、みずからを若返らせ、老化を逆戻りさせる扉を開けるという、私たちに備わっている驚異的な能力は、空想科学小説《サイエンス・フィクション》ではなく、科学的事実《サイエンス・ファクト》である。

「人生の終わりまでにやりたいことリスト」を作ろう

本書で学ぶ原則と実践法は、あなたの人生に驚くべき恩恵をもたらすだろう。単に長生きし、慢性病を克服し、体重が減らせるだけでなく、さらに重要なことに、人生、仕事、愛、遊びにエネルギーが満ちあふれ、この世に生を受けた意義が存分に発揮できるようになる。

重要なのは、長生きすることではなく、よりよく生きることだ。人生《ライフ》に年月を足すのではなく、自分の持てる年月に活力《ライフ》を足すのである。

私と同年代の人の多くが定年退職や早期退職に思いを巡らせるなか、私は人生の後半戦、つまり次の60年を夢見て、どのように生きたいか考え始めたところだ。そのために、人生の終わりまでにやっておきたいことのリストを作成した。それには、野生味あふれる冒険、新しいスポーツや言語の習得、人里離れた険しい場所での生活や旅行などに加え、私の知識、知恵、スキルを必要としている人たちに提供すること、そしてこの世界を、私が生まれたときより少しでもよいところ、今より愛と癒しに満ちたところにするため、できる限り貢献することが含まれている。

ユダヤ教にはティックーン・オーラームという行動規範がある。これは「世界の修復」を意味し、過ちを正し、不正義や貧困に立ち向かって改善することを目指すものだ。暦年齢の63歳に達しても、生物学的に数十歳若いおかげで、私はティックーン・オーラームに身を捧げるためのエネルギーと健康を手にしている。

そして私は、科学者として、医師として、エネルギーと活力と喜びをもって生きていることの素晴らしさを探求したい1人の人間として、この旅に乗り出している。あなたにも、ぜひこの旅に加わってほしい。私といっしょに、あなたの想像を超える健康とウェルビーイングの世界に足を踏み出そう。

まずは、科学的な理解を深めることから始めたい（シンプルでわかりやすいものに留めることをお約束する）。そのあとで、原則と実践法、そして永遠の若さを保つためのプログラムを紹介しよう。これからあなたは、次のことについて学ぶことになる。

第Ⅰ部では、何かについて学ぶ。長寿の科学とは何か？

第Ⅰ部でわかること

- **長寿科学に起きた革命**
- **老化に関する現在の理解は異常な老化に基づいており、老化は必然的なものではない**
- **暦年的に年を重ねても生物学的な年齢は逆行させることができる**
- **10の「老化の典型的特徴」——加齢に伴って起こる生物学的根本問題**
- **機能性医学の観点から見た10の「老化の典型的特徴」の根本原因**

第Ⅱ部では、「最強の不老長寿プログラム」を裏付けているなぜについて学ぶ。

第Ⅱ部でわかること

- **生物学的老化を食い止めて逆転させる方法——7つのコア生物学的システムを最適化する**

・長寿のための食べ方の科学的根拠
・長寿のための運動の科学的根拠
・長寿のための生活習慣の科学的根拠
・逆境や、システムにかかる軽度のストレス（ホルミシス）が長寿経路を活性化する
・進化する長寿治療

第Ⅲ部では、どうやってについて学ぶ——「最強の不老長寿プログラム」の実践。

第Ⅲ部でわかること
・老化原因の診断と検査の方法
・長寿経路を活性化する薬として食物を利用する
・健康寿命と寿命を延ばすために栄養補助食品を利用する
・長寿のための簡単な生活習慣とホルミシスのやり方
・プログラムを自分独自のニーズと不均衡に合わせて個別化する方法
・私の長寿習慣——身体の健康および健康寿命の達成のために、私が長寿革命を応用している方法

では、さっそく始めよう！

医者が教える最強の不老術［目次］

第2章　「老化の根本原因」を取り除く　54

第3章　遺伝子の発現は変えられる　73

第4章　「老化」とは何なのか　86

第Ⅱ部 「健康寿命」も「寿命」も最適化する

第8章 不老長寿のためのトレーニング

第9章 不老長寿のための生活習慣

第10章 不老長寿のための8つの「小さなストレス」戦略

第11章 不老長寿研究の最前線

第Ⅰ部

人はなぜ老いるのか

第1章 120歳まで健康に生きる

たとえどんなに年をとっても、新たな目標を設定したり新たな夢を見たりすることはできる。
——レス・ブラウン［アメリカの著名なモティベーションスピーカー、元オハイオ州下院議員］

世界一の不老長寿エリアで私が見たもの

病気や死はあらかじめプログラムされており、私たちは避けられない事態の到来をただ待つことしかできないのだろうか？　それとも、相互に結びついて私たち人間を形作っている生態系の構成要素であるＤＮＡ、分子、細胞、組織、生物学的ネットワークには、活力と長寿の秘密が隠れているのだろうか？

聖書には長寿者がよく登場する。メトシェラは９６９歳まで、ノアは９５０歳まで、アダムは９３０歳まで生きた。現代の世界において正確な記録の残っている歴史上最も長生きした人物は、喫煙者でポートワインを愛飲し、チョコレート中毒だったフランス人女性、マダム・ジャンヌ・カルマンで、享年１２２歳だった。1日に卵3個と生肉150グラムを食べていたイタリア人女性、エマ・モラーノは117歳まで生きた。インターネット上では、自称110歳で、7歳の息子の父親だというアラブ人男性の動画が出回っている。インドでは、150歳を超えて生きているとされる賢者やリシ（ヒンドゥー教の聖者）の話を聞いたことがある。それは出生記録がなかったせいや、単に数を数えることができなかったせいかもしれないが、それでも浮かんでくる疑問がある。**人間の寿命の限界とはいくつまでなのだろうか？　そもそも限界はあるのだろうか？**　もし限界がないとしたら、あなたは150歳まで、あるいはそれ以上まで生きたいと思うだろうか？

世界には、自分たちも気づかないまま秘密を解き明かして、稀に見る長寿を実現している場所がある。『ナショナル・ジオグラフィック』誌の記者かつ冒険家のダン・ビュイトナーは、「ブルーゾーン」と呼ばれる、地球上最も健康で長寿を享受している人々のコミュニティがある場所を調べた（この名は、彼より前に調査を行った研究者たちが世界地図に丸をつける際に使った青色マーカーに由来している）。これらのコミュニティでは、百寿者に達する人々の割合が、アメリカの最大20倍にもなる。

ブルーゾーンを特別のものにしているのは、そこに住む人々の遺伝子ではない。というのも、ブルーゾーンの住民がより近代的な土地に移ると、病気の罹患率や死亡率が移住先の人々のものと変わらなくなるからだ。それは、遺伝子以外の何か、私がずっと追い求めてきた何かのはずである。

そこで私はブルーゾーンに出かけることにした。そしてその地で目にしたものは、加齢、長寿、そして何より、生きることに対する私の考え方を方向づけることになったのである。

2021年の夏、ダンの協力と助言のもと、私はサルデーニャにおけるブルーゾーンの心臓部であるオリアストラ県を訪ねた。そこは、世界で最も長寿の男性たちが暮らしている場所だ。エレオノーラ・カッタとパオラ・デムルタスというサルデーニャ出身者と彼女たちの旅行会社「ゼア」の案内で、私はサルデーニャの人々の家庭を訪れ、百寿者の世界、すなわちこの3000年間ほとんど変わっていない古代の暮らしに足を踏み入れることになった。

イタリア・サルデーニャに住む84歳男性の悠々自適な生活

サルデーニャの羊飼いが暮らすこの山岳地帯は、人里離れた内陸にある。そのため、つい最近まで、征服者や外部からの影響を受けることはなかった。私はサルデーニャの人々の話に耳を傾け、その生活様式を目にし、昔からの食物を味わい、抗酸化物質豊富なカンノナウ・ワインを楽しんだ。

この地域の人々は古くからの食生活を守り続けている。チーズ、ワイン、保存肉、オリーブオイルの伝統的な製法を守り、地元の植物にも造詣が深く、ヒポクラテスより前から、食べ物が薬であることを理解していた！　ここの人々は、ヤギ、ヒツジ、ブタが食べるものにこだわる。食べ物の味は動物が食べるもの、つまり植物や野菜、果物が育つ土から生まれることを知っているからだ。

ある農家の人は「動物を殺す前に、風味を付けるんだ」と言っていた。その風味は、動物が食べた植物に含まれるファイトケミカル（植物性化学物質）に由来する。彼らはこれらの化合物が実際に体によいという事実は知らない。ただ美味しくなるからそうしているだけだ。サルデーニャの人たちは肉も食べる。ヤギのミルクも飲むし、毎日の食事には必ずヒツジやヤギのチーズが含まれる。

険しい谷の片側には、いまや住む人がいなくなって朽ちかけた13世紀からの村があり、そのすぐ上に新しい村ができていた。１９５０年代に土石流の危険が迫ったため、村民は山の少し上に移ることを余儀なくされたのだった。

古い廃村のはずれで、カルミネという名の84歳の羊飼いが古い石垣の上に座り、その傍らに小さな錆色のフィアット・パンダが、運転席のドアを開けたまま停まっていた。私たちが後ろからやって来るのを見かけたので、おしゃべりをしようと、車を停めて待っていたのだという。アメリカだったら、前を走っていた車に停車させられ、おしゃべりしようと話しかけられることなど、想像だにできないだろう！

カルミネはイタリア本土に住む子供の1人を１９８９年に訪ねて以来、この山の中腹を離れたことがないという。6頭のヒツジと1頭のヤギ、数羽のニワトリ、1頭のブタの世話をしながら、樹齢３００年の木１本と他の若い木々からなるオリーブ園で、オリーブとともにザクロ、アーモンド、柿、イチジク、栗、ブラックベリーなどを育てている。また、広い畑では、トマト、パプリカ、ナス、チャード、イチゴ、アーティチョークなども栽培している。

カルミネは自分の質素な生活と、この村の主食であるミネストローネスープについて語った。妻は2年前に亡くなり、結束の強い家族と友人の輪の中で暮らすサルデーニャの人々の例にもれず、妹とその娘２人と暮らしているそうだ。今は家族も少なくなったため、自分が育てたものを食べきれず、残りは家畜に与えたり、寄付したりしている。カルミネの日課は、家畜や畑の世話、友人たちとのおしゃべり、コミュニティの一員として役に立つこと、そして好奇心を働かせることであり、彼はそんなシンプルな暮らしを続けている。

土地や家畜の世話以外の時間はどのように過ごしているのかと尋ねると、本をよく読む、という答えが返ってきた。そしてフィアット・パンダのハッチを開けると、世界の宗教について書かれた分厚い本を取り出した。そこから話題は神についての深い話になり（彼自身は神について、やや懐疑的だったが）、気候変動の問題へ、地球の不可逆的な破壊へと広がっていった。

私たちは3時間にわたって、彼の人生の話を聞き、農場を見学し、ヒツジたちに古代小麦を食べに来るよう呼びかけて山の斜面を楽々と登り降りする彼を追いかけながら、交流を深めて楽しんだ。ヒツジを追って山の斜面を駆け上がるカルミネについていくのは簡単ではなかったが。

笑いと愛にあふれた心地よい午後

翌日、私たちは3カ月前に100歳を迎えたジューリア・ピサナウという女性を訪ね、子供の頃の暮らしについて何時間も話を聞いた。生まれたのは1921年。彼女には兄弟姉妹が11人もいて、第1次世界大戦の戦中・戦後の一家の暮らしはとても貧しく、1日の食事はジャガイモ1人1個と、みんなで分け合った卵1個だけということがよくあったという。

ジューリアは毎日、ヤギの乳を飲み、ミネストローネスープを飲んだ。このスープとジャガイモ1個、少量のズッキーニという食事がしょっちゅうだったそうだ。長じてからは結婚せず、何十年ものあいだ、サルデーニャの都市カリャリに暮らす一家の使用人として働き、引退してから自分の家を建てた。

以来、刺繡をしたり、近所を散歩したり、友人と遊んだりして過ごしている。今でも頭がしっかりしていて、毎日クロスワードパズルを解くという。長生きの秘訣は、嫉妬したり怒ったりしないこと、散歩をすること、人生にストレスをためないこと、感謝して生きること。

ジューリアは豊かな女性だ。つまり、愛と人生の意義と目的にあふれているという意味で裕福な女性である。そして、甲状腺の働きがやや鈍いことと、軽度の関節炎があることを除けば、何の病気も抱えていない。

その次の日は、シルヴィオ・ベルタレッリという羊飼いを訪ねた。彼は、先祖が数千年にわたって山頂にある土地で営んできた暮らしをほぼそのまま続け、それぞれ名前と個性が違う200頭ほどのヤギとヒツジを飼っている。

息子とともにオリーブも栽培していて、自家製のオリーブオイルを作る。また、グラーノ・カッペリと呼ばれる古代小麦も栽培し、自家製のカンノナウ・ワイン、ヤギとヒツジのフレッシュチーズ、保存肉、フラットブレッドも作っている。

シルヴィオは妻、娘、息子と暮らしているが、WiFiもパソコンも持たず、携帯電話もほぼ通じない。だが、毎年羊毛刈りや狩りを手伝ってくれる12人の親しい幼なじみに囲まれている。ストレスを抱くことはあるかと尋ねると、しばらく考えて、こう答えた。最大のストレスは、夜中にヤギが行方不明になることかな、と。

彼らが食べるものはすべて地元からもたらされ、大工仕事などの職人への報酬はチーズやミルクで支払われる。かつてシルヴィオと家族は月に5回肉を食べていたが、今では食べるために殺すのは手に余る家畜だけだそうだ。毎日チーズを食べ、ヤギやヒツジの乳を飲む。

訪問した際にごちそうになったのは、次のような料理だ。オリーブ、パプリカ、フラットブレッド、匂いの強いチーズ、ヤギのフレッシュチーズ、保存肉、中が空洞になった小さなパン（ピストック・フリット）、薪の直火で焼いたブタ肉とヒツジ肉、フレッシュトマトソースのかかった小さなジャガイモ入りパスタ（クルルジョーニス）、ジャガイモとパスタとズッキーニの入ったミネストローネ、ソーセージ入りのソースで食べるマッロレッドゥス・パスタ、庭で採れた新鮮なトマト、そしてデザートにセアダス（セモリナ粉で作った包みの中にヒツジのチーズを詰めて揚げ、蜂蜜をかけたスイーツ）。それらを素焼きのピッチャーに入ったカンノナウ・ワインで流し込む。

シルヴィオの一家は農園とレストランの両方を経営しており、レストランは自宅で営業している。それは、笑いと食べ物とコミュニティと愛にあふれた心地よい午後と夜だった。

ギリシャ・イカリア島で見た健康長寿の秘訣とは

私はもう1つのブルーゾーンであるギリシャのイカリア島も訪れた。そこでも、自立の精神、深い絆で結ばれたコミュニティ、古代から守られてきた食文化、心身を癒す食生活を自然に支える環境、愛と絆、険しい山々を上り下りすることによる日々の運動という、同じような暮らしぶりを目にすることになった。

地球上有数の長寿を誇るイカリアの人々は、野生のハーブで作ったお茶を飲んでいる。その1つがセージで、この植物には、緑茶と同じ植物性栄養素のエピガロカテキンがたっぷり含まれていることがわかっている。エピガロカテキンは、長寿スイッチに働きかける強力な解毒作用と抗炎症作用のある抗酸化物質だ。長寿の秘密の1つも、そこにあるのだろうか？

イカリアの人々の食事は主に野生の食物からなる。苦みと甘みのある山菜。天然のキノコ。野生のハーブのお茶。どれもみな、薬効のある植物性栄養素を豊富に含んでいる。彼らが毎日飲む野生のセージ茶には、緑茶と同じ、長寿に効き目のある強力なファイトケミカルが含まれているが、緑茶と違ってカフェインは含んでいない。人々が摂る糖分の量はごくわずかで、レモンやオレンジなどの保存した果実をときおり少量食べるだけだ。

野生の食べ物には、最も強力なタイプの植物性栄養素が高濃度で含まれており、それが彼らの長寿に貢献していることは間違いない。実際、彼らが口にするすべての食品は、証明書こそ（ひいては食品ラベルも！）付いていないが、厳密にはみなオーガニックだ。それは単に、彼らが何世紀にもわたって農作業や採集を行ってきたやり方なのである。

私は97歳のパナギオティスと、87歳になるその妻アルケアを訪ねた。2人は陽気で愛嬌のある、幸せな夫婦だ。アルケアは私たちのために、野草のパイ、新鮮なガーデンサラダ、野菜と野生のキノコが入った地元の卵料理を作って、瓶詰めされていない地元のイカリア産ワインと共にごちそうしてくれた。

輝く瞳を持つ活力に満ちたアルケアは、20歳は若く見える。広い段々畑と果樹園の手入れをし、1年分の食料をすべて自分で育てて保存し、階段や急な丘の斜面にある段々畑を軽々と登る。身体を動かすことは生活の一部なのだ。

彼らが引退することはない。朝目を覚ましたときには、1日にこなしきれないほどやることがあり、人生を共にしてきた友人や愛する人たちとの豊かなコミュニティに囲まれている。これらは、幸福と長寿のシンプルな原則だ。

若いイカリアの人々も昔ながらのやり方を守っている。私が訪れたもう1人の地元の男性、フィリッポスは、ホメロスが記した古代の方法でワインを造っている。先祖伝来のフォキアナ種のブドウを素足でつぶし、果汁を地面に埋めた200リットルの素焼きの甕《かめ》に注ぎ、添加物や培養酵母などを使うことなく静かに発酵させるのだ。これはデリケートなワインで、完全にオーガニックだ。意図的にそうしているわけではなく、それこそ彼らがブドウを育てるやり方なのである。このブドウには、植物が貧しい土壌と厳しい生育条件からみずからを守るために備える植物性栄養素が豊富に含まれている。

フィリッポスはまた、伝統的な方法でブタの脚を丸ごと保存している。新鮮な脚をブドウの葉の上に置き、海塩で覆い、ワインで洗ったあと、暖炉の上に吊るして、ハーブで燻《いぶ》すのだ。ブタまたは子ヒツジの脚1本で、一家の1冬分の食料がまかなえる。

彼は、海塩と自家製オリーブオイルで味付けして蒸したブドウの葉と茎、採ってきた野生のキノコ、ヤギとヒツジのフレッシュチーズ、そしてアレキサンダー大王が体力を維持するために食べていた古代の穀物であるゼア小麦の粉で作ったパンをごちそうしてくれた。ゼア小麦はエンマー小麦とも呼ばれ、食物繊維が豊富で、タンパク質含有量は普通の小麦の2倍、マグネシウムやビタミンA、B、C、Eもはるかに多いうえ、グルテンが非常に少ない。私は、幸福感と愛と栄養に満たされてフィリッポスのもとを去ったのだった!

世界一の健康長寿エリアで得た教訓

サルデーニャとイカリアの人々に古代のやり方を垣間見せてもらえたことは幸運だった。私は、人々が食べ物や家畜を大切に育てる姿を目にした。また、食べ物の味は家畜や植物そのものに由来するのではなく、それがどこでどのように育てられたか、そして家畜が食べるものや、薬効のあるファイトケミカルを豊富に含む野生の植物に由来するということを深く理解している姿を見た。さらに人々は、家族、友人、コミュニティに対して愛とつながりを深く育んでいた。

イチゴであれヤギのチーズであれプロシュートであれ、今や**科学は、食品の栄養密度や風味とそのファイトケミカルの豊富さとを明確に結びつけている。**それこそが食べ物を薬にするものであり、DNAを浸し、エピゲノム（すべての遺伝子の発現を制御するシステム）と身体のあらゆる生物学的ネットワークを制御するために私たちが必要としている食べ物なのだ。

こうしたコミュニティに暮らす人々は、ジムに通う必要も、オーガニック食品を買う必要も、ソーシャルメディアを呆然とスクロールし続ける必要もない。彼らの生活そのものに、薬効のある食べ物、山を上り下りする運動、生涯続く深い友情とコミュニティ、共に人生をゆっくりと味わうことが組み込まれているのだ。

現代の暮らしを送っている私たちがそれに近い生活をするには、ファーマーズ・マーケットやホールフーズ・マーケット［アメリカ、カナダ、イギリスに展開する高級スーパーマーケット］で身体によい食べ物を探したり、ジムに行って身体を鍛えたりしなければならない。

ブルーゾーンから学ぶべきことは多い。それは、核家族や個人主義的な暮らしを追求するなかで遠ざかってしまった最もシンプルな習慣から、自然やそのサイクルから離れてしまい、食べ物の源を知らずに暮らしている現実を認識することにまで至る。私たちは１０００年前の世界に戻って暮らすことはできないが、ブルーゾーンの教えを学び、家庭、家族、友人、そして地域社会のあいだに自分たちのゾーンを築くことはできる。

教訓は明白だ。自然に寄り添って生きよう。深く愛そう。持続可能な方法で育てられた（理想的には自分の手で育てた）シンプルな食べ物を食べよう。身体を自然に動かそう。笑って休もう。そして生き続けよう（結局のところ、それは長生きすることになる）。

「早く・苦しまず・安く」逝く人と、「長く・苦しく・高く」逝く人の特徴

だが、長く生きるということは、実際どのようなことを意味するのだろうか？　その答えは、尋ねる相手によって異なるだろう。私たちの多くは、祖父母や両親が年をとって病気になる姿を目にする。そして病気の数と同じぐらい多くの薬に支えられながら医者や病院への行き来を繰り返し、長く、遅く、苦しい死を迎える姿を目にすることも少なくない。

もしあなたも、ゆっくりと忍び寄る衰えと、加齢に伴う慢性疾患の猛威を目の当たりにしている世界の大半の人々の1人なら、長生きすることには、まったく魅力を感じないだろう。

だが、ブルーゾーンのコミュニティに住む人に尋ねたとしたら、長生きの暮らしは他のライフステージのものとほとんど変わらず、人生経験が少し増えただけだ、と答えるにちがいない。

実際、1980年に『ニューイングランド・ジャーナル・オブ・メディスン』［マサチューセッツ内科外科学会雑誌、世界5大医学雑誌の1つ］にドクター・ジェイムズ・フリースが発表した画期的な研究論文「老化、自然死、病的状態の圧縮」[1]では、**理想的な体重を維持し、喫煙せず、定期的に運動すれば、健康で活発な状態で長生きすることができる**と明言されている。

この研究では、そのような人たちは、ついに死を迎えたとき、早く、苦しまず、安く逝くことができていたが、過体重で、喫煙し、運動不足の人たちは、長く、苦しく、高くつく死に方をしていた。健康だったグループの人たちは、無病息災の年数、つまり健康寿命（健康でいられた年数）と寿命（生きた年数）を劇的に延ばした一方で、不健康なグループの人たちは、さまざまな病気や機能不全を抱えた状態で何十年も過ごすことが多く、その結果、生活の質が劇的に低下し、本人や家族のみならず、医療制度にも負担をかけていた。

悲しいことに、有害な食生活とひどいライフスタイルのせいで、アメリカ人の平均寿命は２０１５年以来短縮傾向にある。新型コロナウイルス感染症の蔓延期には、慢性疾患を最も多く抱えるグループの人々、つまり黒人、ラテン系、アメリカ先住民の人々の平均寿命はさらに3年縮んだ。

世界保健機関（ＷＨＯ）は、平均的な人は人生の最後の20％を不健康な状態で過ごすと推定している。これは平均すると、およそ16年だ。もしあなたが76歳まで生きるとしたら、60歳から死への行進を始めることになるのである！

このデータは、**ライフスタイルを上手に選べば、健康で長生きすることが可能で、最期の時が来たら、すぐに逝けるということを今でも証明し続けている。**[2] 言い換えれば、健康寿命が寿命と同じになるわけだ。そしてこれは、**タバコを吸わない、理想的な体重を維持する、運動する、という3つのシンプルなライフスタイルを適用するだけで達成できる**もので、本書でこれから取り上げる、健康と活力を飛躍的に向上させる先端的な手段を使わなくても可能になるのだ。

誰だって苦しみたくはない。そして、病気や障害を抱えた状態で１００歳を超えて生きたいと思う人もいない。グッドニュースは、本書で紹介する原則を今から取り入れれば、そうならなくてすむことだ。10歳だろうと100歳だろうと、本書の原則は有効だ！　遅すぎるということはない。

事実、『ジャーナル・オブ・ジ・アメリカン・メディカル・アソシエーション』〔米国医師会雑誌、世界5大医学雑誌の1つ〕に掲載されたある研究では、**70歳の実験参加者たちが地中海式食事法とウォーキングを始めたところ、早死にのリスクが65％も減った**という結果が得られている！[3]

世間では、高齢者が増えると社会に負担がかかると考えられている。だが、高齢者が健康であれば、その逆こそ真なりだ。高齢者には、社会全体の社会的・経済的幸福を向上させる知恵、知識、技能がある。それに、社会にさらなる負担をかけることもない。

「健康寿命」と「寿命」は同じにできる

実のところ、健康寿命が延びれば、経済的には何兆ドルもの節約になると予測される。ハーバード大学の遺伝学教授であり、老化研究の第1人者のドクター・デビッド・シンクレアは、『ネイチャー・エイジング』誌で「老化に取り組むことの経済的価値」と題する分析研究を発表した。

彼は、厳密なデータ分析を通じ、平均的なアメリカ人の健康寿命を向上させて（人生の20％にあたる晩年において病気を抱える年数を短くするか、なくす）、寿命を1年延ばせば、年間38兆ドルが節約できると推定した。国民全体の寿命を10年延ばせば、367兆ドルもの巨額が節約できることになる（ただしそれは健康寿命の向上が前提だ）。[4]　この額は、アメリカの年間医療費支出額の10倍近くに匹敵する。

今日、4兆1000億ドル近くに及ぶアメリカの医療費支出額の90％は、心臓病、がん、糖尿病、認知症、腎臓病、高血圧など、生活習慣で予防可能な慢性疾患に費やされている。[5] さらに恐ろしいのは、現在の非常に不健康な人口が高齢化するにつれて疾病が肥大化すると、医療システムが崩壊しかねないことだ。

２０１８年の調査では、アメリカ人の88％が代謝的に不健康であること、つまり心臓病や糖尿病、認知症やがんになる可能性が高いことがわかった。[6] わずか４年後の２０２２年に発表された別の大規模調査では、代謝的に健康なアメリカ人、つまり血圧、血糖値、コレステロール値、体重が正常で、心臓発作や脳卒中を起こしたことのない人口は、わずか７％にも満たないことが判明している！[7]

新型コロナウイルス感染症が大流行した際には、健康的な食生活を送っていたら、入院ケースの63％までが回避できていた可能性がある。[8] 新型コロナウイルス感染症にかかることが最も多かったグループは、肥満の人、慢性病にかかっている人、および高齢者（そのほとんどが慢性病を抱えていた）だった。

教訓は、次のとおりだ。**健康でいるための努力は、年齢を重ねるにつれて、人生の質と長さの両方に大きな配当をもたらす**。そして、**努力を始めるタイミングに遅すぎるということはない**（**図表１－１**）。

私がブルーゾーンで出会った村人のほとんどは、寿命と健康寿命が同じだった。多くの人は１００歳になっても健康的かつ活動的で、目的意識を持ち、コミュニティの固い絆で結ばれていた。もちろん、羊飼いになることや山村に住むことが目標なのではない。重要なのは、病気を予防し、活力と生活の質を高めることが一貫して証明されている習慣や行動を取り入れることだ。そうすれば、私たち１人１人が、活力ある健康、喜び、充実感で満たされた長寿が手にできるようになるだろう。では、それを実現する方法とは？　携帯電話も仕事も家庭も捨てる必要はないし、遺伝子を変える必要もない。**本書の原則とプランに従えば、健康寿命と寿命が等しい、より長い人生が期待できるようになる**のだ。

図表1-1｜寿命と健康寿命の違い

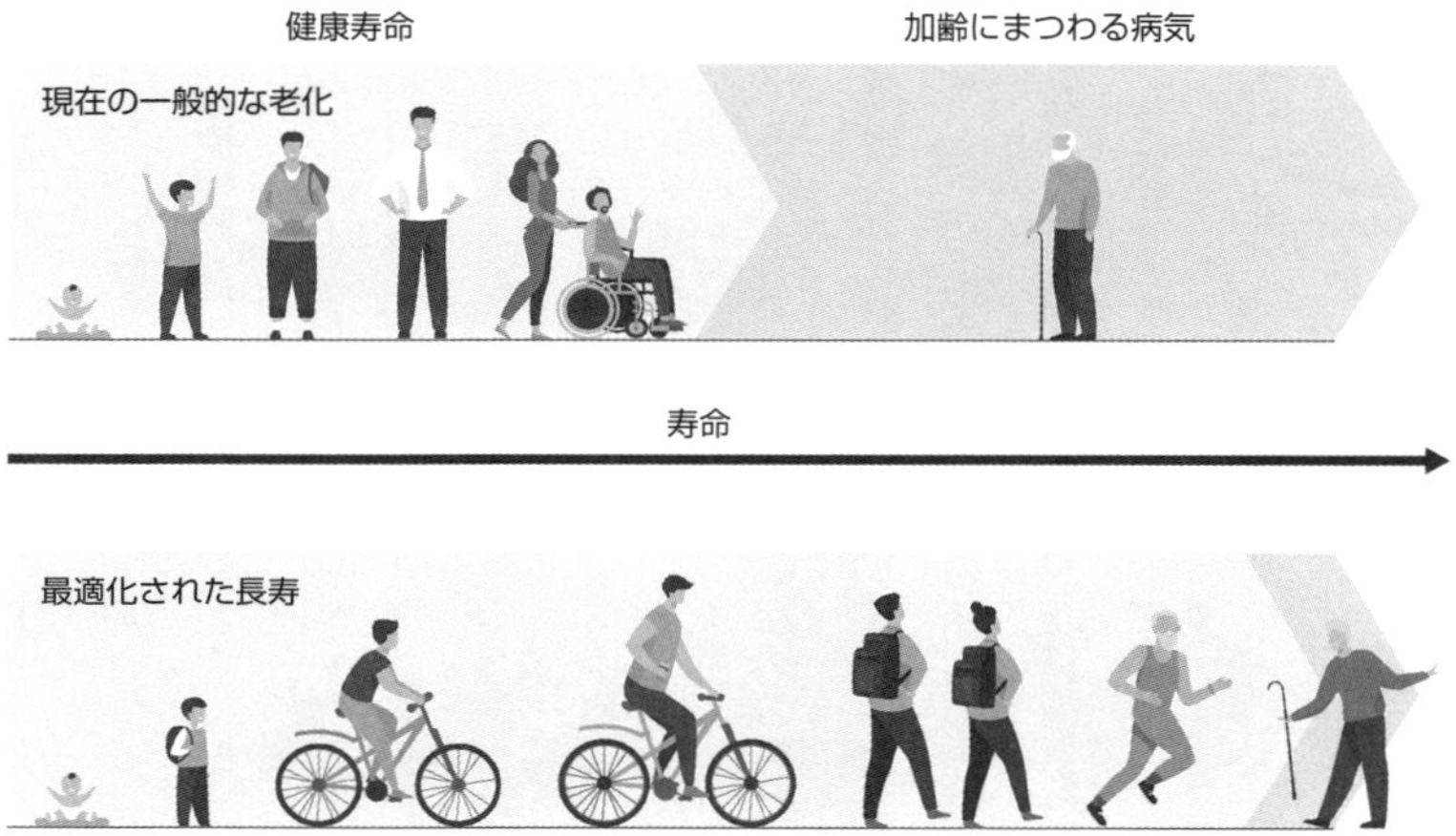

「老化」とは「病気」である

生物学的に老いることは人生の避けられない一部だという考えを否定する前に、老化を病気だと考えてみよう。他の病気と同じように、老化にも原因、症状、自然な経過があり、それに対処しなければ、いずれは他の病気と同じように死んでしまう、と。老化に対するアプローチを見つめなおしたらどうなるだろうか？　それには、老化に関するいくつかの凝り固まった考えに挑むことが必要だ。

まず、年をとるということは、必ずしも、力が衰えて遅くなり、病気がちで弱々しくなり、人に頼らなければならなくなるわけではないと想像してみよう。ほぼ誰でも、90歳を過ぎてもダンスをしたり、料理をしたり、車を運転したり、愛する人と過ごしたり、本を読んだり、パズルをしたりして、生きていることを心から楽しんでいる人を知っていることだろう。

それは特別なことではなく、当たり前のことでなければならない。100歳をすぎても、ハイキングに出かけ、スカイダイビングを楽しみ、生きて愛し合うことができると期待すべきだ。

次に、既存の医療パラダイムを打ち破らなければならない。今日の医療は還元主義的でサイロ化されており、身体は1つの統合されたシステムまたはネットワークであることを明らかにする現在の科学を無視している。

乾癬《かんせん》、関節炎、心臓病、糖尿病、過敏性腸炎、うつ病を抱えていたとしたら、6つの異なる専門医に紹介される可能性があるが、これらの問題はすべて炎症が原因だ。それぞれの病気の症状を治療するために最新の医学研究に基づく最適な薬が処方されたとしても、おそらくどの専門医も病気の根本原因に対処することはないだろう。

たとえば、これらすべての症状や病気は、食物過敏症とマイクロバイオームの不均衡により引き起こされている可能性がある。これらは個々に独立した問題ではなく、原因を治療すれば、症状や病気は消えるはずだ。

あなたの身体は、独立した器官の集合体ではない。そうではなく、網の目のように結びついた生態系なのだ。同じ根本原因が、複数の異なる症状や状態を引き起こすこともある。原因に対処し、健康になるための条件を整えれば、病気は副作用として解消する。

すべての病気には「根本的な原因」がある

ハーバード大学の科学者たちが執筆した画期的な教科書『ネットワーク医学——病気と治療における複雑系』で、著者らは、臓器別の「単一疾患、単一薬剤」という現行モデルとは根本的に異なる医学の考え方を示した。彼らは、このことを次のように説明している。

ネットワーク医学は、疾患とは多因子の影響が関わっている複雑なものだという事実を受け入れるものだ。ネットワーク医学は、疾病の病因学（原因）を理解するための根本的に異なるアプローチを提供する一方で、最終的には、疾病の治療方法にも重要な違いをもたらすことになるだろう。それはすなわち、複数の分子標的を活用するというもので、組織的かつ動的な形で操作を行うことが必要になる可能性がある。

著者らは、この根本的に異なる医療へのアプローチを「ネットワーク医学（ネットワーク・メディスン）」と呼んでいるが、私および私の共同研究者たちの多くは、これを「機能性医学（ファンクショナル・メディスン）」と呼んでいる。

機能性医学は、**すべての病気には根本的な原因（病因）があり、病気に寄与するあらゆる要因や原因を見つけて対処することが必要だ**と示唆する。屋根が雨漏りしているなら、その穴を見つけて補修する必要があるが、複数の穴が開いているなら、そのすべてを直さなければならない。

ありがたいことに、**根本的な原因のほとんどは、食事法や生活習慣を改善すれば治療できる。**つまり、機能性医学は、ほぼ誰にでも手の届く医療なのだ。このアプローチは、病気の治療法を変えることになるだろう。薬で症状を抑えるのではなく、根本原因を突き止めて、最適な機能を回復・向上させる複数の介入を同時に行うことにより、すべての原因に対処することができる。機能性医学は健康を生み出す科学なのだ。健康を生み出せば、病気は消える。

身体は、相互に動的に結びつきネットワークとして働く7つのシステムからなる。これらのシステムが、あらゆる病気（実に15万5000種類）の根底で働いているのだ。この7つのシステムとは次のものである。

身体内でネットワークとして働く7つのシステム

システム１　消化器系とマイクロバイオーム
システム２　免疫系と炎症
システム３　ミトコンドリア
システム４　解毒システム
システム５　コミュニケーションシステム
システム６　循環・輸送系
システム７　構造系

これらのシステムが動的なバランスを保っていれば、健康と長寿はその当然の帰結となる。だが、システムが1つでも乱れれば、病気や老化が生じる。機能性医学は、これらのシステムのバランスを崩す原因となる環境、生活習慣、素因（すなわち遺伝子、ストレス、毒素、トラウマ、微生物、食事、アレルゲンなど）をすべて評価するためのロードマップを提供する。

何が生じているのか（症状）となぜ生じているのか（健康を害するものが多すぎるのか、あるいは健康を利するものが少なすぎるのか）を特定することにより、どのように対処すべきか（健康を阻害している要因を取り除き、健康に必要な成分を加える）を決定するのだ。これにより、生活習慣の改善や環境の調整といった個人に特化した戦略に集中することができるため、最善の結果を生み出し、慢性疾患を予防し、健康寿命を延ばすことができる。

機能性医学は、伝統的な医学とは異なる一連の問いを投げかける。いかにして健康を生み出すべきか？いかにして機能を最適化すべきか？　そして、いかにして現代世界の破壊的行為によりもたらされた機能不全を回復すべきか？

現代社会では、私たちの大半は有害な食品を食べながら栄養学的に不毛の地で暮らし、1日の大半を座って過ごし、有毒な工業化学物質の海の中で日々を送り、生活と社会のストレスと、気候変動や全体主義といった世界的な存亡の危機、および私たちの思考、感情、行動を駆り立てるデジタル説得経済により、自由意志を奪われている。

私たちの身体には、強力な治癒システムが生まれつき備わっている。そのため、やるべきことは、単に7つのシステムに悪影響を与えるものを取り除いたり避けたりすることによって、この治癒システムを活性化させ、これらのシステムが最適に機能するために必要なものを提供すればいい。**簡単に言うと、悪いものを取り除いて、よいものを入れればいいのだ。**

「最強の不老長寿プログラム」は、まさにそのために設計されたもので、私たちに備わる治癒システムを活性化させることにより、病気を予防し、病気を治し、より長く健康な人生が送れるようにするものである。

老化に関する研究は「指数関数」的に進化している

本書は、現在利用できる科学とツールを使って健康寿命と寿命の両方を延ばすロードマップを示すものだ。テクノロジーと長寿科学における新たな進歩は、私たちの想像力の限界を押し広げ続けているが、こうした先端的な進歩がもたらすものを利用しなくても、長寿分野における革命的な発見を活用することはできる。

今では、食事、生活習慣、サプリメント、さらには薬物療法によって長寿のマスタースイッチをコントロールし、健康なまま100歳を迎える方法が判明している。病気を治し、身体の修復システムを強化し、細胞や組織を再生・修復し、体内時計を巻き戻すことは可能だ。

120歳、150歳、200歳まで（若々しさと活力を感じながら）生きることは、すぐ目前まできている治療法や技術の革新によって、まもなく可能になるだろう。あと10年あるいは15年健康を維持できれば、寿命回避速度に達するであろうとき、つまり科学の進歩が死を無限に先送りし続けるようになったときに、あなたは生きていられることになる。

老化に関する研究は、世界中の研究所や研究センターで指数関数的に加速している。こうした技術革新を後押ししているのが、老化研究に対する大規模な民間投資だ。世界の億万長者は老化研究に対する資金提供を増強させており、グーグルのバイオテクノロジー企業であるキャリコ、ジェフ・ベゾスとユーリ・ミルナーが投資しているアルトス・ラボ、非営利団体のXプライズ財団などは、アメリカ国立衛生研究所（NIH）の研究予算をはるかに凌ぐ数十億ドルを老化研究に注ぎ込んでいる。

私たちはまた、システム生物学、人工知能、ナノテクノロジー、量子コンピューターなどの革新により、科学の進歩と発見が指数関数的に増大している段階におり、老化研究の第一人者たちは、15年後には寿命回避速度に達するだろうと示唆している。[9]

だが、ハーバード大学およびマサチューセッツ工科大学（MIT）の遺伝学教授であるジョージ・チャーチは、すでにそこに到達しているかもしれないと言う。彼の研究室では、加齢に関連したバイオマーカーや病状の逆転が、ヒト細胞や動物の老化モデルですでに達成されている。想像することさえ難しいが、真の意味において健康寿命を延ばすのは、あと少しのところまできているのかもしれない。[10]

私たちは、ものごとを直線的に考えがちで、指数関数的には考えない。直線的に30歩進めば、約30メートルになる。だが、指数関数的に30歩進めば、地球を26周することになる。もし私があなたに1日1ドルを30日間にわたってあげたとしたら、あなたは30ドルを手にすることになる。だがもし、最初にあげる額は1セントだが、毎日、前の日の倍の額をあげるとしたら、30日後にあなたが手にする額は1000万ドルを超えることになるのだ。

動物実験ではすでに寿命を30%伸ばすことに成功している

指数関数的な変化の力を理解するのは簡単ではない。最近の驚くべき発見である山中因子（正式にはOct3／4、Sox2、Klf4、c—Mycとして知られている）についてちょっと考えてみよう。山中伸弥博士は、これらの因子が細胞内のどの遺伝子のオン・オフを制御して、胚細胞を本来なるべき細胞へと確実に分化させているのかを発見し、ノーベル賞を受賞した。

脳細胞は脳細胞になることを知っている。皮膚細胞は皮膚細胞になることを知っている。山中博士は、これらの因子を用いれば、体内のどの細胞にもなることができるiPSC（人工多能性幹細胞）が作製できることを証明したのだ。[11] つまり、**遺伝子をリプログラミング（初期化）して、若い自分を作り出すことが可能になった**のである。

これらの因子は、どのような細胞でも、未分化の若い、生まれたての状態に戻すことができ、今や動物実験ではそれが可能になっている。想像してみよう。皮膚の細胞を数個削り取り、ベンジャミン・バトン［スコット・フィッツジェラルドの短編に基づく映画の主人公で、老人の状態で生まれて若返ってゆく］さながら、それらを新たな膵臓や心臓や脳になりうる実質的な胚細胞に初期化させることを。

近い将来、あなた自身の幹細胞を取り出し、それを若返らせるどころか、さらに若い細胞（胚性幹細胞）にして、修復を必要とする体内のあらゆる細胞に変えることができるようになるだろう。そして、人工股関節置換術や人工膝関節置換術、心臓移植や腎臓移植といったものは、瀉血《しゃけつ》のように、歴史の本にだけ名を残す古臭い治療法となるにちがいない。

この技術を安全に人間に応用するには、まだまだ多くの研究が必要だが、動物モデルでは山中因子がすでに老化を逆転させ、臓器を修復している。これは、老化の原因というベールを剝ぎつつある発見、そして老化を逆転させ、身体をリプログラミングし、再生し、若返らせ、修復する方法に関する数百の科学的発見の1つに過ぎない。

私たちがやるべきことは1つではなく、たくさんある。老化や病気とみなされる機能障害を引き起こす原因は1つではなく、たくさんあるからだ。グッドニュースは、それらすべてがどのように作用しているのかについて、かつてないほど解明に近づいていることである。

私たちが正常な寿命限界と想像するものに逆らっている動物種はたくさん存在する。ニシオンデンザメは400年、ホッキョククジラはおそらく200年以上、ガラパゴスゾウガメは150年以上生きる。科学者のなかには、カメは400年から500年生きられると考えている人もいる。

老化の最前線で研究を行っている科学者たちは、一貫して動物の寿命を30%以上延ばすことに成功している。これは人間なら、120歳まで寿命が延びるのと同じだ。一部の酵母モデルでは、人間で言えば1000歳にあたる寿命まで延ばせたものもある。

「健康なまま年をとる」方法は、すでに証明されている

かつて錬金術師たちは、若さの泉を黄金と特別な薬に求めた。いわば彼らは当時の長寿科学者だった。だ

が今日私たちは、医学史上かつてないレベルで、健康と病気を根本的に再認識しつつある。

顕微鏡が発見される前や、アントーニ・ファン・レーウェンフックが1676年にバクテリアを発見する前、あるいはルイ・パスツールが病気の病原体説を提唱する前だった1500年代を想像してみてほしい。感染症が、悪霊の出現、4つの体液の不均衡、魔女の呪いなどとみなされていた当時、これらの発見は、医学における新時代の到来を告げるものだった。だが今日、私たちは、病気と老化に関するさらに大きなパラダイムシフトの淵に立っている。

テクノロジー、コンピューター、医学におけるパワフルな進歩は、診断と治療のモデルを根底から覆そうとしている。現行の病気診断は、ボンネットの中を見ることなく、車の発する音を聞いて、何が悪いのか突き止めようとするようなものだ。その音が発しているものに基づいて、すべての音（つまり病気）に名前をつけることには見事に長けているものの、なぜそれが起きているのかについてはほとんど理解していない。

新たな医学は、ボンネットの中を覗き、車のコンピューターをスーパーコンピューターに接続してあらゆる障害をマッピングし、修正すべき点を知って、それを修正することを可能にする。

これらはみなSFの世界での出来事のように思えるかもしれないが、私たちの多くが想像するよりずっと現実に近いものだ。朗報は、健康的な加齢という基本的な考え方については、もはやこれ以上の証明は不要であることだ。**急速な老化と死をもたらす慢性疾患のほとんどを予防し、それから回復させ、さらには治すために必要な手段はすでに証明されており、ほぼすべての人が利用できる。**その手段とは、何を食べるか、どう動いて休み眠るか、どう社会と結びつくか、といったことにある。

本書では、現在判明している、老化の根本にある生物学的な仕組みを探ってゆく。単に病気についてだけでなく、老化の典型的特徴、つまり年齢を重ねるにつれて例外なくうまくいかなくなると思われるもの、および老化に伴うあらゆる病気の根底にあるものについても見てゆく。その特徴や原因を治療すれば、心臓病やがん、糖尿病や認知症を治療する必要はなくなるはずだ。

老化の典型的特徴をめぐる科学的進歩は、私たちの身体の生物学的な仕組みは情報システムであるという認識、すなわちネットワークからなるネットワークが、すべての生物学的機能のバランスを動的に調整し、文字どおり毎秒何兆個という分子事象を管理・調整しているという認識からもたらされている。

機能性医学はそれをさらに一歩進めて、老化の典型的特徴の根本原因に取り組むものだ。たとえば、老化の典型的特徴の1つに炎症があるが、機能性医学では、新しい薬やよりよい薬（抗炎症薬やＮＳＡＩＤ［非ステロイド性抗炎症薬］）を使って炎症を治療するのではなく、炎症の根本原因の解消に取り組む。

つまり、毒素、アレルゲン、マイクロバイオームの不均衡、感染症、ストレス、不適切な食生活などの問題を解消し、本物の自然食品、栄養素、ホルモンの適切なバランス、光、クリーンな水と空気、運動、休息、睡眠、愛、コミュニティ、人生の意義と目的といった健康づくりに必要な成分の不足を補うことに焦点を合わせるのだ。根本的な原因を解決すれば、炎症は消える。

健康と寿命の両方を向上させるのは、テクノロジーの進歩を機能性医学のロードマップと組み合わせることによって可能になる。テクノロジーの進歩のなかには私たちが知っている医療のすべてを変えつつあるものがある。それには、次のようなものが含まれる。

進化しつつある医療テクノロジー

- 機能性医学
- オミックス革命——ヒトゲノム、トランスクリプトーム、プロテオーム、メタボローム、マイクロバイオーム、ソシオゲノムなどのマッピング
- 「定量化された自己」測定ツール。ファンクション・ヘルス社の全身臨床検査、オーラリング、レベルズ・ヘルス社の持続血糖値モニター、フープ、アップルウォッチ、エイトスリープなどを含む。近いうちに、あなた自身の生化学的機能がリアルタイムで測定できる、より高度な埋め込み型バイオセンサーも利用可能になるだろう
- 人工知能と機械学習の進歩により、数十億の個人データを分析し、パターンや不均衡を特定して、あなた自身の生物学的機能の全側面を強化するために個別化されたマップが作成できるようになる
- 膨大な生物学的情報が処理できる量子コンピューティング

これらのトレンドが日々の医療現場における現実となる前であっても（往々にして医療は科学の進歩から数十年遅れている）、今日すぐに利用できるシンプルで実証済みの食事法や生活習慣を取り込み、行動と環境を変えれば、健康を根本的に改善することは可能だ。

腎臓移植予定の66歳の患者が、翌年には健康になった

私が所属するクリーブランド・クリニック機能性医学センターの患者、ジャニスの例は、そうした可能性について考えさせることになるだろう。センターを訪れたとき66歳だったジャニスは、重度の肥満、ステントが必要な動脈の閉塞、心不全、高血圧、脂肪肝、腎臓の機能低下、2型糖尿病を抱えて、インスリンを投与していた。血液検査の結果も非常に悪く、心臓移植と腎臓移植を受ける予定だった。薬の量も多く、その自己負担額は年間2万ドルにもなっていた。

だが、私たちのグループ・プログラムに参加して、ジャンクフードを食べ続けた食生活を、食べ物を薬として使う食生活（低血糖負荷で、繊維質、良質な脂肪、植物性栄養素を多く含む食事法）に変え、簡単なビタミン療法（マルチビタミン、魚油、ビタミンDの摂取）に従った結果、ほんの3日でインスリンをやめることができたのである。

3カ月も経たないうちに、彼女はすべての薬をやめることができるようになり、検査数値もすべて正常になった（心不全はなくなり、腎臓と肝臓は正常化し、血圧と血糖値も正常になったのだ）。1年後、ジャニスは体重を52キロ以上減らし、地域社会のリーダーとして活気に満ちた活動的な生活に完全復帰することができた。ダイエットも臓器移植もせずに、である。

さらには、長寿科学における先端的な発見を利用することもなく、ただ機能性医学のシンプルな原則を適用しただけで、60年間にわたって虐待・放置されてきたジャニスの身体は、修復され、再生し、新しく生ま

れ変わることができたのだ。

身体にはもともと、修復のための指令が備わっている。私たちがすべきなのは、体内に存在するこの治癒システムを活性化させる適切な条件を提供することだけだ。

老化の分野における新たな発見と若返りの科学をもってすれば、単に病気を治すことを超えて、身体の分子や細胞や組織を若い状態に回復させられるようになるだろう。

本書には、今すぐ実践できる基本原則に加えて、安全に寿命が延ばせる可能性のある今日の主要な発見も盛り込まれている。そして、もうすぐ手が届くテクノロジーには、私たちの想像をはるかに超えて人生の質と長さを劇的に向上させる可能性が秘められている。それらについても、これから見ていくことにしよう！

第2章
「老化の根本原因」を取り除く

私はこのスペクトルがどうとか、あの元素がどうとかいうことを知りたいのではない。神の考えが知りたいのだ。それ以外は些細なことにすぎない。

——アルバート・アインシュタイン

年を重ねると、身体の中で何が起こるのか

死をもたらす最大の危険因子は何かと尋ねられたら、あなたは「心臓病か、がん」と答えるかもしれない。この2つの病気は、大部分の人を死に追いやっているように見受けられる。だが、地球上から心臓病とがんの両方を完全に撲滅したとしても、人間の寿命は5～7年しか延びず、100歳や120歳という目標（ただし健康でいられる場合に限る）にはほど遠い。

あなたはまた、慢性疾患と死の最大の原因は、喫煙と肥満だとも言うかもしれない。それは部分的には正しい。だが、30歳の喫煙者と70歳の非喫煙者を比べた場合、心臓発作や死亡のリスクが高いのはどちらだろ

う？　喫煙はがんにかかるリスクを5倍にするが、加齢はそのリスクを50倍に押し上げる。

何より加齢は、それ自体が慢性病のリスクを加速させる。なぜか？

老化は病気だからだ。

欧米諸国の「平均的な」人が年を重ねると、どのような変化が現れるだろうか。大部分の人は、加齢は機能や能力の低下、および病気や投薬、医者通いの時期をもたらすものだと考えるだろう。もしかしたら、それはあなたの目下最大の懸念で、自分の健康寿命に不安を感じている原因かもしれない。

たとえ本物の自然食品を食べ、定期的に運動していたとしても、疲労、エネルギーの低下、体力の低下、睡眠障害、痛み、性欲の低下、筋肉の衰え、視力や聴力の衰え、消化器系の問題、記憶力の低下など、自分ではどうしようもない加齢に伴う変化に気づくことだろう。

これらの変化はそれ自体が、病気としての老化の初期の警告だ。だがそれらは、暦年的に年を重ねたことの必然的な結果ではなく、生物学的に年をとりつつあることを示すものだ。

私たちの身体のあらゆるシステム、すなわちマイクロバイオーム、免疫系、ホルモン、代謝とエネルギー産生、解毒システム、循環・輸送系、構造系は、みな生物学的老化の影響を受ける。すると起こるのは次のような症状だ。

まず、神経伝達物質産生の包括的な低下、ストレス対応能力の低下、認知処理能力の鈍化、記憶力の低下、痛覚閾値《いきち》の低下と慢性疼痛《とうつう》、視力・聴力・平衡感覚の低下などといった、神経心理学的な変化が進行する。

また、柔軟性の低下、筋肉の減少、心肺機能の低下、変形（退行）性の関節疾患（変形性関節症としても知られる）など、筋骨格系にも変化が起こる。

さらには、筋肉が著しく減少してサルコペニア（文字どおり「筋肉の喪失」の意）を引き起こし、身体が弱まってフレイル（虚弱）になる。

エネルギーも低下する。副腎は生活のストレスについていけなくなる。そして、エネルギー工場であるミトコンドリアが劣化して機能が鈍くなる。**無限の活力を抱いて走り回る3歳児と、動きが非常に遅い90歳の違いは何だろうか？　それはミトコンドリアの数と働きだ。**

さらに、インスリン抵抗性が悪化して糖尿病予備軍になり、血糖値の調節が難しくなる。血管は固くなって高血圧症を引き起こす。脂肪量が増えて筋肉量が減るため、体重も増える。そして、脂肪に比べてカロリーを7倍燃やす筋肉が減ることにより、さらに太りやすくなる。

高齢の人がかかりやすい病気リスト

栄養不足にも陥りやすくなる。食欲も落ちるし、栄養を吸収する能力も低下する。免疫機能も低下し、インフルエンザや肺炎などの感染症にかかりやすくなる。高齢者のあいだで、新型コロナウイルス感染症による死亡率が不釣り合いに多いのもそのためだ。

実のところ、私たちの免疫システムは感染症やがんと闘ったり、傷を治そうとしたりして必死に努力するのだが、軽度の全身性炎症が増加すると、老化に伴うあらゆる病気が加速してしまう。そして免疫系は、外部からの侵入者を攻撃する働きを弱める一方で、自分自身を攻撃する自己免疫に陥りやすくなる。

さらにマイクロバイオームが劣化し、リーキーガット（腸管壁浸漏症候群）を引き起こして、炎症がより悪化する。全体的に言って、ひどい状況と言わざるをえない。これらすべてが、避けられないと思われている結果、つまり老化という病気を引き起こすのだ。

次に示すのは、高齢になるにつれて多くの人がかかる病気だ。これらの病気は、早期の身体障害、機能低下、早死にをもたらしかねない。

高齢の人がかかりやすい病気

- 前糖尿病と2型糖尿病
- 心血管疾患（心臓発作、脳卒中、心不全、高血圧）
- がん
- 認知機能の低下と認知症
- 腎不全
- ホルモンバランスの乱れ（甲状腺、副腎、性ホルモン、成長ホルモン）
- サルコペニア（筋肉の喪失）
- 骨粗しょう症（骨量の減少）
- 自己免疫疾患
- 黄斑変性症と白内障
- 肺疾患（主に喫煙による）

アメリカ疾病管理予防センター（CDC）によると、アメリカ人の10人に6人がこれらの病気を最低1つ抱えており、2つ以上抱えている人も10人のうち4人に及ぶという。そして65歳を超えると、これらの病気を1つ以上抱えている割合は80%を超えるようになる。[1] こうした病気が「正常な」老化の一部とみなされているのも無理はない。

だが、そうではないのだ。**これらの病気は異常な老化のサインであり、損傷と機能障害が加速した結果、老化の典型的特徴となって表れたもの**なのである。これから私たちは、**老化の根本原因を治療することにより、病気を直接治療することなく、これらすべての病気に対処できる**ことを見てゆく（その結果については第4章を参照）。

また、加齢に関連した病気の末期段階にいる人には、科学界に登場しつつある新たなイノベーションが、新しい臓器を作り出したり、細胞をリプログラミングして若がえらせたり、損傷した細胞や組織を治癒・修復したりするのに役立ってくれるだろう。

そうしたイノベーションには、近い将来使えるようになるものもあれば、まだ先の未来にあるものもあるが、それらがあなたの健康に強力なインパクトを与え、生物学的年齢を文字どおり逆転させることになることはすでに判明している。

「老化の典型的特徴」への対処法は、すでにわかっている

先にリストアップした病気は、長引く苦しみ、障害、死をもたらす。平均的な80歳は5つの病気にかかり、

5種類の薬を服用している。これは悲惨な状況に思えるかもしれない。

だが、老化に対するアプローチ方法を見直し、老化を病気としてみなせば、より健康で長生きできる人生、つまり、一見避けられないように思える加齢がもたらす状況を予防し、治療し、逆転さえさせられる人生が期待できるのだ。

私たちは病気の研究に何十億ドルも費やしているが、そのほとんどは誤ったことに費やされている。老化に伴う疾患は医療費の85％を占めているにもかかわらず、老化研究は、政府が研究に支出している額のわずか6％を占めるにすぎない（しかもそのほとんどは、老化の生物学的研究そのものにではなく、老化がもたらす病気の研究に費やされている）。

もし私たちが自分自身のケアを怠り、治癒プログラムや長寿スイッチを作動させず、いつもと同じことを繰り返していたら、老化という病気は私たちの身体を支配し、徐々に劣化させていくだろう。衰弱や崩壊、解体は人生につきものの事実だ。

物理学の法則は、あらゆるシステムをエントロピー（衰退）に従わせる。だが、私たちの身体に適切な情報、エネルギー、インプットを与えれば、老化のエントロピーを食い止め、逆転させることは可能だ。実際、私たちの身体は、古くなった細胞やタンパク質を浄化して修復し、新たな分子や細胞、組織を作るようにできている。生命の維持には、この両方の機能が必要だ。

老化の問題は、そのバランスの乱れにある。衰退するほうが多すぎて、再建するほうが足りないのだ。古い車や古い家の機能を維持するには特別なケアが必要だが、そのことは私たち人間にとっても同じである。

残念なことに、**現代の食生活とライフスタイルは、人間の生物学的機能をゆっくりと衰えさせる原因となっ**

ている。私たちは、ＤＮＡに組み込まれている治癒、修復、再生のプロセスを活性化させるために今日利用できる食生活や生活習慣、その他の革新的な戦略の活用をおろそかにしているのだ。

確かに、１００年前に比べれば、現在のほうがこれらの病気をうまく「管理」できている。だが私は、あなたにわざわざ管理などさせたくない。それらすべてを予防し、完全に元に戻してもらいたいのだ。

そんなことは夢物語だと思えるかもしれないが、これから見ていくように、老化と病気の生物学を理解することにおける科学的な進歩は、現在のアプローチを根本的に考え直すよう迫っている。つまり、それぞれの病気を個別に治療する現在のモグラ叩き医療から、病気を、根本的な原因を持つ機能不全のサインとしてとらえ直し、原因を修正・治療することによって健康を作り出すアプローチへと考え直すことが必要なのだ。

科学者たちは、年を重ねるにつれて状況が悪化する仕組みをマッピングした。科学者が見出したのは、次に示す10の「老化の典型的特徴」、つまり病気の上流にある生物学的変化である。

10の「老化の典型的特徴」

特徴１　「栄養感知システム」の障害――食べ物と身体の関係が乱れる

特徴２　ＤＮＡの損傷――遺伝子のコピーに不具合が起こる

特徴３　テロメアの短縮――染色体の「キャップ」がほどける

特徴４　タンパク質の損傷――ＤＮＡと同じ理由で傷つく

特徴５　エピゲノムの損傷――ピアノ奏者が不協和音を立てる

特徴６　老化細胞の増加――「ゾンビ」化した細胞が身体を傷つけ仲間を増やす

特徴7　エネルギーの枯渇――ミトコンドリアが衰える
特徴8　腸内環境の悪化――腸が悪玉菌で占められる
特徴9　幹細胞の消耗・枯渇――身体の若返りシステムの衰え
特徴10　炎症性老化――免疫システムが老化する

これらの特徴については第4章で詳しく見ていくことになる。グッドニュースは、**老化の典型的特徴に対処する方法がすでにわかっている**ことだ。ただ生活習慣や行動を変え、機能性医学の科学を応用すればいい。それはほんとうに簡単なことで、ただ悪いものを捨てて、よいものを取り入れればいいのである。

私たちがすべきなのは、まず健康を害するものを取り除くこと。これには、不適切な食生活、ストレス、座りがちな生活、毒素、アレルゲン、微生物（悪玉のほう）などが含まれる。もう1つは、健康に役立つものを取り入れることだ。こちらのほうには、本物の自然食品、栄養素、ホルモンの適切なバランス、きれいな水と空気、光、睡眠、運動、休息、コミュニティ、愛、人生の意義と目的などが含まれる。

簡単なことに思えないだろうか？　実際簡単なことなのだ。**身体の生物学的仕組みに害を及ぼして病気を引き起こすネガティブなものごとを取り入れないようにし、身体を癒す要素、栄養素などといった身体を最適に機能させるものごとを取り入れれば、異常な老化を治して逆行させることができる。**だがそれについて詳しく見ていく前に、老化という病気に対する現行のアプローチの失敗について、もう少し深く考えてみよう。

技術は進歩しているのに、なぜ「慢性疾患」は増えているのか

今日の医学は、症状や身体的徴候を評価し、ときおり臨床検査や画像検査を行うことによって診断を下している。症状に従って病気を説明することは非常によくできるようになったが、病気の根本的原因に対処するのは苦手だ。現行の医学モデルは骨折や心臓発作のような急性期の治療についてはとりわけ有効であり、救急医療と手術には感謝の念を抱かざるをえない。とはいえ、加齢に伴う慢性的な生活習慣病に対しては、それほどうまくは機能していない。

現行のヘルスケアモデル（実際はシックケアモデル）は、病名をつけ、症状を抑えることに重点を置いている。手術や薬で完治する場合もあるが、それらは例外だ。だからこそ、アメリカ人の80％がかかり、世界でもますます増加している病気が「慢性」疾患なのだ。つまり長期的な管理が必要で、治癒することがほとんどない病気なのである。それらは、片頭痛から多発性硬化症、糖尿病から認知症、喘息から自閉症、がんから大腸炎にまで及んでいる。

医療における科学技術がこれほど急速に進歩しているにもかかわらず、なぜ慢性疾患は増加の一途をたどり、家族、社会、経済、国家に壊滅的な打撃を与えているのだろう？　同じことを今以上繰り返したところで、慢性疾患の問題は解決しないし、最適な健康と長寿を実現するロードマップも提供されない。

頭が痛いときには「頭痛」という診断を受けることが多いだろうが、頭痛が症状の1つである病気はたくさんある。痛み止めを飲んで頭痛が収まったとしても、根本的な原因に対処したことにはならない。頭痛を

引き起こす病気はたくさんあるのに、その症状は単に「頭が痛い」としてしか感じられないのだ。

その原因は、片頭痛かもしれないし、脳腫瘍や動脈瘤かもしれない。また、グルテンアレルギーの可能性もあるし、ストレスや脱水症による場合もある。そもそも痛みを引き起こしている原因が何なのかわからなければ、痛み、薬、フラストレーション、医者代といった、頭痛（文字どおりの意味でも比喩的な意味でも）に一生悩まされることになる。

症状の治療というアプローチは、がん、心臓病、認知症、糖尿病、自己免疫疾患を含め、ほとんどの病気に対して現在とられている治療手段だ。だが、これらの病気の発症率は増加の一途をたどっており、私たちは前進しているとはいえない。同じことを今以上に繰り返しても、問題は解決しないのだ。

その1例は、アルツハイマー病に関するものだ。この病気の治療や治癒を目指す400を超える研究には20億ドル以上の巨額が費やされてきたが、いまだに真に有用と言える薬がただの1つも発見されていない（せいぜい、老人ホームへの入所を数カ月遅らせたという報告がいくつかある程度である）。

では、なぜについてはどうなのか？　なぜアルツハイマーは存在するのか？　その原因は何なのか？　この病気を未然に防ぎ、治すために根本的な原因を特定して理解することは、単に症状の発現を数カ月遅らせることよりはるかに重要だ。

多くの病気の原因なのによく見られる食生活とは？

この30年間、機能性医学は、システム生物学とネットワーク医学の進歩を実践的な臨床モデルに取り込むことにより、病気を治し、最適な健康を作り出してきた。この医学は長年にわたり医学界の片隅に置かれていたのだが、２０１４年、クリーブランド・クリニックの伝説的ＣＥＯであるドクター・トビー・コスグローブが、このパラダイムをヘルスケアの最前線に持ち込むべく、私を招いてクリーブランド・クリニック機能性医学センターを立ち上げた［クリーブランド・クリニックは病院と研究・教育を統合した非営利の総合医療センターで、世界的な高名を博している］。

機能性医学は点と点を結ぶ手段で、身体のシステムとネットワークの根幹にある科学を取り入れ、それを、病気を生み出すシステムの乱れを評価するための実用的で拡張可能な臨床モデルに発展させることにより、健康と長寿を生み出すアプローチだ。

機能性医学は、私たちに病気と治療について考えなおすことを迫る。加齢に伴うほとんどの病気はみな、根底にある修正可能な不均衡から生じている。身体に備わる７つの生理学的システムのバランスを崩すものが多すぎたり、バランスをとるために必要なものが少なすぎたりすることが、老化の典型的特徴、およびそれらの修正可能な機能不全がもたらす病気を引き起こしているのだ。

たとえば、アルツハイマー病、心臓病、がん、糖尿病、肥満、さらには不妊症やうつ病にさえ共通しているものは何だろう？　それは、みな、不均衡な血糖値とインスリン抵抗性から生じる場合がある。

これから見ていくように、この問題は多くの老化現象の根底に潜んでいる。現在、アメリカ人の**10人に９人以上がその影響を被っているが、その原因は、高度に加工された高糖質・高デンプンの食生活と座りがちなライフスタイルにある。**医師がそのことを見逃す率は、最大90％に及んでいる。さらに**それは、ほぼ１００％完治可能な問題なのだ。**

では、インスリン抵抗性をもたらすものは何だろうか？　それは、デンプンと糖分の摂りすぎだ！　簡単に説明すると、糖に分解される食品、つまりパン、パスタ、クラッカー、デザート、加糖飲料や、米、ジャガイモといったデンプン質の食品などを食べると、膵臓からインスリンが分泌される。インスリンは、血液中の糖（ブドウ糖）を取り込み、エネルギー源として細胞に送り込む役割を担っているホルモンだ。デンプンや糖を摂れば摂るほど、血液中から糖を排出するためにインスリンがたくさん分泌される。

インスリンは脂肪蓄積ホルモンだ。時が経つにつれて細胞はインスリンの作用に抵抗性を持つようになるため、血糖値を正常に保つには、より多くのインスリンが必要になる。

そしてインスリンの量が増えると、有害な影響が次々に現れてくる。危険な腹部の脂肪の蓄積、筋肉の減少、空腹感と糖分渇望の増加、炎症、高血圧、コレステロール値の悪化（低ＨＤＬ、高中性脂肪、小型ＬＤＬの増加）、脂肪肝、性ホルモンの変化と性機能障害、うつ病、記憶力低下、血液凝固の増加が起こり、最終的には2型糖尿病、心臓発作、脳卒中、認知症、がんが引き起こされる。

インスリン抵抗性を治すという根本的な原因に対処すれば、これらの症状を薬物で個々に治療する必要はなくなる。これらは別々の問題ではなく、同じ根と幹を持つ木の枝のようなものなのだ。機能性医学では、枝や葉（症状や病気）ではなく、土や根の修復に取り組む。実際、私は患者の病気を治療することはほとんどない。私がしているのは、患者を健康にすることだ。そうすれば病気は消えていく。

新しいアプローチで「老化」という病気と戦う

よりよく、より長く生きるための科学はすでに存在する――老化による病気がなぜ起こるのかという根本原因に焦点を当てれば。**機能性医学は病気を治療しようとはしない。症状ではなくシステムを治療する**のだ。

医学と長寿治療の未来は、システム全体を治療することに焦点を当てなければならない。そうするには、システム生物学とドクター・デビッド・シンクレアが最初に提唱した老化の情報理論を理解する必要がある。

マックス・プランクの有名な言葉がある。「新たな科学的真理は、反論者を説得して光を見出させることにより勝利するのではなく、反論者がやがて死に、新たな科学的真理になじんだ新しい世代が育つことにより勝利するのである」。言い換えれば、医学は、葬儀が1回行われるたびに1歩前進するのだ。それより速く前進してほしいものだが、「ノーマルな」科学のパラダイムを突破するのは至難の業だ。

そのことは「地球は平らである」という信念や「太陽は地球の周りを回っている」という信念を打ち砕くことについても言えるし、「種は自然選択によって進化する」という信念を広めることについてもしかりである（後者の信念については、160年以上経った今でも議論されている）。

機能性医学は、人間の生物学的仕組みを全体としてとらえて、7つのコア生物学的システム（第6章で見ていく）が密接に関連していることを理解する科学であり、健康と病気に対する私たちの理解にとてつもないパラダイムシフトをもたらすものだ。それは医学を根底からひっくり返すことになる。

現行の医学教育と診療のあらゆる制度および医療保険制度は、時代遅れの病気の概念に基づいており、それらの制度は、根本的な原因（食生活、生活習慣、環境要因など）を診断し治療するのではなく、症状に応じて病気を記述することに基づいている。

それは進路を変えさせるのが難しい船だとはいえ、善意の（だが時代遅れの）医療制度が最善を尽くしているにもかかわらず慢性疾患という途方もない問題が進行している現状に歯止めをかけるには、進路を変えさせることが絶対に必要だ。医療行為におけるこの科学的な革命の導入を無視したり、遅らせたりすることは、何百万人もの人々を無駄に苦しめ、死に至らしめることになる。

老化という病気にシステム思考を適用することは、医療を根本的に転換する可能性を秘めており、その結果、未来の医療が今日から利用できるようになるだろう。

「機能性医学」であなたの身体を最適な状態に保つ

機能性医学は、あなたの身体を、何十年にもわたって病気とは無縁の最適かつ高性能な状態に保てるようにする。老化の情報理論は、破損したソフトウェアのコードが誤った信号を送るのと同じように、破損した生物学的ネットワークの情報が私たちの身体に備わる回復と修復システムの働きを妨げてしまうために病気が生じると示唆している。機能性医学はその原因に取り組み、壊れたソフトウェアコードを修復する。

科学者たちは、身体に備わる治癒と修復のメカニズムを活性化させる方法を発見した。適切な遺伝子をオンにし、適切な分子を活性化させ、適切なインプットを身体に与えることによって、身体を再構築し再生させるのだ。

家のリフォームについて考えてみよう。まず、古い部品や構造物を取り除く必要がある。これは、解体とリサイクルの段階だ。次に、新しい家を作るための再構築と建設が必要になる。人間の体もそれと同じだ。私たちの身体には、解体・清掃・リサイクルのシステムと、再生・建設のシステムが備わっている。

だが現代のライフスタイルや環境は、私たちを病気へと追いやり、身体の生物学的仕組みに備わっている解体システムと建設システムの両方を阻害している。機能性医学は、古い部品の分解と身体の生物学的システム更新の両方を最適化する青写真を提供し、百寿者になっても健康で機能的であり続けることを可能にする。

あらゆる老化の病気は同じルーツを持つことが判明した今、医学の専門分野は廃れてゆくだろう。そして、このルーツと取り組むことにより、病気を予防し、治療し、おそらくは身体を若返らせることまでできるようになるだろう。あらゆる老化の病気は、事実上、単一の病気（不均衡）なのだ。それが体内のやや異なる位置に存在し、その人の遺伝的素因や環境的素因によって、やや異なる形で現れているのである。

根底にある老化の典型的特徴のすべてに取り組めば、それぞれの病気を別々に治療する必要はなくなる。根本的な原因である不均衡を治療すれば、下流の病気はすべて消えるのだ。

今世紀は、過去150年のなかで生物学に対する理解が最も劇的に変化している。進化論や細胞やバクテリアの発見以来、生物学をこれほど根本的にとらえ直したことはなかった。それはニュートン物理学から量子物理学へのシフトと呼応している。病気を診断し治療する方法、そして健康と長寿を創造する方法について、私たちが知っているすべてのことが変わろうとしているのだ。

科学の基本的な仕事は、物事を知識の最小の断片に分解することにある。だが、科学は統合とペアを組まなければならない。つまり、ズームアウトして、それらの断片がどのように組み合わされ、どのように機能するかを見ることも必要だ。

あなたの身体は医学部に通って学んだわけではない。医学的専門領域に沿って身体を組織しなさいと言われたわけではないのだ。身体は1つの完全な生態系である。あなたの体内では、毎秒、何兆回もの化学反応が光速で起きている。それは、何百万もの楽器による交響曲のようなものだ。それらの楽器が音楽を奏でるには、みな協調して働かなければならない。本書は、あなたがこの美しい交響曲の指揮者になる手助けをするものだ。

「機能性医学」はどう治療にアプローチするのか

長寿研究の最先端にいる科学者たちは、加齢に伴う生物学的変化、つまり老化の典型的特徴をすでに書き出している。これは、覆いの下を覗き込み、何が問題なのか、老化に伴ってどのようなシステムが劣化し機能不全に陥るのかを解明するための大きな前進だ。

科学者たちは、寿命を延ばし慢性疾患を食い止めることを目指して、老化の典型的特徴を治療し、逆転させる方法を鋭意研究している。こうした科学者たちが口にするのは、加齢に関連して起こるさまざまな病気を治療したり完治させたりすることではなく、すべての病気の根底にある根本的なメカニズムに到達するために病気の上流を探る方法だ。

これは私が30年間実践し、目覚ましい成果を上げてきた医療である。私はしばしば奇跡的な状況を目の当たりにする。だが、それは奇跡ではなく、この医学理論を実際の人々に適用すれば当然予測される結果なのだ。

1例を挙げよう。ある49歳の女性エグゼクティブ・ビジネスコーチが、私の診察を受けに、山積する問題を抱えてクリーブランド・クリニックを訪れた（私が「ホリスティック・ドクター」と自称しているのは、山積する問題を抱えた人々の治療を行っているからだ）。

彼女は重度の乾癬《かんせん》性関節炎という自己免疫疾患を患い、年間5万ドルもする強力な免疫抑制剤を使う治療を受けていた。また、うつ病、過体重、前糖尿病を抱え、偏頭痛、過敏性腸症候群、胃食道逆流症にも苦しんでいた。

そして、それぞれの病気について一流の専門医の診察を受け、現在受けられる最善の治療、いわゆる標準治療を受けていた。精神科医は彼女に抗うつ薬を処方し、内分泌科医は血糖値の改善のためにメトホルミンを処方し、消化器内科医は消化器系を治療するためにアシッドブロッカーと鎮痙剤《ちんけいざい》を処方した。最後に、神経科医は彼女に最良の片頭痛治療薬を処方した。

その結果、いくつかの症状は「管理」されていた（言い換えれば最小限に抑えられていた）ものの、症状は消えず、病気も治っていなかった。要するに、悲惨で絶望的な状況にいたのである。

私は専門医たちとは異なる一連の問いをみずからにした。これらの症状に共通するものは何か？　それは炎症だった。そう、うつ病でさえ脳の炎症なのだ。だが、炎症を止める薬を与えるかわりに、私は自分に別のシンプルな質問をした。彼女の炎症は、なぜこれほど怒り狂っているのだろうか？　不均衡はどこにあるのか？

すぐに私は、彼女の病気の原因のほとんどが腸にあることを突き止めた。免疫システムの70％は腸にあり、彼女のマイクロバイオームのバランスが崩れていることは明らかだった。[2]

彼女はステロイド剤と抗生剤を大量に服用していたが、それらは悪玉菌の増殖を促進し、善玉菌を死滅させる。また、食事をすると「フードベイビー」と呼ばれるひどい膨満感に襲われており、腸内で悪玉菌やイースト菌が過剰に増殖していることを示唆していた。これは、「リーキーガット（腸管壁浸漏症候群）」があることの兆候だった。便や未消化の食物の粒子を腸管内にとどめておくバリアが損傷し、血流に異物分子が流れ込んで免疫系を活性化させていたのだ。さらには、健康な腸内細菌が少なく、ビタミンDも不足していると思われた。

「腸」の生態系を再起動する

私がしたのは、彼女の腸をリセットしてバランスをとることだけだ。まず、炎症を起こしやすい加工食品、乳製品、グルテン（しばしば炎症の大きな引き金になる）を取り除いた。そして、フードベイビーの原因となっている悪玉菌を殺すために血流に吸収されない抗生剤を投与し、抗生剤とステロイド剤がもたらした体内のイースト菌を殺すために抗真菌剤を投与した。つまり、「悪いもの」を取り除いたのだ。

その後、食品を薬として使うことによって、「よいもの」を足した。すなわち、栄養価が高く、血糖値を上げにくく（低ＧＩ）、抗炎症作用のある食品と、プロバイオティクス［身体によい影響を与える善玉菌およびそれらを含む食品や製剤］、魚油、ビタミンＤ、マルチビタミンを加えたのだ。

私は彼女の病気を治療したわけではない。すべての病気と症状の根源となっていた腸の生態系を再起動して回復させただけだ。6週間後に再び私のもとを訪れた彼女は、乾癬性関節炎が消えただけでなく、偏頭痛、うつ病、胃食道逆流症、過敏性腸炎もなくなり、体重も20キロ減って前糖尿病も治ったと報告した。そして、薬物療法を続けるよう私が指示したにもかかわらず、彼女はすべての服薬を中止し、以前よりずっと調子がよくなっていた。このケースは特異な例ではなく、機能性医学を応用した治療の一般的な結果である。

機能性医学の医師である私の仕事は、医学探偵となって、健康と長寿を阻害する要因を根絶すること、そして健康と長寿をもたらす材料を加えることにある。まずは、老化や病気を加速させている根本的な原因を解決することが必要だ。

たとえ老化の科学がこれ以上進歩しないとしても、私たちはすぐ手が届くところにある、少なくともあと10年か20年は寿命を延ばせるシンプルな対処法を見逃している。それらを行ったうえで初めて、登場しつつある新たなツールやテクノロジーを駆使して、すでに被ったダメージを修復し、単なる健康を超えた長寿のスイッチや経路を活性化させることができるのだ。

それらは私たちを医学における革新的新時代に連れてゆくだろう。健康な状態で120歳を迎えることができるようになり、寿命回避速度に達することさえできるかもしれない。

第3章 遺伝子の発現は変えられる

年をとるから遊ばなくなるわけではない。遊ばなくなるから年をとるのだ。

——ジョージ・バーナード・ショー

「生物学的年齢」はどのように測れば良いか

私は1959年生まれの63歳［本書出版時］だ。この事実は変えられない。宇宙の彼方に長い間出かけ、（アインシュタインの相対性の法則のおかげで）私が後に残した人たちよりずっと若くなって戻ってこない限り、自分の年齢を変えることは不可能だ。

だが、生物学的年齢についてはどうだろうか？　暦年齢を決めるのは誕生日だが、生物学的年齢は何が決めるのだろう？　これら2つの年齢は関連し合い、時が経つにつれて同時に増えてゆくことが多いとはいえ、**生物学的年齢のほうは、あなたの身体の生物学的仕組みに与える影響に応じて、どの時点でも、加速したり**

逆行させたりできることが判明している。最近の科学の進歩のおかげで、生物学的年齢は測定できるようになった。

染色体それぞれの末端にはテロメアがある。これは靴紐の先端に付けられたプラスチックのキャップのようなもので、染色体がほどけないように保護している。テロメアは年齢を重ねるにつれて短くなり、やがて靴紐、つまりDNAの二重らせんがほどけるのを保護しきれなくなり、私たちは死に至る。

エリザベス・ブラックバーンは、テロメアの延伸を助ける酵素テロメラーゼの発見によりノーベル賞を受賞した。彼女はまた、健康的な食事とライフスタイルはテロメラーゼの活性を高めて、テロメアと寿命を延ばすことも発見している。

テロメアは、あなたが生物学的にどのように老いているかをリアルタイムで示してくれるもので、民間の検査機関で唾液や血液を使った簡単な検査を行えば調べることができる。私は58歳のときに自分のテロメアの生物学的年齢を検査し、暦年齢より20歳近く若い、39歳という結果を得た。

最近、生物学的年齢を測定するさらによい方法が、カリフォルニア大学ロサンゼルス校のヒト遺伝学者で生物統計学者のドクター・スティーブ・ホーヴァスによって開発された[1]。

生物学的年齢を測定する手段を手にすることは重要だ。なぜなら、生活習慣や薬剤によって老化の速度にどの程度介入効果があるのかを計る有効な手段がなければ、生物学的老化を逆転させるには何が有効で何が無効であるか、意味のある方法で知ることができないからだ。

ホーヴァスは、人の一生を通じて遺伝子の発現が変化し、環境と相互作用する様子を反映するエピジェネティック・クロック（「ホーヴァスの老人時計」とも呼ばれる）を測定することによって生物学的年齢を知る方法を発見した。

これは、ＤＮＡメチル化と呼ばれるものを測定することで行う。ＤＮＡメチル化は、遺伝子上にある化学的なタグ、またはしおりのようなもので、どの遺伝子が読まれるか（オンになるか）、あるいはどの遺伝子が沈黙させられるか（オフになるか）を決定する。そのため、これを測定すれば、生物学的年齢が判別できるのだ。

研究では、機能性医学に基づくいくらかの簡単な食生活と生活習慣をほんの２カ月続けただけで、生物学的年齢（ＤＮＡメチル化により測定）が３歳も若返ったことが示された。[2] 今やＤＮＡメチル化の測定検査は誰でも受けられるようになっており、「最強の不老長寿プログラム」の効果を長期的に測定するために、ぜひ活用することをお勧めする（第Ⅲ部参照）。

生物学的年齢について知るための３つのプロセス

生物学的年齢について理解するには、遺伝に関する知識、具体的にはＤＮＡ、エピジェネティクス、そしてメチル化と呼ばれる、体内で１秒間に何十億回も起こっている非常に重要な生化学的プロセスについて少し知っておくことが必要だ。そこで、健康と長寿のほぼすべてを決定づけるこの重要なプロセスを理解する旅に案内したい。

では、最初から始めよう。

プロセス1　DNA――生物学的仕組みを作る指令

あなたのDNA（ゲノムとも呼ばれる）。私たちはみな、両親から受け継いだ固有の遺伝子を持っている。**あなたのDNAは、あなたの身体の生物学的機能を制御するコンピューターのハードウェアのようなもの**だ。

コンピューターは1と0からなる2進コードを使用する。パソコンのワープロソフトでタイピングするにしても、『マトリックス』のような本格的な仮想現実を創るにしても、そのもとになるのは、すべて1と0の組み合わせだ。

だが、あなたのDNAは、コンピューターのコーディングより指数関数的に複雑かつパワフルだ。あなたの生命の本は、A（アデニン）、G（グアニン）、C（シトシン）、T（チミン）という文字で表される塩基と呼ばれる4つの化合物で書かれている。

平均的な人間には、これらの塩基が60億個備わっており、A、G、C、Tの組み合わせはあなた独自のものだ。各遺伝子には、これらの塩基が、ACT、GTAといったように、特定の順序で3つ結合したものが連なっている。

あなたには約2万個の遺伝子があるが、これはミミズとさほど変わらない。ではミミズと何が違うかというと、それはコードのわずかなバリエーションだ。たとえば、TがCに置き換わるといったようなスペルの変更が、その遺伝子の指令により生成されるタンパク質の機能を変える。

人間には遺伝子の文字（塩基）の配列のバリエーションが200万から500万もあるため、ミミズよりずっと複雑な生物になっているのだ。

DNAの仕事は、タンパク質をコードすることにある。タンパク質は私たちの細胞や組織、器官を作っているだけでなく、体内のほぼすべてのことを制御する化学伝達物質でもある。各遺伝子はATCといったような3文字の組み合わせの連なりからなり、これらの3文字が「翻訳」されて、個々のアミノ酸が特定の順序と構造で組み合わされ、特定のタンパク質が作られる。

さらに驚かされるのは、細胞の1つひとつに、全遺伝子コードが含まれているという事実だ。全遺伝子コードは、あなたの身体のあらゆる部分と生物学的仕組みすべてを作るための指令である。たとえば、あなたの目の細胞には、骨や筋肉や肝臓になるために必要なすべての情報も含まれているのだ。では、眼球はどのようにして、眼球になることを知るのだろう?

それはエピゲノムによる。

プロセス2 エピゲノム――遺伝子のオンとオフを選ぶ「キーボード」

あなたのエピゲノム。これこそ、健康的な老化と長寿の秘密を解き明かす方法を理解する鍵だ。人間のDNAはいわばハードウェアで、変えることはできない(遺伝子編集を行う場合は別だが)。私たちの生命のプログラムを実行しているソフトウェアにあたるものはエピゲノムで、ハードウェアであるDNAに何をすべきか指令を与える。

では、**エピゲノムとは何か? それは、コンピューターのキーボードやピアノの鍵盤のようなもの**だと考えるといいだろう。コンピューターで「LOVE」という言葉を表示したければ、キーボードでL、O、V、Eと入力する必要がある。キーボードは、ちんぷんかんぷんな言葉も、ノーベル賞を受賞するような小説も、史上最高の愛の詩も打ち出すことができる。ピアノも、モーツァルトからレゲエ、ロック、ジャズ、フォークに至るまで、無数の異なる曲やタイプの音楽を生み出すことができる。すべてはそれを使って何を入力するかによるのだ。キーや鍵盤は同じなのに、結果が異なる。

あなたのＤＮＡもそれと同じだ。たとえば、あなたの目は、他のすべての器官を作る遺伝子をすべてオフにし、最適に機能する目の細胞になるために必要なＤＮＡの部分（つまりタンパク質のコード）だけを発現させている。

これはビッグニュースだ。なぜなら、**遺伝子の発現は変えられる**ことを意味するからである。どの遺伝子をオンにするかオフにするか、そしてそれにより、私たちの生命の本に、障害と病気に満ちた物語を書き込むか、または活力と健康に満ちた長寿の物語を書き込むかを選ぶことができるのだ。

ヒトゲノムプロジェクトは科学史上最大の成果の1つで、このプロジェクトによって病気の秘密や治療法が解明されると誰もが期待していた。では、その結果は？　そううまくはいかなかったのだ。

たしかに、学ぶことは多かった。だが、心臓病、がん、糖尿病、認知症をはじめ、ほとんどの慢性疾患は、単一あるいは十数個の遺伝子がもたらす結果ではない。それらは、エピゲノムの変化が下流にもたらした結果だ。病気や生物学的老化とはコーディングの問題であり、私たちのオペレーティングシステムに「バグ」が存在する事例であることが判明している。

素晴らしいニュースは、たとえ遺伝子を変えることはできないとしても（ＣＲＩＳＰＲ《クリスパー》のような遺伝子編集ツールを使う場合は除く）、エピゲノム、つまりコーディングの問題は変えられるということだ。では、どうやって？　ＤＮＡメチル化を活用するのである。それは人々が思っている以上に、コントロール可能だ。

プロセス3　DNAメチル化──遺伝子をオフにする

DNAメチル化は、エピゲノムを制御する唯一の最重要プロセスだ。DNAには、メチル基（CH_3）と呼ばれる炭素1個と水素3個からなる化学物質が巻きついている。このごく小さな、どこにでも存在している化学基が、遺伝子を活性化させるか沈黙させるかについて身体に指令を送ることによって、DNAの機能を文字どおりコントロールしているのだ。

DNAメチル化のプロセスはあなたの習慣や環境に大きく影響され、あなたの身体に何がインプットされるかに応じて、生涯を通じ、よくも悪くも変化する。生物学的年齢を決めるのは、これらの変化だ。DNAにメチル基が付加されると、遺伝子は沈黙させられてオフになる。反対に、メチル基が取り除かれると、遺伝子はオンになる。

メチル化はまた、DNAタンパク質の産生と修復、遺伝子変異の発現、ホルモン、代謝、神経伝達物質、解毒、エネルギー産生を調節している。メチル化を調節する酵素は多々あり、それらは人によって大きく異なる。これらの酵素は、メチル化因子として知られる補酵素というヘルパーに頼っている。

ありがたいことに、葉酸、ビタミンB_6とB_{12}、コリン、トリメチルグリシンなどをはじめ、これらのほとんどは食物から摂取することが可能だ。それでも、遺伝子の変異があるために、これらのメチル化栄養素をより多く、または特別な形で必要とする人は少なくない。

DNAメチル化は、食事、運動、ストレス、人間関係、思考、栄養状態、毒素、睡眠、感染症など、私たちが生きていくうえで押し寄せてくるほぼあらゆるものから多大な影響を受ける。DNAメチル化のプロセス（メチル基（CH_3）の付加や除去）は、ピアノでどの鍵盤を弾くかによって奏でられる曲が変わるようなものだと考えるといい。つまりそれにより、エピゲノムが影響をDNAに翻訳する方法が変わるのだ。たった1度の食事や簡単なランニングが、弾いた鍵盤、すなわちDNA上のメチル基の位置に影響を与えて、エピジェネティックなマークを変える可能性がある。

赤ちゃんを抱くことさえ、DNAメチル化に影響が出る！[3] 十分な愛情を受けない赤ちゃんは、発達が遅れ、IQが低くなることが知られているが、これはみなエピゲノムの変化が影響した結果なのだ。[4]

あなたのエピジェネティクスは、人生のどの時点においても、ポジティブにもネガティブにも影響を受ける。重要なのは、健康と長寿のためのDNAメチル化を最適化し、病気をシャットダウンするものは何であるかを学ぶことだ。

たとえば、炎症の遺伝子はオフにし、腫瘍を抑制する遺伝子はオンにしたい。それこそこれから本書で学んでゆくことである。あなたの生命の本を、ありあまるエネルギー、生き生きとした健康、そして長く活動的で病気とは無縁の人生を送るための物語で書き換えるように生きる方法を学んでゆこう。

column

「メチル化」でマウスが健康になった

エピジェネティックな変化がもたらす重大な影響を示すにあたって、エピジェネティクス研究者のドクター・ランディ・ジャートルが行った画期的な実験ほど見事なものもないだろう。

彼の研究チームは、遺伝的に同じアグーチマウス（黄色、肥満、糖尿病になるように飼育された特別なマウス）を2つのグループに分けた。そして一方のグループにはビタミンB_6、葉酸、B_{12}、コリン、ゲニ

図表3-1｜メチル化因子を与えたマウスは健康になった

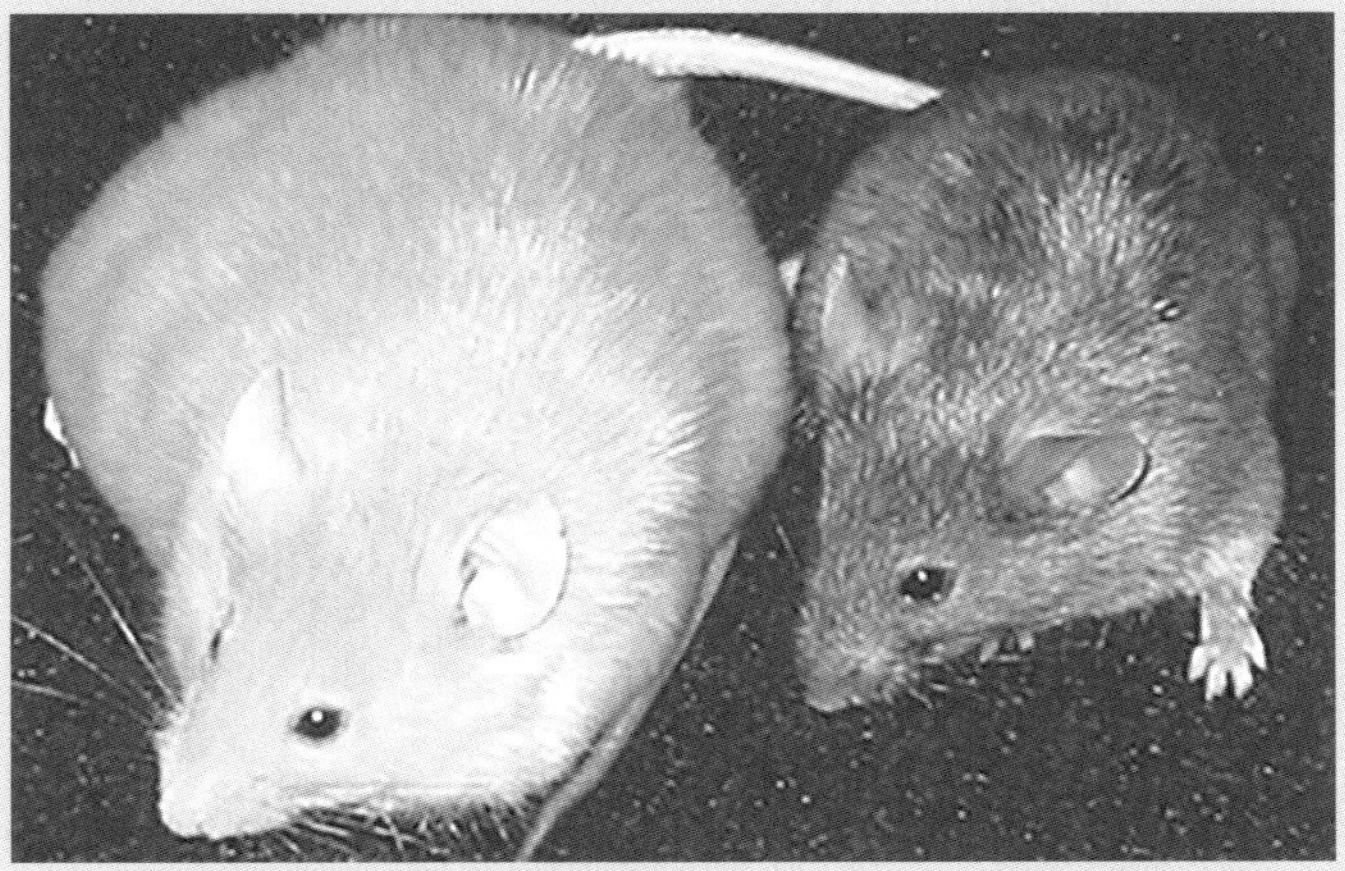

写真提供：ダナ・ドリノイ（ミシガン大学）、ランディ・ジャートル（デューク大学）

ステイン（大豆由来のファイトケミカル）などのメチル化因子を与え、もう一方のグループには通常のマウスの餌を与えたあと、それらのマウスを繁殖させた。

すると、子孫に劇的な違いが現れたのである。**メチル化のサポートを受けたグループの子供たちは、褐色で痩せていて、健康なマウスとして生まれた**のだ（**図表３―１**）！[5]

百聞は一見にしかず、である。思い出してほしいのは、これらのマウスは遺伝的に同一だったことだ。唯一の違いは、数種類のビタミンと大豆の植物性栄養素。それらがＤＮＡのメチル基に対する指令を変え、どの遺伝的変異をオンにするかオフにするかを決定したのである。[6]

自分の習慣を変えて、すべての正しい遺伝子をオンにし、有害な遺伝子の発現を抑えるようにしたらどうなるか想像してみてほしい。その結果は、健康寿命が延び、長寿になるということだ。私がこの科学的迷宮にあなたを連れていくわけは、生物学的老化と、それを逆転させる方法について理解を促すためである。

ここでの包括的なコンセプトはシンプルだ。遺伝子は変えられない。だが、私たちの生命の本の中でどの遺伝子が発現されるかされないか、つまり健康や活力の遺伝子、病気や早死にの遺伝子のどれをオンまたはオフにするかについては修正可能だ。慢性疾患の90％以上は、ゲノムにではなく、「エクスポゾーム［ヒトが生涯曝露する環境因子の総体］」によって決まることが判明している。[7]

逆に言えば、**健康と長寿を享受する可能性の90％は、受け継いだ遺伝子コードにではなく、遺伝子に影響を与えるものごとへの曝露によってもたらされる**のだ。

遺伝子には、今までに起こったすべてのことが刻まれている

エクスポゾームとは何か？

それは、あなたのエピゲノムに刻み込まれた、あなたが生きてきたあいだに起こったすべてのことであり、母親の胎内にいたときのことや先祖に起きたことまでも含まれる。あなたの先祖がこうむったトラウマは、エピゲノムに刻み込まれて、あなたに受け継がれている。

強制収容所体験者の子孫は、両親や祖父母がこうむったトラウマが遺伝子に刻み込まれており、その結果、PTSD、不安、うつ病を文字どおり受け継ぐことがある。このことは複数の研究データによって証明されている。[8]

遺伝するのは感情的なトラウマだけではない。動物実験では、作物の70％に使用されている毒性のある除草剤グリホサートに祖父母が曝露すると、一度も曝露した経験のない孫にも病気が生じる可能性があること

が報告されている。[9]

エピゲノムは、あらゆるインプットから影響を受ける。口にした食べ物、行った運動あるいはしなかった運動（運動不足）、ストレス、孤独、毒素、アレルゲン、微生物、マイクロバイオーム、思考、感情、人間関係。あらゆる悲しみ、あらゆる喜び。あなたの感覚、代謝、腸内に生息している何兆個もの微生物、化学物質へのあらゆる曝露、目にした夕日、すべての口論。そうしたものごとすべてが、リアルタイムであなたの生物学的仕組みに登録され、あなたの健康をコントロールするすべてのスイッチ、すなわちすべてのエピゲノムを制御している。

そのエピゲノムを調整しているのがエクスポゾームだ。**あなたが健康でいるか病気を抱えているか、そして生物学的年齢がいくつであるかは、あなたが自分の遺伝子に与えた人生の影響の結果なのだ。**ありがたいことに、私たちにはこうしたインプットを変える大きな能力が備わっている。

私たちは本物の自然食品を食べ、体を動かし、有害な環境への曝露を減らし、トラウマを癒し、考え方やマインドセットを変え、暮らしの中でコミュニティと愛を築くことができる。そして、これらは第1段階の介入策にすぎない。

健康的な老化の科学の急激な進歩のおかげで、サプリメントや薬物療法、ホルミシス（ファスティング「断食」やアイスバスなど、あなたを殺すことなく強くさせるストレス）のような新たな治療法をはじめ、エピゲノムを改善するための新しい「ハック」の数々が利用できるようになっている。エピジェネティックな生物時計が測定できる時代になってまだ10年も経っていないとはいえ、いくつかの小規模だが重要な研究により、簡単な介入によって生物学的年齢を文字どおり逆転させることは可能であることが示されている。

8週間で被験者を3・23歳も若返らせた驚異的な実験

ドクター・スティーブ・ホーヴァスと共同研究者たちは、長寿に役立つと考えられる3種類の化合物、すなわちヒト成長ホルモン、DHEA（加齢とともに減少する副腎ホルモン）、メトホルミン（長寿効果が期待できる糖尿病治療薬）を成人のグループに投与する研究を行った。私自身は可能な限り自然が作り出した化合物を使うことを好むが、ある種の薬は異常な老化の治療に効果を発揮する可能性がある。

この研究で発見されたことは、研究者たちを驚かせた。彼らは、生物時計をわずかに遅らせることはできるだろうと期待していたのだが、**1年間の治療により参加者の生物学的年齢は約2歳半も若返っていた**のである。この効果は、治療を停止したあとも6カ月にわたって続いていた。[10]

典型的にビタミンDが欠乏している被験者のグループに4000IUのビタミンD_3を投与したもう1つの研究では、ほんの16週間後に生物学的年齢が1・85年も若返ったことが示された。[11]

さらに、ポーランドの女性を対象とした研究では、**地中海式食事法が1年間で生物学的年齢を1・47歳引き下げた**ことが示された。[12] 被験者たちの暦年齢が1歳上がるなか、生物学的年齢は逆行したのである。

ドクター・カーラ・フィッツジェラルドと共同研究者は、43人の健康な成人男性（50〜72歳）を対象にして行った、機能性医学に基づく包括的な生活習慣の介入を行う研究で、さらに驚くべき結果を手にした。被験者たちは8週間の治療プログラムを受けた。その内容には、ファイトケミカルが豊富で、抗炎症作用があり、メチル化を助ける、自然食品に基づく食事法（地中海式食事法をアップグレードしたもの）、運動、睡眠の最適化、ストレス軽減（呼吸法）、プロバイオティクス、そしてメチル化を改善することが知られているファイトケミカルを含む果物と野菜の植物性栄養素パウダーの摂取が含まれていた。

その結果、治療グループの男性たちは、対照グループと比較して、わずか8週間で生物時計（DNAメチル化で測定）を3・23年も逆転させたのである。[13] これは小規模研究ではあるが、結果は統計学的に有意なもので、率直に言って、非常に胸が躍る。

このような変化と他の既知の介入を何年にもわたって組み合わせたらどうなるか考えてみてほしい。私たちはどこまで若返ることができるだろう？　DNAメチル化生物時計を使った研究は、まだ始まったばかりだとはいえ、長寿と健康に対するさまざまな介入の効果が測定できる正確なツールを手にする扉を開いてくれた。人は、生物学的に若ければ若いほど健康になれ、若々しく感じられれば感じられるほど、長生きできる。

第4章
「老化」とは何なのか

直接目にした真実とはまったく異なるように映る複雑な現象に統一性を見出したときの思いは格別だ。

――アルバート・アインシュタイン

10の「老化の典型的特徴」

長寿研究の多くは、老化の根底にある共通の経路やメカニズムに焦点を合わせているが、必ずしもその原因を重点的に調べているわけではない。研究の目的は、老化を予防し、修復し、生物学的仕組みを新しくして老化の典型的特徴を逆転させるツールや治療法、技術を発見することにある。

だが、老化の典型的特徴は個々の独立した現象ではなく、複雑に統合されたネットワークの中で相互作用しており、それぞれの特徴が他に影響を与えるとともに、他の特徴からも影響を受けている。個々の老化の典型的特徴は、さまざまな不均衡の影響を受ける。特定のインプットが多すぎたり少なすぎたりすると、特徴の発現や進行に悪影響が出るのだ。

老化の謎を解く鍵は、このような相互作用と網の目のように張り巡らされたつながりを理解することにある。病気として現れ、老化を促進する生化学的・遺伝学的な機能障害であるこれらの老化の典型的特徴を引き起こすものは何なのだろうか？　そしてさらに重要なことに、老化の典型的特徴の進行を遅らせたり、逆行させたりするためにバランスを整えるには、何をすればいいのだろうか？

まずは、10の「老化の典型的特徴」そのものを知ることにより、私たちの体内システムのバランスが崩れたときに何が起こるのかを理解しよう。そしてそのあとの第Ⅱ部で、いよいよ楽しい知識、すなわち、バランスを整え、よりエネルギッシュで若々しく生き、健康寿命と寿命を延ばすためにできることについて見ていくことにしよう。

特徴1　「栄養感知システム」の障害――食べ物と身体の関係が乱れる

人間の生物学的仕組みに備わっている素晴らしい性質は、生命を維持する生化学的システムの美しい複雑性、相互依存性、協調性に見て取ることができる。自然との調和、あるいは自分自身や環境とのバランスを保ちながら生きることから逸脱すると、物事はうまくいかなくなる。

病気や老化が進むのは間違ったための結果ではない。それらは、悪い状況に対処しようとする身体の最善の試みなのだ。健康と長寿は自然な状態だが、それは身体が最適に働くために、どのようにデザインされているかを知ったうえで初めて達成される。

私たちは驚異的な栄養感知経路を進化させてきた。それらについて知ることは、病気を回避し、頑健な健康を維持し、長生きするための食べ方を理解するために欠かせない。これらの経路に異常が生じると、老化が加速してしまう。

何年も前、私はニューヨーク州北部にあるメンラセンターで、老化研究の第一人者たち、ノーベル賞受賞者たち、チベットの医師たち、そしてダライ・ラマが一堂に会する長寿会議に出席した。そこで私はドクター・レニー・グアレンテというMITの科学者に会った。

彼はドクター・デビッド・シンクレアと共同で、これまで動物モデル（少なくとも実験室のモデル）において寿命を延ばす唯一の証明された方法だったカロリー制限を行わなくても寿命が延長できることを、酵母とマウスにおいて実証していた。彼らがやったのは、赤ワインに含まれるファイトケミカルのレスベラトロールを使って、サーチュイン経路を活性化させることだった。

サーチュインは、重要な生物学的修復プロセスをいくつも制御しているタンパク質だ。とはいえ、赤ワインを買いだめする前に知っておいてほしいことがある。彼らがマウスに投与したレスベラトロールの量は、1500本分の赤ワインに含まれる量に相当していたのだ！

講演に向かう途中、私はドクター・グアランテに**老化の原因や、サーチュインが制御される仕組み、そして何が寿命を延ばす働きを阻害しているのかについて尋ねた。彼の答えはただ一言「糖！」だった。**

私たちの身体には、環境をサンプリングして、アミノ酸、糖、脂肪酸といった栄養素のレベルを感知するための精巧なメカニズムが備わっている。そして、細胞のリサイクルと浄化のプロセスであるオートファジー（自食作用）、あるいは新たなタンパク質やパーツを作るタンパク質合成を引き起こす無数の化学反応を刻一刻と変化させている。分解するか、蓄積するか。私たちの身体は何をすべきかをどうやって知るのだろう？

病気と老化から私たちを守ってくれる4つの栄養感知システム

私たちの身体に備わる4つの主な栄養感知システムには、オーバーラップする機能もあるが、それらは私たちを病気と異常な老化から守るために、そうデザインされているものだ。これら4つの栄養感知システムとは、インスリンとインスリンのシグナル伝達、mTOR《エムトア》（哺乳類／機械的ラパマイシン標的タンパク質）、AMPK（AMP活性化プロテインキナーゼ）、サーチュインである。

病気を予防し、健康を促進し、寿命を延ばすための食事法や生活習慣による戦略のほとんどは、これらの栄養感知システムを通じて働く。**なぜ老化が起こるのかを理解すれば、何をすればよいかがわかる。**つまり、これらの科学すべてを健康と長寿のための実践的な日々のアプローチに取り入れている「最強の不老長寿プログラム」の戦略やツールが理解できるようになるのだ。

現代の食生活やライフスタイルは、栄養感知システムを邪魔している。これらのシステムは、現代とは非常に異なる時代に進化したものだ。それは、食糧が豊富にあった時代ではなく、不足していた時代。供給される食料の栄養密度が非常に高かった時代。自然な動きや運動が存在していた時代。昼夜や自然のサイクルと調和したリズミカルな生活を送っていた時代。有害物質が少なく、現代的なストレスなど皆無であった時代だ。

たとえば、私たちは800種類の野草との共生関係からなる食生活の中で進化してきた。狩猟採集生活をしていた祖先が一度も口にすることがなかった主に4種類の作物（トウモロコシ、小麦、大豆、米）を中心とする現代の食生活に、これらの植物はほとんど含まれていない。

私たちの祖先の食生活はファイトケミカルに富んでいた。それらにはまた、現代に比べて、10倍の食物繊維、そして飛躍的に多い量のビタミン、ミネラル、オメガ3脂肪酸も含まれていた。[1]私たちの細胞や生化学的経路は、こうした共進化の原材料に依存しており、それらに富む栄養豊かな食生活なしには、老化と急速な死を迎えることになる。

では、これらの栄養感知システムについて、どのように考えたらよいのだろうか？　どうすれば、適切なタイミングかつ適切な方法で栄養感知システムに働きかけ、健康を生み出すことができるのだろうか？　少し専門的な話になるが、どうかお付き合い願いたい。

システム1　インスリンシグナル伝達経路――食べ物の不足に備える

20万年前にホモ・サピエンスが地球を闊歩しはじめてからの大部分、糖分は希少で、精製された穀物はまったく存在していなかった。たまに夏の終わりに野生のベリーが実を結んでいるところに出くわしたり、蜂の巣をみつけたりするときがあった以外、人類はあまり糖分を手にすることはなく、せいぜい1年間に小さじ22杯分の砂糖にあたる糖分を摂取するといったところだったろう。

今日のアメリカ人は、砂糖を1日に小さじ22杯分（約355mlの炭酸飲料2本分以上）摂取し、子供たちにいたっては、1日に小さじ34杯以上（炭酸飲料3本半）も摂取している。**砂糖の消費量は、1800年に1**

人あたり年間4・5キロだったものが、今や69キロにまで増えた。

ネパールのハチミツハンターは、火のついた小枝を手に30メートルの木に登ってハチミツを集めていた。想像してみてほしい。クッキーが食べたくなるたびに、燃えさかる小枝を手にして木に登ることを。一方、1800年代に製粉機が発明されたことは、食生活に精製デンプンをあふれかえらせることになった。第2次世界大戦後、飢餓が広がる世界に豊富なデンプン質のカロリーを供給することを目指した工業的農業は、その目的を達成した。砂糖よりグリセミック指数が高いアミロペクチンAという超デンプンを含む矮《わい》性《せい》小麦の開発も、すでに悪かった状況をさらに悪化させることになった。

現在、平均的なアメリカ人は年間60キログラムの小麦粉を消費している。首から下の身体は、炭酸飲料とベーグルの違いがわからない。

20万年にわたって進化してきた生存経路に対するこのデンプンと糖分の氾濫は、どんな結果をもたらしているのだろうか？　DNAにダメージが及ぶことについてはすでに述べた。**私たちの身体には欠乏や飢餓への適応を助ける遺伝子は何百も存在するが、過剰、つまり薬理学的大量投与により日々体内にあふれかえる糖分やデンプンの処理を助ける遺伝子はほとんど存在しない。**

私たちの身体は、食べ物が足りないというストレスを乗り越えることに加えて、食べ物が豊富にあるときには新たな細胞や組織、構造を作り上げるように、エレガントに設計されている。不足と過剰の駆け引きこそが、健康と長寿の鍵だ。

長寿スイッチは、食生活に含まれる栄養素（主に炭水化物、糖、タンパク質に含まれるアミノ酸）の摂取タイミング、質、量によって調節されることがわかっている。長寿研究の多くは、これらの長寿スイッチをいかに適切に調整するかに焦点を合わせる。

食べ物は、これらの長寿経路のマスターコントローラー、いわば指揮者だ。タンパク質、炭水化物、脂肪だけでなく、2万5000種類ものファイトケミカル（植物性化学物質）も、その多くがこれらの長寿スイッチに有益に作用する。

現在の科学では、これらの栄養素は必須栄養素とはみなされていないが、実際には必須の栄養素だ。これらの栄養素が欠乏した場合、ビタミンCの欠乏による壊血病のような即時的な欠乏症は引き起こさないとしても、心臓病、がん、糖尿病、認知症、老化の促進といった潜伏期間の長い欠乏性疾患の原因となる。

寿命を延ばし、慢性病を予防したり、それから回復させたりするための介入策を1つだけ処方するとしたら、私は、食事から糖分と精製デンプンを大幅に減らすか、除去するだろう。

糖分とデンプンが氾濫すると、膵臓は血糖値をコントロールするために、どんどんインスリンを分泌しようとする。これがインスリン抵抗性、つまり細胞がインスリンからのシグナルを「聴き取る」ことができなくなる状況を引き起こす。そうなると身体はどうするか？　インスリンをさらに分泌するのだ。

残念なことに、この**過剰なインスリンは糖分と脂肪を主に腹部臓器の周りの脂肪細胞（お腹の脂肪として知られる内臓脂肪）へと追いやって、細胞内に脂肪を固定し、代謝を低下させ、空腹感と炭水化物に対する渇望を増加させる**。これらすべてが血糖のコントロールとインスリン抵抗性を悪化させ、老化という病気を引き起こすのだ。

ハーバード大学の予防循環器病学部長であるドクター・ジョージ・プルツキーは、かつてこう言ったことがある。もし動脈が完全にきれいな百寿者のグループを見つけたとしたら、共通点が1つあることに気づくだろう。それはインスリン感受性が高いことだ、と。

高濃度の糖やデンプンは、インスリンシグナル伝達経路に作用するだけではなく、mTOR経路、AMPK経路、サーチュイン経路を含め、すべての長寿スイッチに悪影響を及ぼす。

結論は次のとおりだ。健康的な老化のためにできる最も重要なこととは、血糖のバランスを整え、インスリンレベルを低く保ち、細胞のインスリン感受性を高く保つこと。つまり、**低糖質、低デンプンの食事を摂り、良質な脂肪とタンパク質をたっぷり摂って、ファイトケミカルと食物繊維の豊かな果物や野菜をたくさん食べること**である。

システム2 mTOR――老廃物の分解・再構築のオン・オフを決める

mTOR（哺乳類／機械的ラパマイシン標的タンパク質）は、細胞増殖、タンパク質合成、ミトコンドリア機能、細胞老化（プログラムされた細胞死）などの制御に重要な役割を果たしている。血液中のブドウ糖やアミノ酸の濃度が低くなると、危機や欠乏のシグナルが発せられ、この重要な長寿スイッチであるmTORが阻害されてしまう。

mTORは、オンにしたいときもあれば、オフにしたいときもある。たとえば、運動をして筋肉をつけ、新しいタンパク質を作り出したいときにはmTORをオンにしたいし、オートファジーを促進して細胞の浄化と修復を行いたいときにはオフにしたいだろう。

文字どおり「自食」を意味するオートファジーは、身体の生物学的仕組みにとって不可欠なリサイクルシステムだ。これは太古から組み込まれている生存メカニズムで、古いタンパク質や傷ついた細胞など、体内に蓄積してほしくないものを一掃してくれる。

古いタンパク質や細胞の一部はリソソームに運ばれる。リソソームは、いわば掃除機あるいは小さなパックマンのようなもので、動き回って古いタンパク質や傷ついたタンパク質を見つけだし、それらを飲み込み、消化して、アミノ酸に分解する。分解されたアミノ酸は、新たなタンパク質の生成に再利用される。

オートファジーがなければ、老廃物が溜め込まれてしまう。それは、ゴミ箱を空にしないで、ゴミを詰め込んだままにするようなものだ。この分解と再構築のプロセスを適切なタイミングでオンにしたりオフにしたりする方法はたくさんあり、それによって、新しいタンパク質を作って筋肉を増やしたり、古い細胞をリサイクルして、不要なゴミを一掃したりすることができる。

オートファジーが定期的に行われなくなると、次のような病気が生じる。

オートファジーが行われないことで生じる病気

・アルツハイマー病
・アテローム性動脈硬化（心臓発作や脳卒中につながる）
・脂肪肝
・肥満
・がん
・パーキンソン病
・多発性嚢胞腎

・多嚢胞性卵巣症候群
・２型糖尿病

タンパク質（特に動物性タンパク質）とアミノ酸の摂取を制限することにより、ｍＴＯＲを不活性化させてオートファジーを活性化するべきだと考える人も一部にいる。公正を期すために言うと、このことに関するデータは紛らわしい。確かに、常に栄養素が流入していると、ｍＴＯＲはオンになる。だがその一方で、ｍＴＯＲが長期間オフになると、新しいタンパク質を作ることも、筋肉を作ることもできなくなってしまう。筋肉の減少（サルコペニア）は、急激な老化と病気を加速させる重要な要因の１つだ。主に動物性タンパク質に含まれる、適切なアミノ酸を含む良質なタンパク質を十分に摂取しない限り、加齢とともに筋肉は減少し、若々しく強靭で低脂肪のフィレミニヨンのような筋肉は、弱々しく脂肪の多い和牛のリブアイに置き換わってしまう。

その結果、グルコース代謝障害やインスリン抵抗性、ストレスホルモン（コルチゾールなど）の増加、成長ホルモン（治癒や修復に必要）の低下、テストステロンの低下、炎症の増加を招くことになり、衰弱、障害、入院の増加、不動性状態、自立性の喪失などをもたらしかねない。

筋肉を維持し新しい筋肉を作るために、一定期間のファスティングまたはカロリー制限（ｍＴＯＲを不活性化させる）と、一定期間の十分な量の良質タンパク質の摂取（ｍＴＯＲを活性化させる）とを入れ替えて行うことは、健康的な加齢のための強力な戦略となる。だが、ｍＴＯＲを活性化させるのはアミノ酸だけでない。ブドウ糖や糖質もｍＴＯＲを活性化させる。それも、好ましくない方法で活性化させてしまうのだ。糖分やデンプンによるmTORの過剰な活性化は、がんを引き起こす可能性がある。[2]

大事なのは、定期的にカロリーを摂取し続けることから身体を休ませることだ。そして、**糖やデンプン質を控え、良質な脂肪やファイトケミカル豊かな野菜や果物を多く摂り、タンパク質合成を活性化するために良質なタンパク質を多く摂るという、最高品質の栄養摂取を心がけること**である。

定期的な運動、特に激しい高強度インターバルトレーニング（HIIT）もオートファジーを活性化する。

また、ホルミシス（第10章で詳しく述べる）と呼ばれる有益なストレス状態を模倣する植物性栄養素もオートファジーを活性化する。

それらには、コーヒーに含まれるポリフェノール、エキストラ・バージン・オリーブオイルに含まれるオレウロペイン、赤ブドウの皮に含まれるレスベラトロール、緑茶に含まれるカテキン、ウコン（ターメリック）、ベルベリン、そしてザクロに含まれるウロリチンAと呼ばれるファイトケミカルによる腸内代謝産物などがある。

column

断食なしでオートファジーを活性化できるか？

断食状態を模倣することにより、ファスティングを行うことなくオートファジーを活性化させることはできるだろうか？　ラパマイシンがその答えになるかもしれない。

ラパマイシンは、1960年代にイースター島で薬効成分を探していた科学者グループに発見された分子だ。イースター島はラパ・ヌイとも呼ばれ、世俗的な説明をはねつける神秘的な巨像が立ち並んでいる。その彫像の裏側から科学者たちがかき出したのは、若さの泉になる可能性がある物質だった。当初、この化合物は優れた抗真菌剤と考えられたものの、研究は長年棚上げされてしまった。だが、科学者たちが免疫調整作用を発見したため、臓器移植の拒絶反応の予防に使われるようになったのである。

そしてさらに、この分子がmTOR経路を不活性化させ、断食状況を模倣することにより、この長寿スイッチとオートファジーを最適化することが発見されたのだった。

こうして、多くの長寿ハッカーが、予備的研究に基づいて低用量のラパマイシンを摂取するようになった。ラパマイシンは毎日服用することはできないが、たとえば週3日間、5週間にわたって服用したあと8週間休めば、リスクなしに大部分の効果が得られる可能性がある。それよりさらに低い用量を断続的に摂取すれば副作用の一部を回避することができるが、長寿研究者たちは今、副作用の一切ないラパマイシンの類似体であるラパログの研究に取り組んでいる。

近い将来、病気の予防と回復、そして健康寿命の延伸において最も重要な経路の1つであるオートファジーの誘発を促す薬が手にできるようになるだろう。

私たちの体内に備わるエレガントな栄養感知システムは、欠乏または過剰のシグナルに耳を傾け、一連の生化学反応を通じて、その時点で必要とされていることに適応する。健康と長寿の鍵はバランスにある。これらの経路を、再構築、治癒、成長に十分な程度で活性化させる一方で、ダメージを与える程度にまでは活性化させないことが肝心だ。

システム3　AMPK——「好ましいストレス」を受けて身体を活性化させる

AMPK（AMP活性化プロテインキナーゼ）は、あらゆる哺乳類の細胞に存在する重要な酵素だ。AMPKは「ホルミシス」（第10章で説明）と呼ばれる、**運動、ファスティング、カロリー制限といった「好ましい」ストレスが加わったときに活性化される。これらの酵素は、体内のエネルギーレベルの低下を感知する。**

車がガソリンで走るように、細胞も、身体の主なエネルギー源であるATP（アデノシン三リン酸）を使って動いている。ATP分子は、細胞に燃料を供給するためにリン酸分子を1つまたは2つ放出し、その結果、ADP（アデノシン二リン酸）またはAMP（アデノシン一リン酸）に変わる。このエネルギー供給の落ち込みを感知したAMPK酵素が、みずからを活性化して仕事をするのだ。

AMPK酵素がオンになるとどうなるか？　病気を治して健康寿命を延ばすために必要な、あらゆることが起こるのだ。[3] この酵素が活性化すると、細胞のエネルギー生産能力が向上し、インスリン抵抗性が回復して血糖のコントロールが改善され、ストレス抵抗性が高まり、細胞のハウスキーピング機能が向上する。

加齢が進むと、エネルギーや栄養素の減少に対するAMPKの感受性は低下する。つまり、AMPKのスイッチが入りにくくなり、代謝の低下や酸化ストレスの増加、オートファジーの阻害が進むのだ。このような変化は、身体に備わっている太古からの免疫系を活性化させて、より多くの炎症を引き起こす。するとそれがまた、AMPKを阻害する。つまり悪循環に陥ってしまうのである！　だが、適切な食生活、生活習慣、サプリメント、そして薬があれば、この状況は改善可能だ。

2型糖尿病の薬がAMPKを活性化させる？

メトホルミンは、非常に人気があり広く処方されている安価な2型糖尿病治療薬で、その効果の一部はAMPKを活性化することにより発揮される。この物質は1957年に発見されたが、近年、疾病や老化に関与する経路に対する薬物療法になる可能性を秘めているとして、老化研究者の注目を集めはじめた。[4]

老化に対する総合的なインパクトと長期的な副作用については、まだ結論が出ていないが、栄養感知経路（とりわけAMPK）を調節する化合物として、老化速度を低下させたり、老化自体を逆転させたりする可能性があると考えられている。

動物モデルでは、がんや心臓病を予防することが示された。（集団研究では因果関係を証明することはできないものの）メトホルミンは、がん、心血管疾患、認知症などの加齢に関連した疾患を減少させたこと、また、メトホルミンを服用しない非糖尿病患者に比べてメトホルミンを服用した糖尿病患者の死亡率を低下させたことが報告されている。だが、問題点はないのだろうか？　その可能性はある。

糖尿病予防プログラム（DPP）として知られる1079人以上の前糖尿病患者を対象として行われた大規模実験で、生活習慣の改善とメトホルミンの効果が、何も介入を行わなかった対照群と比較検討された。[5] その結果、メトホルミンは2型糖尿病への進行を31％抑制したが、生活習慣の改善による進行抑制率は58％に及んでいた。

この研究は、まだ低脂肪食が減量の鍵であると信じられていた2000年代初頭に行われたもので、食生活面での主な介入も脂肪制限だった。そのため実のところ、示された効果の大部分は、運動、教育、グループ支援などといった他の生活習慣によってもたらされた可能性がある。

低脂肪食は実際には2型糖尿病に対して効果がなく、有害となる可能性さえあることが判明しているが、この研究は、2型糖尿病への進行を抑制するには、メトホルミンよりも生活習慣の改善のほうがはるかに有効であることを示したのだった。

今では、高炭水化物食は、たとえ穀物や豆類であっても、インスリンシグナル伝達経路を刺激するため、糖尿病患者（および過体重の人）にとって問題になりうることがわかっている。体重増加と糖尿病に関する「炭水化物―インスリン仮説」を十分に確立したのは、ハーバード大学のドクター・デビッド・ラドウィグらだ。[6] デンプンと糖を多く含む食生活は、インスリンの分泌を刺激するため、体重増加と糖尿病の引き金になる。

一方、ドクター・サラ・ホールバーグらが行った研究では、高脂肪のケトジェニック食事法が、2型糖尿病を予防するだけでなく、進行した2型糖尿病の患者の症例の60％を完全に回復させ、ほとんどの糖尿病治療薬やインスリン注射の必要性をなくし、高炭水化物食に比べて大幅な体重減少をもたらすことが明確に示された。[7] さらには、コレステロールと心臓病のリスク因子に対する影響もすべてポジティブなものだった。[8]

では、基本的な生活習慣の改善とともに低脂肪食を摂ることにより、糖尿病への進行が58％も抑制されるのだとすれば、低インスリン分泌食（高脂肪、低炭水化物、中程度のタンパク質）を摂ったとしたら、糖尿病はどの程度予防できることになるだろうか？　その答えは「大いに」だ！　おそらくメトホルミンよりはるかに効果があるだろう。

疑問点は実のところ、私たちが摂っている高炭水化物、高糖質、高カロリーの食事にまつわる加齢関連の病気の猛威を減らすにはどの薬が最適か、ということではなく、薬剤と同じかそれ以上の結果を生み出す最善の食事法と生活習慣による介入は何かということだ。

メトホルミンは長寿のための有用なツールであると判明するかもしれないが、私にとって、それは最初に活用したいツールではない。AMPKと長寿経路を活性化する方法はたくさんあり、それらには食事時間制限食、ファスティング、運動、温熱療法、ファイトケミカルの摂取などが含まれる。AMPKを活性化することが判明しているファイトケミカルは多々あり、それらにはメトホルミンと同様の長寿効果をもたらす可能性がある。

たとえば、ビンロウの実、サフラン、メギという植物に含まれるベルベリン、アロエ、レスベラトロール、朝鮮人参、霊芝、トウガラシ、ヨモギ、ブラッククミンシード、ゴーヤ、ミカン、コーヒーに含まれるクロロゲン酸、トウガラシのカプサイシンなどはその例だ。[9]

今のところ私は、「最強の不老長寿プログラム」で取り上げている生活習慣やその他の非薬理学的アプローチを用いて、老化の典型的特徴の根本原因に対処することに重点を置きたいと考えている。ただし、医師と相談の上で、メトホルミンを試してみるのもいいかもしれない。とりわけ、インスリン抵抗性がある場合は、その価値があるだろう。

システム4 サーチュイン——栄養が足りないときにエネルギーを作らせる

酵母やマウスのような単純な生物から人間の生物学的仕組みについて多くを知るのは無理なことだと思われるかもしれないが、実はそんなことはない。生物有機体は何十億年も前に同じ原始のスープから誕生したのであり、同じ遺伝子や代謝経路を数多く備えている。

マサチューセッツ工科大学（MIT）のドクター・レナード・グアレンテ[10]とドクター・デビッド・シンクレアが行った1990年代の数々の発見は、老化と病気を制御する重要な経路であるサーチュイン[11]に関する理解を助けてくれた。

サーチュインとは、遺伝子の転写（新たなタンパク質を作ること）を制御し、炎症と酸化ストレスを低下させ、代謝と細胞エネルギー産生を改善するシグナル伝達タンパク質の総称だ。[12] ミトコンドリアの健康を主に司っているのもサーチュインである。

言い換えれば、**私たちのエネルギー生産はサーチュインに依存しているのだ。また、サーチュインは、全身のDNA損傷を修復し、テロメアを保護するのにも欠かせない。**

サーチュインは、インスリン感受性を高めるうえで重要な働きをする。低栄養状態（ファスティングを行っているときなど）を察知して、先に述べたような効果を発揮するのだ。だが、**大量の糖や小麦粉にまみれると、サーチュインの働きは実質的に妨げられる。**そして、糖やデンプンには生物学的な依存性があるため、それらをさらに食べ続けると、病気と急速な老化の悪循環が生み出されてしまう。[13]

加齢とともにサーチュインの活性は低下し、サーチュインに備わるあらゆる有益な作用も減少する。サーチュインの活性を高めることは、健康で長生きするための鍵だ。

では、サーチュインのスイッチを入れるのは何だろうか？　驚くべきことに、**自然界はサーチュインの活性を高める無数の方法をもたらしてくれている**。ファイトケミカルの素晴らしい世界は、健康と若さをもたらす事実上の万能薬に満ちており、ロックフェラー財団は、植物界に存在する2万5000種類の薬効成分の分析に2億ドルを費やしている。[14] 食物は薬だ。そして、適切な薬を適切な量、適切なタイミングで摂取すれば、健康で活力に満ちた状態で長生きすることができる。

すでに述べたように、初期の研究により、赤いブドウの皮に含まれるレスベラトロールはサーチュイン経路を活性化することが判明している。[15] だが、その量は赤ワイン1500本分に相当していたことを思い出してほしい。たまに赤ワインを楽しむのはいいとしても、それで寿命が延びると思うのはよそう！

そのほかの有益な化合物には、次のようなものがある。ベリー類に含まれるプロアントシアニジン、タマネギに含まれるケルセチン、ウコンに含まれるクルクミン、緑茶に含まれるカテキン、柿、アブラナ科の野菜［ダイコン、キャベツ、ブロッコリー、小松菜など］に含まれるケンペロール、ライチ果実に含まれるオリゴノール、漆や多くの花木に含まれるブテイン。そしてペオノールをはじめ、伝統的な漢方薬に使われている多くの化合物がある。メトホルミンやメラトニンのようなある種の薬剤さえ、サーチュインに対する作用を通じて効果を発揮している可能性がある。

植物性の化合物に加えて、食生活と生活習慣も、サーチュイン経路を効果的に活性化するうえで大きな役割を果たす。『ピーガン・ダイエット』［本書の著者マーク・ハイマンによる2021年刊の書籍。未邦訳］で説明した、植物とファイトケミカルを豊富に含む低糖質、低デンプン食は、サーチュインを活性化するための土台となる。一方、炭酸飲料やベーグルは、サーチュインの効果をオフにする最良の方法だ。また、食事を制限する時間をとること（1日14〜16時間のファスティング）や、さらに長い時間のファスティングをすることも効果がある。

では、**身体はどのようにして自然にサーチュインを活性化するのだろうか？　身体は、NAD＋（ニコチンアミドアデニンジヌクレオチド）と呼ばれる化合物を作ることによってそれを行う。**

NAD＋は細胞内のエネルギー産生の鍵を握っている。それだけでなく、DNAの修復を活性化し、炎症を抑制し、細胞のストレス処理能力を向上させ、脳の新たな結合（神経可塑性）を増強し、ミトコンドリア機能を最適化する。これらはみな、健康的な長寿には欠かせないものだ。

残念なことに、NAD＋の産生は加齢とともに減少してゆく。NAD＋のレベルを高める方法については、第15章で、さらに深く掘り下げることになる。それは、長寿を達成するための潜在的な治療法として、最もエキサイティングなものの1つだ。

定期的な有酸素運動もサーチュインを活性化する。実際、運動が健康と長寿にもたらす効果として知られているものの多くは、サーチュイン経路に対する作用によるものだ。運動はまた、NAD＋の産生を増やすために必要なNAMPTと呼ばれる重要な酵素を刺激する。

column

マウスを若返らせた化合物

『LIFESPAN——老いなき世界』［梶山あゆみ訳、東洋経済新報社、2020年刊］の著者であるドクター・デビッド・シンクレアとハーバード大学の研究者たちは、NAD＋とサーチュイン活性化にまつわる大部分の研究におけるパイオニアだ。

ナイアシン（ビタミンB_3）に由来するNAD＋は、ミトコンドリアにおけるエネルギー（ATP）産生システムの重要な一部だが、その作用はより広範に及び、細胞の健康、DNA修復、長寿といった、サーチュイン経路を活性化することを通して得られる下流の利益にも関与している。

NAD＋は、体内で、NR（ニコチンアミドリボシド）とNMN（ニコチンアミドモノヌクレオチド）を経て生成されるが、そのいずれも体内のNAD＋レベルを高めるサプリメントとしての研究が進んでおり、病気や老化に対する強力な保護効果があることが示されている。

ドクター・シンクレアと興味深い話をした際、彼は研究室で年老いたマウスにNAD＋増強分子を与えたときの逸話を紹介してくれた。この化合物から強大なエネルギーを手にしたマウスは、マウス用トレッドミルを文字通り破壊してしまったという。そのトレッドミルは3キロメートルも走るマウス用にはデザインされていなかったからだ！

若いマウスでも、へたばらずに走れる距離はせいぜい1キロにすぎない。NAD＋は「マウス閉経」さえ逆転させ、年老いた雌マウスに生殖能力を回復させたという。[16]

NAD＋は、代謝と概日リズムを調節することにおいて、サーチュインを介して重要な役割を果たしている。NAD＋は加齢とともに減少するが、それが意味することはサーチュインの活性の低下だ。NAD＋およびNAD＋の前駆体であるNRとNMNを補給すれば、若い頃のNAD＋のレベルを取り戻し、加齢に伴う病理を逆転させ、寿命を延ばせることが判明している。これらは、私を含め、第一線の老化研究者たちが毎日摂取している物質だ。

NAD＋（およびその前駆体であるNRとNMN）は、健康寿命延伸における最も強力な発見の1つだと言えるだろう。それは、現在私たちが手にできる、若さの泉に最も近いものかもしれない。[17]

栄養感知経路（インスリンシグナル伝達、mTOR、AMPK、サーチュイン）の機能不全は、最も重大な老化の典型的特徴だ。食物は、これらの経路に害を与えるか（現代の食生活を続ければ）、または最適化できるかの違いを生む重要な鍵となる。

結論はこうだ。糖、デンプン、加工食品を控えること。色とりどりの野菜や果物から得られるファイトケミカル、良質な脂肪、高品質のタンパク質をたくさん摂ること。「よい」ストレスを生じさせる運動（および潜在的な効果のある長めのファスティング）などを行って栄養感知経路を活性化させること。そして、夕食と朝食のあいだを少なくとも12～14時間空けることによって食物摂取から身体を休めることだ（間欠的ファスティングと食事時間制限食については第14章で詳しく見ていく）。

特徴2 DNAの損傷——遺伝子のコピーに不具合が起こる

DNAの損傷は老化の典型的特徴の1つだ。DNAはどのようにして傷つくのだろうか？ **DNAは、紫外線、環境有害物質、栄養に欠ける高糖質の加工食品などのストレス要因から、なぶり殺しのように、日々最大10万回に及ぶ微細な攻撃を受けている。こうしたダメージの蓄積が老化を加速させる**のだ。

ありがたいことに、私たちの身体には、傷ついたDNAを見つけ出して修復するシステムが備わっている。

サーチュインの主な仕事もそれだ。だが、たとえ損傷の99％が修復されたとしても、残りの1％は生涯にわたって蓄積され続けてゆく。細胞は分裂もする。つまり、各細胞の中にあるＤＮＡの設計図が複製されるわけだ。

ＤＮＡは人の一生のあいだに、細胞分裂によって自らのコピーを1京《けい》個［1000兆の10倍］作る。その際、ときおりコピー機に不具合が生じ、ＤＮＡの設計図がその不具合とともに複製されることがある。ちょうど、あなたの生命の本に誤字脱字が含まれるようなものだ。

では、この状況に対して何ができるのだろうか？　ＤＮＡにダメージを与える損傷を避け（**加工食品を排除し、有害物質、放射線、ストレス要因をできる限り減らす**）、「最強の不老長寿プログラム」によって修復システムを活性化し、そして究極的にはＣＲＩＳＰＲのようなツールを使って遺伝子を編集すれば、ＤＮＡに蓄積された損傷は修復することができる。

特徴3　テロメアの短縮――染色体の「キャップ」がほどける

染色体の末端に付いている小さなキャップのような**テロメアは、加齢とともに短くなり、ついにはしっかり保護していたＤＮＡの二重らせんがほどけるのを防御できなくなる**。このキャップは細胞が複製されるたびに外されて、ＤＮＡが読み取れるようにするが、テロメアは少しずつ短くなり、最終的に短くなりすぎて、細胞分裂の停止か、プログラムされた細胞死（アポトーシスとも呼ばれる）を起こす。

これは細胞分裂の正常な末路だ。テロメアが長ければ長いほど、ＤＮＡ複製が健全に行われる年数が長くなる。一方、テロメアが短ければ短いほど、私たちの寿命は短くなる。また、細胞は死滅せずにゾンビ細胞（特徴6参照）になり、老化を促進する炎症性物質を吐き出すようになることもある。

グッドニュースは、私たちはテロメアに対して大きな影響力を行使できることだ。生活習慣に関するよくある問題、つまり**有害な加工食品、糖分、環境有害物質、座りがちのライフスタイル、心理的ストレスなどは、みなテロメアを短縮させる。**テロメアの短縮はあらゆる老化の問題と関連づけられており、白髪になることを始め、心臓病、がん、免疫機能不全などのリスクを高める。一方、**ファイトケミカル豊かな本物の食べ物、運動、瞑想、睡眠、愛情は、みなテロメアの延伸に寄与する。**マルチビタミンさえ効果がある。

特徴4　タンパク質の損傷——DNAと同じ理由で傷つく

DNAの仕事は、タンパク質をコードすることであるのを覚えているだろうか。これらのタンパク質は、体内にあるあらゆるものを制御している。臓器、組織、細胞はみなタンパク質からできているし、ホルモン、ペプチド、免疫分子、神経伝達物質といった細胞のメッセンジャー分子もタンパク質から作られる。

タンパク質は情報のスーパーハイウェイを形成して、毎秒、何兆回にも及ぶ化学シグナル伝達や化学反応を促している。生命の指令を宿すメッセンジャータンパク質の多くは、短命であることが少なくない。そして、DNAを傷つける障害と同じものによって損傷を受ける可能性がある。

タンパク質の機能は、アミノ酸の配列に加えて、立体的な形状や複雑な折り畳みパターンによっても決定される。タンパク質が傷ついたり、形が崩れたりすれば、そのタンパク質は機能しなくなってしまう。

ありがたいことに身体には、特徴1で述べたオートファジーと呼ばれるリサイクルシステムが備わっている。ゴミを飲み込んで細胞の掃除をしてくれるリソームと呼ばれる小さなパックマンのことを覚えているだろうか？　これは素晴らしいシステムだ。

にもかかわらず、私たちの多くはそのシステムを妨害するような暮らしをしている。私たちは常にカロリーを消費しているが、引きも切らない食物（デンプン、糖分、タンパク質）の流れは、mTORを活性化して、オートファジーをシャットダウンしてしまうのだ。

私たちは、後片付けと修復をするために必要となる、エネルギーの氾濫からの休息を身体に与えていない。そのため、**ファスティングの時間をとること（たとえ夜間の12時間でも）は、私たちのライフスタイルによって生み出された混乱や傷ついたタンパク質を一掃するチャンスを身体に与えることになる。**

column

糖とデンプンこそ老化の原動力

人生の浮き沈みがタンパク質とDNAに自然な損傷を与えることに加え、私たちは糖とデンプン（いずれも凶悪犯）の過剰摂取という重大な危機の中にいる。糖とデンプンが血液や組織内に過剰に流れると、それらはタンパク質に付着して、糖化と呼ばれる不可逆的なダメージを引き起こす。

クレーム・ブリュレの表面、揚げた鶏の皮、バゲットの皮のパリパリ感を思い浮かべてほしい。これは、アミノ酸が糖に反応して起こる褐変反応またはメイラード反応と呼ばれ、食べ物を美味しくする。だが、それが体内で起こると、この反応はAGE（終末糖化産物）を生成してRAGE（終末糖化産物受容体）と結合する。そして、その頭文字の意味どおりのことをする。

つまり、糖やデンプンの摂りすぎによる損傷に対して、身体を老化させ、怒り狂わせるのだ。糖がタンパク質と結合すると、タンパク質は機能不全に陥り、病気が引き起こされる。

医師が血糖コントロールの評価に用いる検査では、糖が赤血球中のヘモグロビンに結合した結果であるヘモグロビンＡ１ｃを測定する。だが、これは血液の中だけで起こるわけではない。傷ついたコラーゲンは皮膚や骨の老化を招き、目の糖化は白内障をもたらし、血管は硬くなって、高血圧、心不全、腎臓病、認知症（しばしば3型糖尿病と呼ばれる）を引き起こすのだ。

こうした**多量の糖とデンプンこそ、老化の最も強力な原動力であることが判明している。**それは長寿スイッチをオフにするとともに、ほぼすべての老化の典型的特徴を加速させる。

つまり、テロメアを短くし、ＤＮＡ、タンパク質、エピゲノム、ミトコンドリア、マイクロバイオームにダメージを与えるのだ。さらに糖とデンプンは、炎症を加速させ、ホルモンを攪乱し、幹細胞を老化させる。健康で長生きしたいのであれば、糖とデンプンは摂らないか、ごくたまにしか摂らないようにすべきだ。

特徴5 エピゲノムの損傷――ピアノ奏者が不協和音を立てる

エピジェネティクスという科学のことを覚えているだろうか。ピアノ奏者がＤＮＡの鍵盤を弾き、健康というメロディーか、病気という不協和音を奏でることだ。**エピゲノムは、環境から治癒のシグナルあるいは**

有害のシグナルを拾う非常に敏感なマイクのようなものだ。同様に、DNAもエピゲノムを通して、あなたの人生全体が伝えるあらゆるメッセージを注意深く聴き取っている。

悪いものが多すぎるとエピゲノムはダメージを受けて、老化を早める。一方、よいものは遺伝子コードの指令に変換される。この発見の驚くべき点は、DNAは変えられないものの、エピゲノム（あなたの人生の音楽がどのように奏でられるか）は可変で、エクスポソーム［ヒトが生涯曝露する環境因子の総体］のように私たちがコントロールできるもの（環境毒素や放射線のように私たちがコントロールできないものもあるが）から大きな影響を受けるということだ。

「最強の不老長寿プログラム」の長寿ツールや戦略の一部は、エピゲノムに好ましい影響を与えることによって機能するようにデザインされている。

特徴6　老化細胞の増加――「ゾンビ」化した細胞が身体を傷つける

ゾンビの黙示録は現実に存在する。とは言っても、それはあなたが想像しているようなものではない。これまで述べてきたように、プログラムされた細胞死、つまりアポトーシスは、古くなったり傷ついたりした細胞を一掃し、新たな細胞用に部品を再利用するためのものだ。

だが、細胞が完全に死滅しない場合がある。そうした細胞は、いわゆるゾンビ細胞、つまり老化細胞になる。このゾンビ細胞は、DNAの損傷、極端に短いテロメア、化学的・毒性的ストレス（炎症を引き起こす食生活や生活習慣などを含む）から生じ、がん、心臓病、肝臓病、認知症、パーキンソン病、白内障、関節炎、筋肉減少（サルコペニア）といった、老化に伴うあらゆる疾患を加速させる。

ゾンビ細胞は、体内を徘徊しながらサイトカインと呼ばれる危険な分子や他の分子を分泌して炎症を促進し、周囲の細胞をゾンビ細胞（老化細胞）に変えてゆく（そのため連鎖反応が引き起こされる）。このサイクルは、年を重ねると免疫系の機能が衰えるため、さらに悪化する。

これらの細胞から分泌される炎症性メッセージが体内にあふれるようになり、「炎症性老化《インフラメイジング》」というダメージが引き起こされるのだ（特徴10参照）。炎症はさらに多くのゾンビ細胞を生み出し、危険で致命的な自己増殖サイクルを引き起こす。

老化研究の多くは、このゾンビ細胞をいかに殺すかに焦点を合わせている。幸運なことに、ゾンビ細胞を殺し、炎症の進行を止め、組織の修復、若返り、再構築を可能にする天然化合物や医薬品は存在する。それはセノリティクス［老化細胞除去薬］と呼ばれる、天然化合物と医薬化合物からなる新たなカテゴリーだ。ある研究では、ゾンビ細胞を死滅させるために、リンゴやタマネギに含まれる天然化合物ケルセチンと白血病の化学療法薬ダサチニブを組み合わせたところ、マウスの寿命が36％延びた。[18]

ゾンビ細胞を死滅させる効果が発見された天然化合物は他にもある。食用植物界には、過酷な生育条件や捕食者から身を守るために植物が作り出す分子であるファイトケミカルが2万5000種類も存在する。

驚くべきことに、これらの化合物の大部分は、人間の多くの生物学的機能やシステムを直接制御する。私は、人類は植物の薬効を借りて健康を維持するために植物と共進化してきたと信じており、それを共生的植物適応と呼んでいる。

セノリティクスには、次のようなものがある。イチゴ、柿、リンゴ、キュウリ、タマネギに含まれるフィセチン。ニンジン、ブロッコリー、アーティチョーク、タマネギ、菊の花、キャベツ、リンゴの皮に含まれるルテオリン。リンゴ、ブドウ、ベリー類、ブロッコリー、柑橘類、サクランボに含まれるケルセチン。ウコン（ターメリック）に含まれるクルクミン。アキノキリンソウのエキスとヒハツ（インドナガコショウ）に含まれるアルカロイド（植物塩基）のピペルロングミン。

天然のセノリティクスとさらなる新たな医薬化合物を適切に組み合わせたサプリメントを摂取することにより、ゾンビの黙示録をくい止めて、逆行させることが近いうちに可能になるかもしれない。高圧酸素療法（第10章参照）のような新たに登場しつつある長寿療法も、ゾンビ細胞を死滅させることができる。

特徴7　エネルギーの枯渇――ミトコンドリアが衰える

跳ね回るハイテンションな3歳児の果てしないエネルギーに驚嘆したことがないだろうか？　では、90歳の高齢者が同じことをしている姿を想像してみよう。できない？　なぜ？　その理由はエネルギーにある。その違いを説明するものは？　ミトコンドリアだ。

このごく小さな古代の細胞小器官は、食べ物と酸素を結合して、私たちの体内にあるすべてのものを動かすエネルギーを作り出している。脂肪酸、糖、アミノ酸、酸素といった原料を取り込み、身体のガソリンとなるＡＴＰ（アデノシン三リン酸）を作り出す組み立てラインに送り込んでいるのだ。

車のエンジンが排気ガスを生成するのと同じように、ミトコンドリアは排出物も生成し、水分（尿で排出）、二酸化炭素（呼吸で排出）、フリーラジカル［遊離基］（抗酸化物質で中和することが必要）を排出している。

これはよくできたシステムだが、過剰なカロリー、糖、環境有害物、ストレス、マイクロバイオームの不均衡、感染症をはじめ、炎症を引き起こすあらゆるものによって傷つきやすい。

3歳児と90歳の高齢者との違いは、ミトコンドリアの数と状態にある。**年をとると、ミトコンドリアの数と機能が低下する。そのためエネルギーも低下する**のだ。

ミトコンドリアを大切にしない人、あるいはミトコンドリアの数が少ない人は虚弱になりやすく、死亡する可能性も50%高くなる。実際、ミトコンドリアの機能不全は、糖尿病、心臓病、がん、認知症、パーキンソン病など、加齢に関連するほぼすべての病気に見られる。今では、精神疾患や統合失調症、自閉症などといった神経疾患の根源にさえ存在していることが判明している。

私たちのライフスタイルや食生活は、フリーラジカルと酸化ストレス（錆びたり、リンゴが茶色くなったり、皮膚が傷ついたりすることで知られる酸素によるダメージ）という一連の排出物の生成を引き起こしている。

だが、酸化は必ずしも悪いことばかりではない。少々の酸化は、危険を知らせ、古代からの保護・防御システムを活性化させるという好ましい影響をもたらす。無制限の酸化は身体に悪いが、フリーラジカルは免疫系が感染症やがんと闘うために使うシグナル伝達分子でもある。フリーラジカルの過剰生成を抑え、身体に備わる抗酸化システムを上方制御することは、年齢を重ねてもバランスを保つための重要な鍵だ。

問題は、私たちはミトコンドリアにとって好ましくない世界に暮らしており、無制限に酸化ストレスを作り出していることにある。私たちが暮らす世界には、加工食品、ストレス、マイクロバイオーム内の有害な細菌、大量の有害環境化学物質、放射線、そしてアメリカ人の23%しか推奨される量の運動をしていないライフスタイルなどにあふれている。

ミトコンドリアは代謝が生じる場所であるため、アメリカ人の93％が代謝的に不健康であることを考えると、10人中9人以上がミトコンドリアの機能が低下しているか、足りていないことになる。[19]だがこの状況は避けられないものではない。

グッドニュースは、傷ついたミトコンドリアを掃除して除去する方法が今や判明していることだ。また私たちはミトコンドリアを増やし、エンジンをアップグレードすることによってエネルギーを高めることができる。いわば、有害な排気ガスをまき散らしている1970年製ののろまなダッジ・ダートを、新品の機敏でクリーンなテスラに変えるようなものだ。

古くなったミトコンドリアをきれいにし、若返らせる最善の方法は、低デンプン・低糖質の自然食品、良質な脂肪、マイクロバイオームを支えるポリフェノール豊富な食生活を送り、間欠的ファスティングやカロリー制限、コールドプランジ［冷水浴］や水シャワー、有酸素運動、筋力トレーニングなどのホルミシス（よいストレス）ルーチンを取り入れ、いくつかの重要なサプリメントを摂取することだ。

「最強の不老長寿プログラム」では、ミトコンドリアの修復と再生を活性化し、エピゲノムの問題を解決し、ゾンビ細胞を殺し、ＤＮＡを修復し、テロメアを長くする方法を、食品ごと、活動ごとに、順を追って詳しく説明する。

特徴8　腸内環境の悪化――腸が悪玉菌で占められる

便と健康の関係に最初に気づいたのは、20世紀半ばのアフリカに医療宣教師として出かけていたアイルランドの医師、ドクター・デニス・バーキットだ。[20] 狩猟採集民の部族集団と、都市に移り住んだ彼らの遺伝的な親族との違いを観察したバーキットは、シンプルだが深い見解に達した。狩猟採集民の1日の便の重さが平均約900グラムだったのに対して都市生活者のそれはわずか約110グラム、また狩猟採集民は現代的な慢性病をまったく抱えていなかったが、都市生活者のほうは、それらの病気をすべて抱えていた。

その違いとは？　食物繊維だ。そして**食物繊維は善玉腸内細菌のエサである。狩猟採集民は食物繊維を1日平均100グラムから150グラム食べていた。現代の欧米型の食生活に食物繊維は1日8～15グラムしか含まれておらず**、1日の推奨量（1日約30グラム）を摂取しているアメリカ人は全人口の5％にも満たない。[21] マイクロバイオームという概念は登場さえしていなかったものの、食生活と便と慢性疾患の関連性はずっと以前から明らかだったのだ。

バーキットは次のように記している。「主にみずから育てた野菜を食べて暮らしている人々を治療したアフリカでは、アメリカとイギリスで最も一般的に目にする疾患をほとんど見ることはなかった。つまり、冠状動脈性心臓病、成人発症の糖尿病、静脈瘤、肥満、憩室炎、虫垂炎、胆石、虫歯、痔、食道裂孔ヘルニア、便秘といった疾患は見られなかったのだ。欧米型の食生活はかさが非常に低くカロリーが非常に高いため、腸は健康維持に十分な量［の便］を排出できないのである」[22]

1908年に免疫学の研究でノーベル賞を受賞したイリヤ・メチニコフが、腸内細菌と健康および長寿の関連性に初めて気づいたのは、ヨーグルトを食べるバルカン半島の百寿者を調べたときだった。[23]

彼は、腸内細菌が腸の内壁から漏れ出すことと炎症および慢性病、とりわけ心臓病との関連について仮説を提唱した。彼の理論は当初は支持されたものの、その後、従来の医学によって否定されてしまった。

だが今やマイクロバイオームは、アメリカ国立衛生研究所（NIH）の「ヒト・マイクロバイオーム・プロジェクト」をはじめ、官民を問わず熱心な研究対象になっており、プロバイオティクスは、数十億ドル規模の産業に成長している。メチニコフの先見の明のある業績は、マイクロバイオーム革命から便微生物移植（FMT）までの基礎を築いたのだった。

医学界から長いあいだ無視されてきた腸の生態系は、現在では、がん、心臓病、肥満、2型糖尿病、パーキンソン病、認知症、さらには自己免疫疾患、アレルギー、気分障害、自閉症など、ほぼすべての慢性疾患との関連性が確認されている。

では、ウンチはどうなのだろうか？　あなたの腸内には、あなたの身体の細胞と同じくらい多くの細菌細胞が存在するが、その種類は1000以上におよび、それらにあなた自身のDNAの100倍ものDNAが含まれている。言い換えれば、あなたはたった1％しかヒトではないということだ！

平均的なヒトの血液サンプルでは、代謝産物の3分の1から半分までが腸内細菌に由来すると推定されている。善玉菌は健康を作り、悪玉菌は病気を作る。[24]バランスが崩れた腸から、最適な健康と長寿を手に入れるのは不可能だ。

現代人の便の状態は、恐ろしいほど危険な状態にある。狩猟採集民の便を調べると、現代人のそれとは大きく異なる微生物で構成されていることがわかる。なぜ現代人のウンチは堆肥の山ではなく、汚水槽になってしまったのか？

私たちは腸を破壊する世界に生きている。食物繊維が少なく、加工食品、糖、食品添加物、農薬、除草剤（特に微生物を破壊する除草剤グリホサートは、世界の農作物の70％に使用されている）に満ちた欧米型の食生活と、アシッドブロッカー、抗炎症剤（イブプロフェンやアスピリンなど）や抗生剤などの腸を破壊する薬剤との組み合わせは、マイクロバイオームの構成を劇的に変え、シンバイオーシス（共生）ではなく腸内細菌の不均衡、すなわちディスバイオーシス（腸内菌共生バランス失調）を助長している。その結果は、病気を引き起こし、老化を加速させる有害なマイクロバイオームの誕生だ。

おもしろい事実がある。母乳のカロリーの25％は、オリゴ糖と呼ばれる特殊な糖からなるが、赤ちゃんはこれを消化できない。[25] では、なぜそうした特殊な糖が存在するのかというと、赤ちゃんのマイクロバイオーム、特にビフィドバクテリウム・インファンティス［ビフィズス菌の一種］に栄養を与えるためだ。

この細菌は健康な免疫系の発達に重要な役割を果たし、その不在は、疝痛《せんつう》、アレルギー、喘息、湿疹、自己免疫疾患に加えて、一般的な炎症とも関連づけられている。この症状には、新生児腸内細菌欠損症という病名さえ付けられているほどだ。

陣痛と出産の数日前に母親に一般的な抗生剤が投与されると、このキーストーン種が一掃されてしまい、経膣分娩の場合でさえ赤ちゃんを守ることはできない。[26] ありがたいことに、ある企業がよく研究された「イーヴィヴォ」という、ビフィドバクテリウム・インファンティスの特別な株を含むプロバイオティック・サプリメントを開発し、出生時に赤ちゃんに投与することが可能になった。このプロバイオティクスは、赤ちゃんの腸内でコロニーを形成し、その不在による危険を回避する。

不健康な腸はどのように慢性疾患や老化の加速をもたらすのだろうか？　そして私たちはそれに対して何ができるのだろうか？[27]　研究は指数関数的に進んでおり、学ぶべきこともたくさんあるが、すでに判明していることも少なくない。

悪玉菌が雑草のように育つのは、私たちが常に糖や小麦粉、加工食品という肥料を与えているからだ。その一方で、**私たちは善玉菌を増やす食物繊維やポリフェノールという肥料を十分に与えていない。**こうした悪玉菌は、腸の透過性を高める。つまりリーキーガットを引き起こすのだ。

消化管は口から肛門まで続く長い管だ。それは実質的に、食物や細菌といった異物に詰まった閉鎖系である。健康な腸では、食べ物はアミノ酸、脂肪酸、糖といった構成要素に分解される。これらは、密着結合と呼ばれるコネクターにより1枚の層としてしっかり結合された腸細胞を通して吸収される。

汚水槽と身体を隔てているこの一重の細胞層のすぐ下には、免疫システムの約70%が存在する。なぜそこに存在しているのかというと、腸は、防御しなければならない外来抗原に最も多く遭遇する場所であるからだ。

このバリアが傷つくと、未消化の食物タンパク質や細菌の毒素が細胞間に「漏れ出《リーク》」し、免疫システムが本来の仕事をする。つまり、免疫反応を起こして全身に炎症を蔓延させ、大部分の病気や老化そのものを加速させるのだ。

マイクロバイオームの研究には何十億ドルもの資金が注ぎ込まれている。今では多くの企業がマイクロバイオーム検査や便検査を提供するようになり、新たなプロバイオティクスやプレバイオティクス、さらには便移植薬（そう、ウンチの錠剤だ）まで市場に送り出している企業もある。

まだ研究すべきことは多い。とはいえ、マイクロバイオームの復元という基本原則は、健康な腸内細菌叢を回復させるために機能性医学で長いあいだ行われてきたものであり、第Ⅲ部で概説する「最強の不老長寿プログラム」でも、鍵となる部分を占めている。

特徴9 幹細胞の消耗・枯渇――身体の修復システムの衰え

たとえ気づいていないとしても、幹細胞がどのように機能するかは、誰でも知っているはずだ。たとえば、切り傷ができた皮膚は、どのように治るだろうか？　幹細胞がリクルートされて、治癒因子と成長因子を分泌し、身体に修復と再生を促すのだ。これは奇跡的なことである。ヒトデやサンショウウオは新しい四肢を生やすことができる。私たちの肝臓さえ、90％切除されても、再び元に戻ることができる。

私たちの生命の始まりである、たった1個の細胞は胚性幹細胞と呼ばれる。胚性幹細胞の中には、あなたの全ゲノムが含まれている。また、体内の組織のいたるところには、間葉系幹細胞（ＭＳＣ）と呼ばれる成体幹細胞が存在し、産生されている。赤血球や白血球、血小板を作る骨髄の成体幹細胞は、造血幹細胞（ＨＳＣ）だ。だが、加齢とともに幹細胞も老化し、細胞や組織、臓器を修復して新しく生まれ変わらせる力は弱まる。

他の老化の典型的特徴と同様に、**幹細胞の機能低下の大部分はエクスポソームにより引き起こされる。つまり、食生活、運動、睡眠、ストレス、環境有害物質、アレルゲン、微生物などといったもの**だが、それらはみな、私たちがコントロールできるものだ。

第11章で取り上げる幹細胞治療や血漿を利用する若返り法といった再生医療におけるエキサイティングな技術革新は、幹細胞の老化への対処に役立つ。だが、誰にでも行うことができる適切なエクスポソームの改善をもってすれば、そういったものは不要にさえなるかもしれない。

特徴10　炎症性老化——免疫システムが老化する

この最後の老化の典型的特徴である炎症性老化と呼ばれる免疫機能障害には、他のすべての老化の典型的特徴が関わっている。[28]

年をとると、一見相反する2つのことが起こる。その1つは、**免疫システムそのものが老化し、感染症やがんと闘う能力が低下する**ことだ。これは免疫老化と呼ばれる。感染症で死亡するリスクもがんで死亡するリスクも、年をとるにつれて劇的に高まるのはそのためだ。

2つめは、感染症を探し出して退治したり、がん細胞を除去したりする免疫システムの能力が低下する一方で、免疫システムのほかの部分が活性化されて、無菌性炎症、つまり組織損傷、毒素、抗原などといった、**感染症以外のものによって引き起こされる炎症が促進する**ことだ。

新型コロナウイルス感染症は、サイトカインストームと呼ばれる炎症の存在を知らしめることになった。これは、圧倒的な量の炎症性メッセンジャーを生み出すタイプの炎症で、究極的には命取りになる。異常な老化は、ゆっくりとくすぶり続ける無菌性のサイトカインストームのようなものだと考えてほしい。

これまで見てきたように、サイトカインは、感染症やがんと闘うために免疫系が産生する分子だ。だが、サイトカインは調節不能になると、免疫系をオーバーヒートさせて、アレルギーや自己免疫疾患を引き起こす。

なぜ私たちは、感染症やがんと闘う能力を失うと同時に、サイトカインの海に身を置くことになるのだろうか？　加齢に伴って起こるすべての慢性疾患は、自己永続的なサイクルのなかで、炎症によって引き起こされるとともに、炎症を引き起こしている。

なぜこのようなことが起こるのだろう？　人類が進化してきたなか、生存できるかどうかは、若い時点で感染症と闘い、がん細胞を殺す免疫系の能力に依存していた。だが、このことは、生殖可能な時期が過ぎると重要性が薄れた。子供が作れなくなった以上、感染症やがんにかからないようにすることは、さほど重要ではなくなるからだ。

免疫システムの中枢である胸腺は、年を重ねるにつれて縮小し、ほぼ消滅してしまう。不適切な食生活、ストレス、運動不足、睡眠不足、環境有害物質、マイクロバイオームの変化、社会的孤立などといった人生に伴う障害はみな炎症を引き起こすが、がん細胞や感染症に対抗するための炎症は引き起こさない。

若いときには免疫系が強く、年をとると免疫系が弱くなるというこの逆説的な現象は、拮抗的多面発現と呼ばれる。これは単に、若い頃に役立ったものが年をとると問題になるという、生殖と長寿のトレードオフのことだ。

機能性医学を扱う医師である私は、しばしば自分のことを炎症学者だと思うことがある。重要なのは、炎症や炎症反応を止めることではなく、根本的な原因を取り除いて炎症のバランスをとることだ（多少の炎症はよいことなのである！）。

主な原因は、現代の食生活だ。**現代の食事は、炎症を起こしやすく、糖とデンプンが多く、食物繊維が少なく、精製された油にあふれ、栄養に乏しく、植物性栄養素が枯渇している。**言い換えれば、病気、炎症性老化を引き起こす完璧なレシピだ。

このような食生活はまた、マイクロバイオームにも害を及ぼし、炎症を引き起こす細菌の過剰増殖と抗炎症細菌の枯渇を引き起こして、リーキーガットを促進する。私たちの免疫系の大部分は腸にあるため、これは炎症の大きな原因となる。

この状況に、食品、水、空気、家庭用洗浄剤やパーソナルケア製品に含まれる8万4000種類の環境化学物質（そのうち安全性が確認されているものはほんの1％未満でしかない）[29]、歯の詰め物や魚介類に含まれる水銀、有鉛ガス（現在も土壌に残っている）や有鉛塗料による環境中の鉛、石炭燃焼工場による重金属汚染や粒状物汚染、食品や水に含まれるヒ素への曝露が加われば、炎症のパーフェクトストーム［複数の悪いことが起こる最悪の状況］が完成する。過労と愛情不足の文化の産物である心理的ストレスや睡眠不足さえ、炎症を引き起こす原因となる（**図表4―1**）。

老化の典型的特徴はみな、さらなる炎症を引き起こす。その結果は、DNA損傷の悪化、ミトコンドリアの損傷、フリーラジカルの蓄積、栄養シグナル伝達の変化、不十分なオートファジーと細胞の浄化、過剰なゾンビ細胞、タンパク質の損傷、エピジェネティクスの変化だ。これらの変化が相まって、サイトカインの氾濫を招き、身体を傷つけ、老化を早める。

グッドニュースは、**炎症を抑え、抗炎症経路を活性化させるのは難しいことではない**ということだ。「最

図表4-1｜現代は「炎症の原因」に囲まれている

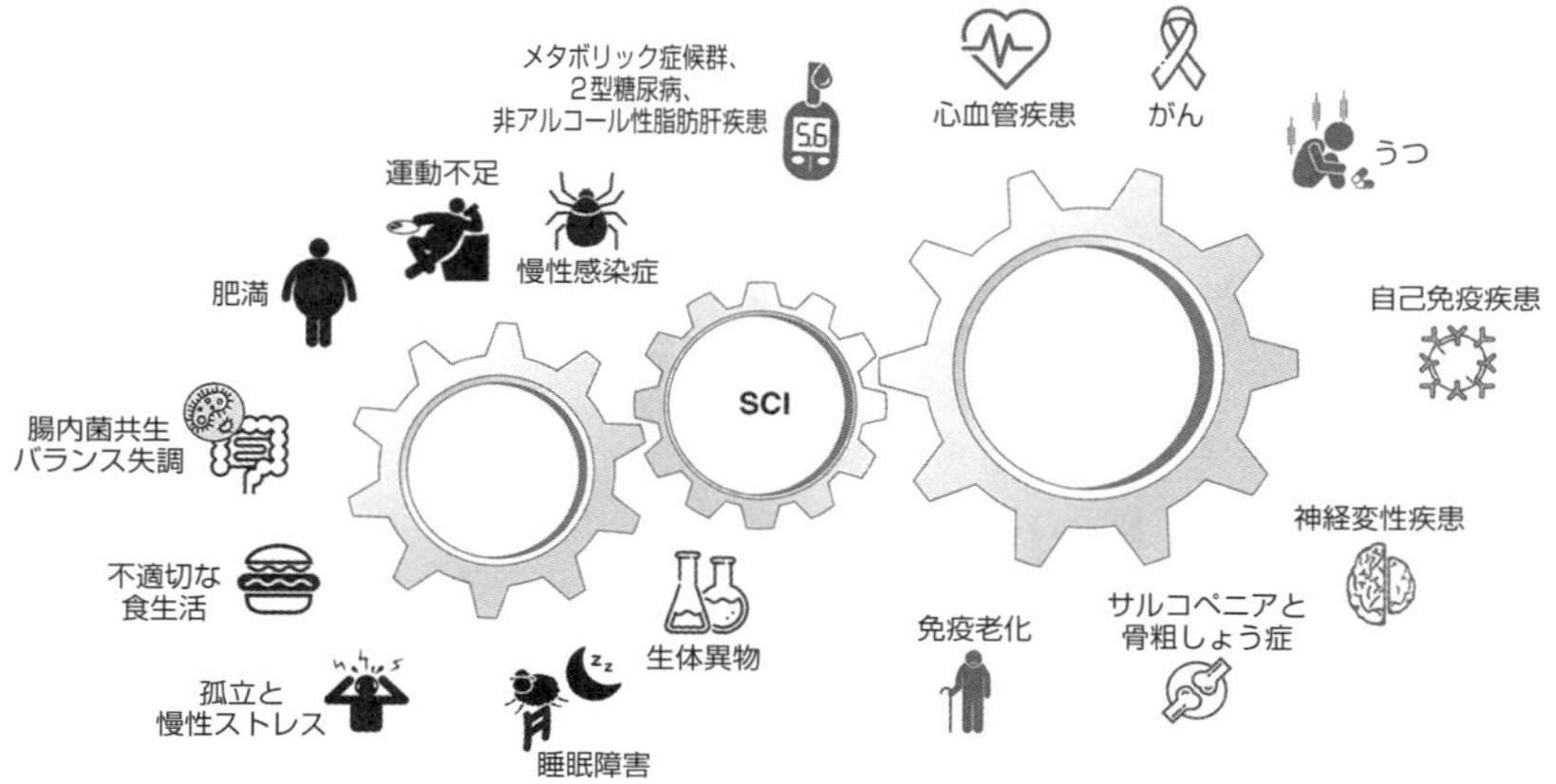

出典：Furman D, Campisi J, Verdin E, et al. “Chronic Inflammation in the Etiology of Disease across the Life Span.” *Nat Med.* 2019 Dec;25(12):1822–32.
注：SCIは全身性慢性炎症。図版提供：Dr. David Furman。

強の不老長寿プログラム」は、炎症性老化のプロセスを抑えながら、感染やがんと闘う力を高める方法を明確に示す。具体的には、抗炎症食を摂り、食事時間制限食とファイトケミカルで長寿スイッチを活性化し、ホルミシス（第10章参照）を活用して身体に備わる治癒システムを活性化し、運動し、ストレスを減らし、質のよい睡眠をとり、環境有害物質の回避・排除を行い、マイクロバイオームを最適化するのである。

主要なファイトケミカルとサプリメント、そして幹細胞治療、エクソソーム、血漿交換などの新しい治療法は、みな抗炎症、健康創造、延命戦略の一部となりうる。「最強の不老長寿プログラム」は、病気や老化を促す老化の典型的特徴や不均衡の問題を正すようにデザインされている。

「老化の典型的特徴」がわかれば、根本原因に対処できる

最先端の研究は、私たちの身体に潜む奥深い謎と複

雑さを知るための窓を開けてくれた。かつてアインシュタインは「私はこのスペクトルがどうとか、あの元素がどうとかいうことを知りたいのではない。神の考えが知りたいのだ。それ以外は些細なことにすぎない」と言った。

私たちは今、科学の歩みにおいて神の考えが明らかにされようとしている瞬間にいる。物理学では、かつて物理法則が発見されたときがその瞬間だった。物理学には、ほぼすべての現象を説明できる非常に数少ない法則がある。生物学の法則は、今明らかになりつつあるところだ。

18世紀の物理学者ピエール・ラプラスはこう語っている。「自然界のシンプルさは、私たちの概念のシンプルさによって測られるべきではない。無限に異なる影響を与える自然は、その原因においてのみシンプルなのであり、その経済性は、多くの場合非常に複雑な現象を、少数の一般法則によって生み出すことからなる」。老化の典型的特徴は、間違った方向に進んだ少数のものごとが無数の病気や老化そのものを説明することができるという、新たに発見された生物法則の一部だ。

さて、老化の典型的特徴を学んだ今、私たちは、それらの根本原因に的を絞ることができるようになった。根本原因とは、機能性医学が明らかにした基本的な生物学的ネットワークの不均衡であり、それらが慢性疾患、早期老化、痛み、虚弱を引き起こしている。

老化の典型的特徴の根本原因が理解できれば、単なる予防や治療を超えて、若返り、再生、革新的な健康最適化、健康寿命の向上、そして寿命延長へと進むことができる。

第5章 現代のライフスタイルがあなたを殺す

天地の法則に背く者は生涯を通して災難に見舞われるが、法則に従う者は危険な病気と無縁でいられる。

――黄帝内経《こうていだいけい》（中国最古の医学書）

「バランスの乱れ」が老化を引き起こす

人体では毎秒何回ぐらい化学反応が起きているのかご存じだろうか？　100万回？　1兆回？　いや、370億回の1億倍だ。じつに、37のあとにゼロが17個つく数である！

人体の複雑さを理解するのは、私たちの頭脳の能力を超えていると言えるだろう。あらゆる健康、病気、老化の根底では、この分子と化学反応の見事な駆け引きが行われている。そして、これらの反応を微調整する方法を学んで、治癒、修復、再生を促進することこそ、機能性医学の最重要課題だ。

老化の典型的特徴は、私たちの生物学的なバランスが*どのように*崩れるのかを示している。従来の医学は、何の病気か、何の経路が機能不全に陥っているのか、何の薬を飲めばいいのか、といったように何を説明するが、機能性医学のモデルは、病気や老化の根本原因がなぜ生じるのかということに私たちを導いてくれる。長寿研究の多くは、老化の典型的特徴を治療することだけに焦点を合わせており、根本的な原因の治療については考慮しない。そこで出番となるのが機能性医学だ。そもそも**老化の典型的特徴を生じさせるものは何なのだろう？　それはバランスの乱れだ。悪玉要因が多すぎて、善玉要因が少なすぎる**のである。

　人体の素晴らしいところは、あらゆる遺伝子、タンパク質、代謝産物、微生物をすべて知る必要はないことにある。知る必要があるのは、均衡や不均衡を生み出しているものだけだ。ありがたいことに、それは無数にあるわけではなく、いくつかのシンプルな要因がわかればいい。

　身体の生態系に機能不全を引き起こしている原因を突き止めるために機能性医学で問う疑問は、たった2つだけだ。最初の問いは、バランスを崩す原因となっているために取り除く必要があるものは何か。次の問いは、バランスを回復させるために体内に取り入れる必要があるものは何か、である。

　言い換えれば、あなたのエクスポソームは、あなたの身体にどのように害を与えているか、またはどのように助けているか、と問うのだ。

　遺伝子は私たちの健康、病気のリスク、長寿の可能性に関与しているが、その役割は私たちが想像していたよりはるかに小さい。病気や老化のリスクの90％はエクスポソームによって決まる。遺伝子や身体の生物学的仕組みのあらゆる側面は、エクスポソームにリアルタイムで反応する。

　ブルーゾーンに暮らす人々のように長寿を享受している集団もあるが、それらの人々が現代的な食事やライフスタイルを取り入れると、疾病リスクは上昇し、寿命も急激に短縮する。ブルーゾーンは世界各地にあるが、それらはみな、自然食品や運動やコミュニティ活動といった好ましい要素に満ち、加工食品、座りがちのライフスタイル、慢性的なストレス、環境有害物質などの悪い要因がほとんどない場所だ。これは私たち全員にとってグッドニュースである。なぜなら、私たちは健康や寿命に対して大きな支配権を握っていることを意味するからだ。

進化は、身体の生物学的仕組みを非常に特殊な方法で機能するようにデザインしてきた。アメリカ人の93%が代謝的に不健康で、何らかのレベルの前糖尿病や2型糖尿病（急速な老化や心臓病、がん、認知症の根源）を患っている理由の多くは、私たちが対処するように進化してこなかったものがあまりにも多く存在し、私たちの繁栄を助けるようにデザインされたものがあまりにも少なすぎるためだ。[1]

身体のバランスをとるために、増やした／減らしたほうがよいもの

では、健康づくりのために減らしたり取り除いたりする必要があるものは何だろうか？

健康のために減らしたほうがよいもの

- 糖や小麦粉[2]、水素添加油および過剰な精製油に満ちた現代の超加工食[3]
- 環境有害物質（1900年以降だけで8万4000種類の新化合物が登場している）
- 特定タイプの感染症（潜伏性ウイルス、細菌、ダニ媒介性疾患）とマイクロバイオームの不均衡
- 抗生剤、抗炎症薬、アシッドブロッカーなどの消化器官を傷つける薬物

・アレルゲンと食物過敏症
・運動不足
・現代生活における慢性的なストレス要因（身体的なものと心理的なものの双方を含む）
・社会的孤立と孤独感

反対に、健康づくりのために増やしたり加えたりする必要があるものは？ 健康づくりための材料とは何だろうか？

健康のために増やしたほうがよいもの

・加工されていない本物の自然食品
・リジェネラティブな［環境再生型の］飼育方法または牧草や放牧で育てられた動物の肉や卵、脂肪分の多い魚
・食物繊維
・植物性栄養素
・微量栄養素（ビタミンD、亜鉛、マグネシウム、ビタミンB群、オメガ3脂肪酸など）
・最適なホルモンレベル（健康的な生活習慣またはバイオアイデンティカル・ホルモン［身体が作るホルモンと化学構造が同じホルモン］の補充によってサポートする）
・1日の適切な時間帯に適切な量、理想的な光を浴びること

- **最適な水分補給**
- **クリーンな空気**
- **運動と動作**
- **心身回復効果のある習慣（ヨガ、瞑想、呼吸法）**
- **睡眠と健康的な概日リズム**
- **コミュニティ、愛、帰属意識**
- **人生の意義と目的**

よい要素を加え、悪い要素を取り除くことで、身体の自然治癒システム、つまり健康を生み出すようにデザインされた身体に備わる知性が活性化できる。**私たちは、大部分の人が想像している以上に、みずからの生物学的仕組みをコントロールすることができる**のだ。

すべてのよい要素が取り入れられるように最適化したり、悪い要素すべてを常に排除したりするのは無理だが、それらすべてが自動的に少しシンプルになり習慣化されるようなライフスタイルを築くことは重要だ。それを手伝うことこそ「最強の不老長寿プログラム」の目的である。

では、私たちの生物学的仕組みのバランスを乱し、老化の典型的特徴を引き起こす原因とは何なのだろうか？

現代の食生活のせいで、世界で年間1100万人が死亡している

病気の最も重要な調節因子は食生活だ。食べ物は薬だが、毒にもなりうる。**今日の欧米型の加工食品に基づく食生活は、控え目に見ても、全世界の年間1100万人の死亡原因になっている。**[4]

慢性疾患で命を落とした人が年間4100万人（全世界の死亡者数の71％）に及ぶことを考えると、これは大幅な過小評価である可能性が高い。[5] 喫煙はこれらのうち700万人の死亡原因だ。また、オートゲン（自己免疫疾患を引き起こす）やオビソゲン［肥満の原因となる］などとよく呼ばれる環境有害物質も、不適切な食生活との相乗効果によって老化の典型的特徴を促進し、さらに年間900万人を死に至らしめている。

食生活は心臓病、がん、糖尿病、認知症の発症にも大きく関わっている。ほんの150年前、これらの病気は存在しないか、あっても稀だった。1800年代初頭の病院記録は、2型糖尿病や心臓病がめったに見られなかったことを明確に示しており、これらの病気は人間であることの必然的な結果ではなく、悪い状況に適応した結果であることを示唆している。[6]

アメリカは世界最悪の食生活を作り出し、それを地球上のほぼすべての国に輸出してきた。慢性疾患による全世界の死亡者のうち3100万人が低・中所得国に暮らす人々で、感染症による死亡数の2倍を数えているのも、そのためだ。

工業化された食品が市場に氾濫していることは、人類と地球に取り返しのつかない弊害をもたらしている。

私は拙著『フード・フィックス――私たちの健康、経済、地域社会、そして地球を一口ずつ救う方法』［未

邦訳』で、その害と解決策について詳しく検討した。**今日、私たちの食生活の60％は超加工食品に占められている。超加工食品による食生活の10％ごとに、死亡リスクは14％増加する。**[7] 計算すればすぐにわかることだが、これは厄介な状況だ。そして**子供たちのあいだでは、さらに深刻なことになっている。食生活の67％までが、超加工食品に占められているのだ。**[8]

信じられないほど多い糖と小麦粉の摂取量（それぞれ1人当たり年間約69キロと約60キロ）は致命的だ。この状況に、1900年以降、加工・精製された油の摂取量が1000倍に増え、平均的なアメリカ人が1年間に口にする食品添加物や防腐剤の量が約2・3キロに達し、アメリカ人の90％が果物や野菜といった保護作用のある食品の最低推奨量を摂取していないという事実が加われば、あらゆる老化の典型的特徴を悪化させるパーフェクトストームが吹き荒れることになる。[9]

さらに、「おいしすぎる」超加工食品は過食の引き金となり（これらの食品を食べる人は1日に約500キロカロリーを余分に摂取している）、オートファジー、炎症、DNA修復を制御する栄養感知経路に押し寄せて、それらを傷つけ、ミトコンドリア損傷やタンパク質のダメージを引き起こす。[10]

現代の食生活はまた、マイクロバイオームに有害な変化をもたらして、リーキーガットを引き起こし、免疫系に変化を起こさせて、軽度の代謝性内毒素血症を発症させる。これは、私たちのいい加減な食生活が、毒素を放出して炎症を引き起こす悪玉菌に肥料を与えることによって肥満をもたらすことを体《てい》よく表したものだ。

さらに、食品を過剰に加工したり揚げたりすると酸化が進み、フリーラジカルが生成されて、炎症がさらに進行する。そしてもちろん、私たちの食事の大部分を占める糖や精製された穀物も、さらなる酸化ストレスと炎症の原因になる。

一方、私たちの食生活は過剰摂取をもたらすことに加えて、不足も生じさせている。ビタミンD、亜鉛、マグネシウム、オメガ3脂肪酸などの、免疫調整作用や抗炎症作用のある微量栄養素の不足は、さらに炎症を促進する。逆に、オメガ3脂肪酸とそれに備わる保護作用のある成分レゾルビン[11]（炎症にブレーキをかける化合物）は、全身の炎症を低減させるのに役立つ。

精製されたオメガ6脂肪酸油の摂取量が多く、オメガ3脂肪酸を多く含む野生の食品や脂肪分の多い魚の摂取量が少ない食生活も、炎症をさらに加速させる。また、加工食品に含まれる大量の塩分と、野菜や果物から摂取されるべきカリウムの不足も、炎症を悪化させる原因となる。[12]

突き詰めて言えば、慢性疾患の蔓延と寿命の短縮を引き起こす完璧な食生活をデザインするとしたら、それは現代の工業化された有害な食生活ということになるだろう。

「座りがちなライフスタイル」が、劇的に老化を進める

エクスポソームには、食生活のみならず、運動、ストレス、睡眠、概日リズム、夜間の光曝露、社会的孤立のパターンなどが含まれる。現代のライフスタイルや環境と、私たちの遺伝子や生物学的仕組みとのあいだには、大きな進化的ミスマッチがある。

古代の世界には、たまにある毒キノコを除けば環境有害物質はほとんどなく、生活リズムは太陽と月に同調していて、人工的な光もなければ、慢性的なストレス要因もなく、人々は一晩に8~9時間の睡眠をとり、

かなりの量の定期的な身体活動を行い、緊密な部族共同体や家族制度の中で暮らしていた。[13] 要するに、古代の世界は、私たちが今暮らしている世界と劇的に異なるものだったのだ。

こうした自然食品、身体活動、睡眠、自然光、[14] そしてクリーンな空気と水という自動的なインプットからの逸脱が、無数の化学反応における生物学的機能不全の連鎖を引き起こし、病気と死を招く老化の典型的特徴をもたらしている。[15]

私たちの祖先は常に動いていた。食物を採集し、狩りをし、捕食者を避け、安全な隠れ場所を探す必要があったからだ。机の前に座ったり、車で移動したり、ネットフリックスを大量に観たり、インターネットで悪いニュース探しにふけるようなことはしていなかった。現代の自然な身体活動の欠如は、身体の生物学的仕組みとの有害なミスマッチだ。

私たちの祖先は、ジムに通ったり、トレーナーを雇ったり、ランニングシューズを買ったりすることなく、デザインされた通りに身体を使って、たくさん動いていた。推奨される量の日常的な身体活動をしているアメリカ人は、ほんの23％しかいない。[16] さらにほとんど身体を動かさない人は、私たちの半数にまで及ぶ。これは致命的な状況だ。

身体を動かしたり、心臓のポンプを押し上げたり、筋肉を鍛えたりしなければ、身体がなまって締まりがなくなるだけでなく、筋肉は、炎症、ホルモンの変化、サルコペニアによる病気の温床になる。 そして、インスリン抵抗性が高まり、血圧が上昇し、ストレスホルモンが増加する一方で、性ホルモンは減り、骨は衰え、心臓病、がん、糖尿病、脂肪肝、認知症などのリスクがすべて高まる。

運動をしないと、内臓脂肪が増える。これは、ほぼ文字どおりお腹に火がつくようなもので、サイトカインが噴出し、それがホルモンと代謝の破壊の連鎖を加速させて、体重増加、さらなる内臓脂肪、炎症性老化を促進する。

実のところ科学は、太るのは食べ過ぎと運動不足（燃やすカロリーより食べるカロリーのほうが多い）のせいだという従来の考えを打ち砕き、間違ったものを食べ過ぎて内臓脂肪がゆっくりと蓄積することが、私たちにさらに食べさせ、運動不足にさせることを証明している。[17] **内臓脂肪は「空腹脂肪」だ。代謝と脂肪燃焼の速度を低下させ、私たちを空腹にして、カウチポテトに変えてしまう。**

運動不足は、ミトコンドリア機能や栄養感知経路のダメージ、炎症性老化、異常タンパク質、ＤＮＡ損傷、テロメア短縮、ゾンビ細胞、エピジェネティックな変化、幹細胞の消耗や枯渇など、あらゆる老化の典型的特徴を加速させる。逆に言えば、**運動は、ほとんどの老化の典型的特徴を簡単に逆転させることができる手段の1つ**なのだ。[18]

もし運動を錠剤にすることができれば、それは最強の健康長寿薬になるかもしれない。**毎日20分間ウォーキングをするだけで、心臓病、糖尿病、がん、認知症のリスクを40%減らすことができる。**[19] 実際、最も優れた寿命の予測因子の1つは、最大酸素摂取量（VO_2max）と呼ばれるもので、これにより、代謝効率とフィットネスレベルを間接的に測定することができる。[20] フィットネスレベルが上がれば上がるほど、あなたは健康になり、長生きすることができる。今こそ身体を動かすときだ！　ただし、運動は健康と長寿にとってこれほど大事なものであるとはいえ、それで悪い食生活を埋め合わせることはできない。[21]

「社会的孤立」は、心だけでなく肉体までも衰えさせる

2010年に起きたハイチ大地震の直後、私はただちに医療チームを結成して、震源地、ポルトープランスの総合病院に救援に向かい、現地に最初に到着した医療チームの1つとなった。その際私たちは、「パートナーズ・イン・ヘルス」［国際的な非営利の公衆衛生組織］の創設者の1人である故ドクター・ポール・ファーマーにも同行を願った。彼は、西半球で最も貧しい国であるハイチで多剤耐性結核とエイズの治療に尽力した人物だ。ハイチはあまりにも貧しく、あまりにも治療が困難なため、世界の公衆衛生機関から救援をあきらめられていた。だがファーマーは、より優れた薬を使うのではなく、付き添いの力によって人々を救ったのだった。これは、隣人に隣人を助けさせるモデルで、人々は互いに協力して健康づくりを行う。住民はコミュニティ・ヘルス・ワーカーとして訓練された。

ファーマーは、病気の根源は社会的なものにあると語っていた。つまり彼が構造的暴力と呼んだ、社会的、経済的、政治的な悪条件が病気を促進すると考えていたのである。今日、私たちはこれらを健康の社会的決定要因と呼んでいる。

だが名称の違いは、科学的事実に比べればとるに足りないものだ。科学は健康に対する社会的ストレスのインパクトを明白に示しており、**孤独は病気の最大危険因子の1つであり、無力感は喫煙や不適切な食生活と同じくらい大きな危険因子であることも判明している。**[22] 私は、大部分の慢性疾患は〝非感染性疾患〟であるどころか非常に感染しやすいものであると知ることになった。社会的つながりは健康に影響を与えるのだ。

もしあなたに肥満の友人がいたら、あなたが肥満になる確率は171％に上るが、兄弟姉妹が肥満の場合、あなたが肥満になる確率は40％にすぎない。そして肥満は寿命を大幅に縮める。[23] 肥満の子供は、標準体重の子供より13年短命になる。そして今や、子供の40％が過体重に陥っているのだ。

今日私たちは、進化が築いてきた部族文化、さらにはほんの100年前に存在していた家族や社会システムの豊かさからさえかけ離れてしまっている。私の母は1930年代のブルックリンで、同じブロックに暮らす祖父母、おじたち、おばたち、いとこたちに囲まれて育った。

今では、私が知っているいとこは2〜3人しかいない（親類は何百人もいるというのに）。ブルーゾーンは、自然食品からなる食生活と生活に組み込まれた身体活動に加えて、社会的つながりが緊密であることでも知られている。たとえば、沖縄の人々は、生まれたときからその一員となる模合《もあい》という共同体の中で暮らし、遊び、人生を終える。

社会的孤立による慢性的なストレスは、炎症、ミトコンドリア機能障害、エピジェネティック損傷、テロメア短縮、栄養感知機能の変化など、老化の典型的特徴を加速させる生物学的シグナルに変換される。[24]

現在、精神神経内分泌免疫学と呼ばれるまったく新しい科学分野が確立されているが、これは、ストレスが病気を引き起こし、老化を早める方法を研究する分野だ。あなたの遺伝子、免疫系、マイクロバイオーム、ホルモンをはじめ、さらに多くのものが、あなたの思考、感情、信念に耳を傾け、その指令を受け取っている。ストレスレベルに対処することは、健康的な加齢の鍵だ。

「人間関係」は、遺伝子に影響を与える

コミュニティを築き、帰属意識を高め、人間関係とサポートグループを作ること、さらには、編み物やボウリングのようなグループに参加することでさえ、よりよい健康と長寿に関連することが判明している。

2011年、私は、リック・ウォレン牧師とドクター・ダニエル・エイメンと共に、健康になることはチームスポーツであるという基本原則に基づいて、信仰に基づくウェルネス・プログラム「ダニエル・プラン」を立ち上げ、サドルバック教会で、健康的な生活に関する少人数の自主的なサポートグループを指導した。

その結果、1年間で1万5000人が体重を合計約113・4トン減らし、コミュニティの力を薬として使って健康を向上することができたのである。

生物学的な老化は、心理的、社会的、あるいは身体的なストレス要因（睡眠不足や身体的な触れ合いの不足など）からも起こりうる。ソシオゲノミクスと呼ばれる新たな研究分野は、社会的・心理的環境が遺伝子の発現に与える影響を研究するものだ。[25]

これは抽象的な概念や理論などではない。私たちの思考、信念、人間関係、あるいはそれらの欠如はみな、遺伝子発現に測定可能な変化をもたらし、炎症やストレスホルモンを制御する遺伝子に影響を与える。行為主体性［すべきことを自ら意思決定し、それに基づいて行動する能力］の喪失、拒絶感、孤独、社会的孤立、トラウマは、私たちの免疫系、ホルモン、腸に影響を与えるのだ。[26]

トラウマは人生のどの段階においても健康に悪影響を及ぼしうるが、**幼児期に被ったトラウマは、病気や**

死に対して、人をより脆弱にする。逆境的小児期体験（ACE）質問票のスコアの高さは、死亡率と高い相関関係がある。[27]

だが、環境が必ずしも唯一の問題であるとは限らない。心身の健康にトラウマが与える影響の第一人者であるドクター・ガボール・マテは、トラウマとは私たちに起きたことではなく、起きたことから私たちが作り上げる意味であると示唆している。

トラウマを癒すのは非常に難しく、訓練を受けたセラピストと協力して最善のサポートを受けることをお勧めする。それはまた、短期的健康と長期的健康の双方にとって非常に重要だ。

コミュニティ、人間関係、ストレス、トラウマ、目的意識、帰属意識などといった社会的な要因は、私たちが何を食べ、どう動くかということと同じくらい、私たちの健康に影響を与える。孤独、ストレス、孤立、無力感を感じていると、身体の生物学的仕組み、細胞、マイクロバイオームが文字通り思考や感情を「聴き取り」、炎症や病気を引き起こすのだ。トラウマや人生における深刻な出来事、慢性的なうつ病といった苦悩を癒すために、訓練を受けた専門家の支援を受けることは重要だが、簡単な日々の習慣を実践することも、社会的・感情的なウェルビーイングを向上させるのに役立つ。

それらには、感謝の気持ちを行動で表す、セルフケアを優先する、他人に奉仕する、コミュニティに参加する、瞑想を始めるといったものがある。健康と長寿のためにどのような戦略を立てるにせよ、そこには帰属意識、人生の意義・目的といった自分自身の社会的基盤を育み、発展させる要素が含まれていることが重要だ。

電気が私たちの死のリスクを上げたワケ

現代人がこうむっている大きな身体的ストレスの1つは、電気が発見されたせいだと聞くと驚かれるかもしれない。電球はたとえどれほど便利であっても、私たちが想像する以上に多くの死者を生み出している。夜間の光による概日リズムの乱れ、そして今ではスクリーン使用の増加によって、私たちの進化的な睡眠パターンは2時間短縮されてしまった。

このことは私たちの多くが思っている以上に有害だ。それにより、インスリン抵抗性、肥満、2型糖尿病、心臓病、そしてそれらすべてによる死のリスクが増加しているのである。[28]

睡眠不足は、老化の典型的特徴の大部分を促進するが、特に炎症、[29] ミトコンドリアの損傷、ホルモンや栄養素を感知する経路の変化[30]が生じる。

睡眠不足はまた、糖と炭水化物への渇望を促し、身体が治癒し、修復し、若返るのを妨げる変化を引き起こす。たとえば、脳には独自の解毒システムであるグリンパティック系があり、日中に溜まった代謝廃棄物やゴミをすべて掃除しているが、睡眠不足はこのシステムを損ない、うつ病や認知症などのリスクを高める。私たちの1日の生体リズムは、朝は太陽光、夜は暗闇というように、光への曝露度合いに一部コントロールされている。生物学的に非定型な時間帯（寝る前など）にブルーライト［可視光線中の青色光］を浴びると、覚醒状態が高まり、概日リズムが変化し、炎症が促進されて、ミトコンドリアの機能が損なわれる。[31]

たとえ十分な睡眠時間がとれたとしても、ダメージは及びかねない。シフト勤務は肥満、心臓病、がんのリスクを高め、早死にの原因になることが知られている。「光あれ」〔聖書の一節〕は「日中は光あれ」と言い換えるべきだ！

ありがたいことに、ブルーライトカット眼鏡を使用したり、スマホ、タブレット、パソコンでスクリーン設定をしたりすれば、夜間のブルーライト曝露は減らすことができる。

睡眠と概日リズムのリセット方法を知ることは、長寿のための強力なレバーを引くことになる。

現代の小麦が、あなたの腸を乱す

体内に腐ったものがあると、私たちは病気になり、早く老化する。腸に優しくないライフスタイルを続けた結果である加齢に伴う腸内環境の変化は、炎症、インスリン抵抗性、肥満の引き金となり、老化の典型的特徴をすべて悪化させる。[32]

古代の便は、現代の便とはひどく違っていた。当時の善玉菌は、免疫系をうまく調整された状態に保っていたため、人々は、アレルギー、自己免疫疾患、心臓病、がん、糖尿病、肥満とは無縁だった。私たちの祖先は、超殺菌された生活など送っておらず、土の中で暮らしたり、遊んだりするのが普通だった。

だが今や、食生活の変化や、抗生剤、アシッドブロッカー薬、抗炎症薬などの多用、不必要な帝王切開の多発などが、ディスバイオーシスというパーフェクトストームを生み出している。[33] これは悪玉菌が有害に増えるという不均衡だ。

モイセズ・ヴェラスケス＝マノフの『寄生虫なき病』〔赤根洋子訳、文藝春秋、2014年刊〕とマーティン・

J・ブレイザーの『失われてゆく、我々の内なる細菌』［山本太郎訳、みすず書房、2015年刊］は、マイクロバイオームの変化が健康と長寿に及ぼす影響を鮮明に描写している。[34]

悪玉菌が増えすぎると、ゾヌリンと呼ばれる分子が大量に発生し、腸管バリアのタイトジャンクションを緩めて、リーキーガットを増加させる。

ゾヌリンは、肥満の成人や小児、[35] 2型糖尿病、脂肪肝、心臓病、不妊症、自己免疫疾患、がんの患者に見られる。この分子は、全身性炎症とフレイルの予測因子だ。[36]

ゾヌリンは、コレラの研究中に、ドクター・アレッシオ・ファザーノによって発見された。コレラやその他の有毒細菌はゾヌリン放出の引き金となるのである。

だが、ゾヌリンを誘発するのは悪玉菌だけではない。**今日、ゾヌリンを誘発する最大の犯人はグルテンだ。**現代の矮性小麦には、古代の小麦に比べてはるかに大量のグリアジン（グルテンに含まれるタンパク質）が含まれている。[37]

このことは、過去50年間にセリアック病が400％も増加したこと、および非セリアック性グルテン過敏症も劇的に増加していることの理由かもしれない。グルテンは、炎症、腸障害、自己免疫疾患、心臓病、がん、認知症、そして老化そのものの大きな引き金となる。

現在、爆発的に発展しているマイクロバイオームの研究分野は、プレバイオティクス、プロバイオティクス、ポストバイオティクス、シンバイオティクス、ポリフェノールブレンド、さらには健康的な微生物の生態系を再構築するための便微生物移植術までを含め、すでに私たちの腸をリセットするための新たな方法を提供してくれている。

信じがたいことだが、そう遠くない将来、私たちは健康なドナーの冷凍ウンチ錠剤を飲み込んで腸を再起動させているかもしれない。初期の研究によれば、便微生物移植は、肥満、2型糖尿病、自閉症、自己免疫疾患のみならず、多くの疾患の患者を回復させることができるという。

これまで見てきたように、感染症も加齢に伴って炎症を起こす。免疫系の老化である免疫老化は、若い頃には簡単に対処できた病原体に対する能力を低下させる。たとえば、子供の頃にかかる水ぼうそうは、少し具合が悪くなるだけですむが、その後何十年も休眠状態になり、年をとってからストレスが引き金となって帯状疱疹として再活性化する。

サイトメガロウイルス、エプスタイン・バーウイルス、C型肝炎ウイルスをはじめ、老化の促進に関係していることが判明している感染病原体は少なくない。[38] 炎症をもたらし免疫を破壊する現代の生活習慣は、私たちの祖先が共存し、うまく対処してきたウイルスや寄生虫の悪影響をこうむりやすくさせている可能性がある。[39]

ライム病などのダニ媒介性感染症や、新型コロナウイルス感染症などの新たな感染症は、すでにある症状にそれまでとは違う新たなものを加えることになった。

これらの感染症およびその後遺症は、なかなか治らず、衰弱をもたらすことも多く、治療が困難で、全身性の炎症を引き起こす。微生物と共生し、免疫システムを悪化させたり老化を促進させたりさせないようにするには、まだまだ学ばなければならないことが多い。

「最強の不老長寿プログラム」は、病気を予防し、人生の質を高め、寿命を延ばすために、腸の治癒を最適化するロードマップを提供する。

この200年で石油や重金属に触れることが劇的に増えている

医学部でほとんど教わらない分野は、栄養学と、人間の健康に与える毒素の影響だ（急性中毒は除く）。過去200年のあいだに、石油化学化合物や重金属への曝露はかつてないほどに増え、第4章で概説した老化の典型的特徴の経路の多くを通じて、慢性疾患と老化の加速を引き起こしてきた。環境有害物質は、心臓病、糖尿病、肥満、がん、不妊症や精子数減少などのホルモン性疾患、自己免疫疾患、神経変性疾患、自閉症をはじめとする慢性疾患の重大原因であることがますます認識されてきている。

1900年以降、8万4000種類以上の新たな化学物質が市販製品に導入され、水、大気、食物に入り込んできた。例としては、農薬、除草剤、プラスチック、難燃剤、フタル酸エステル、ペルフルオロアルキル化合物およびポリフルオロアルキル化合物［有機フッ素化合物の総称、PFAS《ピーファス》とも呼ばれる］、ビスフェノール類、多環芳香族炭化水素、およびヒ素、鉛、水銀などの重金属などが挙げられるが、これらは膨大なリストのほんの一部に過ぎない[40]。

これらの化合物は、家庭用洗剤やパーソナルケア製品、処方箋薬、芝生のケア製品などに含まれている。そのほとんどは、ヒトを対象とした十分な検査が行われておらず、行われていたとしても、複数の化合物への曝露による相乗効果を考慮することなく、少量の単体化合物として検査されただけだ。

人間の脂肪を生検すると、私たちの身体が有毒廃棄物の集積所になっていることがわかる。DDT、PCB、ダイオキシンといった禁止されている化合物でさえ見つかるほどだ。

平均的な新生児は、最初の1息を吸う前から、母親の子宮内の臍帯血に含まれていた287種類もの既知の有害物質に曝露していることが判明している。[41] もし私たちが食物だとしたら、安全食品とはとても言えないだろう。

有害物質は複数の経路を通じて大惨事を引き起こす。一部の物質は、代謝やインスリン抵抗性に影響を与え、肥満や2型糖尿病、心臓病を引き起こすことが判明しているため、オビソゲン（肥満原物質）と呼ばれている。

また、自己免疫疾患に影響を与え、全身に炎症を引き起こすことから、オートゲン（自己免疫誘発源）と呼ばれるものもある。さらには、ゼノバイオティクス（生体異物）と呼ばれる内分泌かく乱物質として知られ、性ホルモンや甲状腺ホルモンなどのホルモンに混乱を引き起こすものもある。

そしてもちろん、それらの多くは発がん性物質だ。これらの化合物は、いかにして健康に大混乱を引き起こし、病気や老化を加速させるのだろうか？　それは、腸、免疫系、エネルギー産生、解毒システム、循環・輸送系、ホルモンや神経伝達物質、さらには細胞やその成分に直接ダメージを与えて損傷をもたらすといったように、身体のあらゆる生物学的ネットワークに変化や傷害をもたらすことによる。

有害物質はDNAやミトコンドリアを傷つけ、栄養感知経路を妨害し、テロメアを短縮させ、タンパク質とその機能を変化させ、細胞を老化させ、幹細胞を消耗・枯渇させ、エピゲノムに悪影響を与える。さらにはマイクロバイオームにもダメージを与え、リーキーガットを引き起こす。

「最強の不老長寿プログラム」で概説するプロセスに従って、曝露を減らし、解毒システムを最適化することは、慢性疾患を予防し、治療し、それから回復し、長寿を促すために欠かせない。

健康と長寿のための「材料」とは何か

機能性医学の中心的なモットーの1つは、**私たちが病気になる理由は、私たちを傷つけているものが多すぎるか、あるいは、私たちが成長し、最適に機能するために欠かせない「よいもの」が少なすぎるかのいずれかである、**というものだ。それらは健康をもたらす材料だと考えてみてほしい。

好むと好まざるとにかかわらず、私たちは生物有機体であり、自然の法則に従わなければならない。美しい庭を作りたかったら、土を整え、堆肥、栄養分、水、日光、適切な温度を与えることが必要だ。これらの必要な材料が足りないと、庭はうまく育たない。

私たちの身体も同じだ。ありがたいことに、私たち人間の内なる庭に必要なもののリストは比較的短く、健康と長寿を得るために、健康をもたらす最高品質の「材料」を体内に取り込むのは比較的簡単だ。

では、健康をもたらす「材料」とは何か？　それらはあたり前のものだ。すなわち、栄養価の高い自然食品、最適なレベルの栄養素、ビタミン、ミネラル、植物性栄養素。適切なホルモンバランス。適切な種類の運動。最適な質と長さの睡眠。瞑想や呼吸法のような深い回復効果のある習慣。適切な時間に適切な光を浴びて、概日リズムを尊重すること。クリーンな水と空気。正しいマインドセット、および全身のあらゆる細胞に記録されてしまう否定的な心の対話を克服すること。人生の意義と目的。コミュニティと絆、そして愛。これらは人間の健康の基本的な構成要素であるにもかかわらず、私たちの文化は、そのほとんどを優先的に扱っていない。

機能性医学は、身体の生物学的ネットワークすべてを最適化するために、過剰なものと不足しているものを診断し、それに基づいて治療を行うことを可能にする思考システムだ。

それでは、これから第Ⅱ部に進み、「最強の不老長寿プログラム」に含まれるすべてのことが、いかにして7つのコア生物学的システムのバランスを整えて最適化するのかを見ていこう。

その次には、このロードマップを使って、食生活、運動、ストレス管理、睡眠、社会的なウェルビーイングを最適化する基礎的な実践法について見ていくことになる。

さらにそのあとは、病気を治し、健康を最大化し、長寿経路を活性化するための小さなストレスであるホルミシスのパワフルな科学と実践法について学ぶ。

そして最後に、あなたの健康をスーパーチャージして、老化を逆転させ、生き生きとした健康寿命を延ばすことが期待される、より先端的な技術革新について、現在利用できるもの、そして近々登場するものを含めて見ていくことにしよう。

第Ⅱ部

「健康寿命」も「寿命」も最適化する

第6章 長寿の仕組みを理解するための人体入門

科学界に存在するあらゆるもの——ひいては人生に存在するあらゆるもの——は、理論に照らさなければ意味をなさない。物語を作り、それによって世界を作り直すために、あらゆる知識を文脈にあてはめようとするのは、人間の性《さが》だ。

——E・O・ウィルソン

不老の根底にある7つのコア生物学的システム

ミトコンドリア機能障害、マイクロバイオームの不均衡、炎症、栄養感知機能障害、加齢に伴うホルモンの変化など、長寿研究が老化の典型的特徴として見出したものの多くは、実のところ、機能性医学が扱う根本的なコア生物学的システムに関する障害であり、病気を避け、長寿を生み出すためには、これらのシステムをケアし、最適化することが不可欠だ。健康、病気、老化に関するこの新たな理論は、大きなパラダイムシフトである。

ここで、病気と老化の根底にある7つのコア生物学的システムについて、簡単におさらいしておこう。それらのシステムとは、消化器系とマイクロバイオーム、免疫系と炎症、ミトコンドリア、解毒システム、コミュニケーションシステム、循環・輸送系、構造系のことで、私たちが健康であるためにはバランスがとれていることが必要だ。

システム1 消化器系とマイクロバイオーム——栄養素を消化／吸収する

長いあいだ医学界では、消化器官を二次元的にとらえてきた。消化管は口と肛門をつなぐ単なる管であり、栄養と水分を吸収するためのものでしかないとみなしてきたのだ。医師たちは、逆流性腸炎、過敏性腸炎、炎症性腸疾患といった主な腸疾患を除けば、腸は健康全般にほぼ無関係な存在だと考えていた。だが、**腸は私たちの健康の核心部であることが判明した**のである。

第4章の老化の典型的特徴のセクションでは、マイクロバイオームが私たちの健康と長寿にいかに重要な役割を果たしているか、そしてそのバランスが崩れる原因は何であるかを学んだ。最近の研究では、**若いマウスの糞便を老いたマウスに移植すると、老いたマウスが若返る**ことが判明している。[1] 移植された糞便が、脳、目、腸のシステムなどを通じて、炎症を減らすのだ。

同様に、老いたマウスの糞便を若いマウスに移植すると、脳、目、腸の炎症が増え、リーキーガットを引き起こして、老化が進むことがわかった。若いウンチを収穫して老いた人間に移植する段階にはまだ至っていないものの、そう遠いことではないだろう。

このことは、生涯を通じてみずからの内なる庭の手入れをする方法を理解することの重要性、および病気から回復し寿命を延ばすための中心的な戦略として腸を癒すことの重要性を強く示唆する。

腸は体内の最も重要かつ複雑なシステムかもしれない。腸は、食べ物をアミノ酸、糖、脂質、食物繊維、ビタミン、ミネラル、植物性栄養素などの構成要素に分解・消化して、生命を育むこれらの化合物を吸収すると同時に、大部分の病気の原因となる有害な微生物や部分的に消化された食べかすを防いでいる。

健康であるためには、マイクロバイオームも健康であることが必要だ。その内容は、腸内生態系を最適化して、私たちが吸収して健康を調整するために使う重要な有益代謝産物をもたらすために、最適な量の健康な細菌で構成されていなければならない。

炎症を引き起こす厄介な細菌や、吸収されることで私たちの健康のあらゆる面を乱し、ほぼすべての慢性疾患への関与が疑われる有害な代謝産物が多すぎてはならないのだ。[2]

健康と長寿を達成するには、みずからの内なる庭のケア方法を学ぶことが欠かせない。あなたは毎日、その庭にエサを与えている。一口食べるごとに、善玉菌あるいは悪玉菌にエサを与え、腸の内壁を癒すか、あるいは傷つけるかしているのだ。

腸の内壁の損傷（リーキーガット）は、炎症を引き起こす最も重要な要因の1つで、ほぼすべての老化の典型的特徴に悪影響を及ぼす。健康な腸を保つ鍵は、プレバイオティクス（食物繊維）とプロバイオティクス食品を多く含み、色とりどりの植物性食品から得られるファイトケミカルを豊富に含む自然食品に基づく食事法にある。

善玉菌はカラフルな野菜や果物に含まれるポリフェノールなどのファイトケミカルが大好きだという発見は、腸に栄養を与えるパワフルな方法を与えてくれるものだ。

「最強の不老長寿プログラム」は、腸内の不均衡を特定し修正を助けるようにデザインされている。

システム2 免疫系と炎症——防御と修復のシステム

身体が「痛い」と訴える症状は限られているとしても、身体を傷つけるものは多々ある。新型コロナウイルス感染症で明らかになったように、感染症は誰にでも同じように影響を与えるわけではない。肥満、2型糖尿病、心臓病、炎症性老化などにより、すでに炎症を抱えている人では、新型コロナウイルス感染症による重症化、入院、死亡のリスクが劇的に高くなる。同じウイルスに感染しても結果は大きく異なるのだ。

現代人が遭遇する多くの障害は、炎症という最終的な共通経路への進展につながる。そうした障害には、有害物質、アレルゲン、病原菌、炎症性腸内細菌、不適切な食生活、ストレス(事故、紫外線、電磁波などの身体的トラウマ、現代社会に暮らすうえでの微小なトラウマや重い病気、虐待、ネグレクトなどといった大きなトラウマなどの心理的トラウマを含む)などが含まれる。

炎症は、過剰なものだけでなく、不足しているものによっても引き起こされる。つまり、抗炎症作用のある、植物性栄養素豊かな食品、最適なレベルのビタミンとミネラル、運動、最適な睡眠、瞑想、ヨガ、祈り、呼吸法などの深い修復作用のある行為、人とのつながり、愛、コミュニティ、生きる意味と目的、といったものが十分にあることが必要だ。

炎症は、いわゆるフィードフォワード・サイクル[免疫系細胞と非免疫系細胞が協調して炎症性サイトカインを産生する回路]によって加速する。それは山火事のように全身に燃え広がって、あらゆる細胞や臓器に大混乱をもたらす。ゾンビ細胞は、加齢とともに炎症が増える大きな原因だ。

重要なのは、火を鎮めることである。今日の医師は炎症学者になることが求められている。7つのコア生物学的システムすべてに悪影響を及ぼす火元を突き止める探偵になることが必要なのだ。治癒、修復、若返り、再生という好循環を生み出すにはどうすればいいのだろうか？

健康的に年齢を重ねる鍵は、感染症やがんと闘う免疫系の能力を高めつつ、オーバーヒートして軽度の慢性炎症を起こさせないような生活を送ることにある。炎症を鎮め、免疫系を強化するには、有害物質、アレルゲン、マイクロバイオームの乱れ（ディスバイオーシス）、慢性ストレス、座りがちな生活習慣を避ける必要がある。そして、抗炎症作用のある食生活を送り、最適なレベルの栄養素を摂取し、運動、睡眠、ストレス低減、コミュニティ、つながりを適切なバランスで持つことが必要だ。

「最強の不老長寿プログラム」は、炎症の原因となるものを排除または制限しながら、抗炎症経路を活性化させるようにデザインされている。

システム3　ミトコンドリア——細胞内でエネルギーを作る

老化の典型的特徴の特徴7で学んだように、エネルギーが足りないと、あらゆる細胞機能に問題が生じる。**健康的な加齢の鍵は、ミトコンドリアを浄化、修復、保護し、その数を増やして機能を最適化する方法を学ぶことにある。**

30兆個を超える細胞の1つひとつには数百から数千個のミトコンドリアが含まれているが、それらを最も多く含んでいるのは、脳や心臓など、最もエネルギーを必要とする組織の細胞だ。ミトコンドリアは、あなたが食べたものや吸った酸素をアデノシン三リン酸（ATP）と呼ばれるエネルギーに変換する。この反応の副産物の1つが、少量のフリーラジカル、つまり活性酸素種（ROS）である。

活性酸素種の一部は正常なもので、細胞の恒常性維持に必要だが、加齢とともにミトコンドリアの質と量は自然に低下していく。ミトコンドリアは最終的に少なすぎるATPと多すぎる活性酸素種を生成するようになり、それがダメージをもたらして、雪だるま式に全身に広がる炎症の原因になる。

理想的なのは、新しいミトコンドリアに置き換わるまで、今あるミトコンドリアが最適に機能してエネルギーを生み出し続けることだが、生物学的老化やある種の病気によって、ミトコンドリアは徐々に機能を低下させ、細胞を混乱させてしまう。

ミトコンドリアがうまく機能していない状況は、調子の悪いエンジンを抱えているようなものだ。そのため、ミトコンドリアのクリーニングとチューニングは、健康的な加齢と長寿の鍵となる。

長寿科学における進歩の多くは、ミトコンドリアの数と機能を向上させることによって働く。**たとえどれほどミトコンドリアが老いていたとしても改善は可能だ。**その手段には次のようなものがある。カロリー制限。食事時間制限食。ファスティング。運動。NAD+療法。ラパマイシン。メトホルミン。レスベラトロール、フィセチン、ケルセチンなどのさまざまなファイトケミカルの摂取。寒冷療法。赤色光療法。高気圧酸素。オゾン。低酸素状態（第10章で取り上げる）など。

「最強の不老長寿プログラム」は、ミトコンドリアを修復し、スーパーチャージするようにデザインされている。

システム4 解毒システム――体内の老廃物と環境有害物質を除去する

「デトックス」という言葉を聞いて、リハビリや流行のダイエット法を思い浮かべる人は少なくないだろう。だが、生物学的な解毒《デトックス》システムは非常に洗練されたもので、体内の老廃物や環境有害物質を処理して除去している。

あなたの家の下水管が逆流しているのに、それでもトイレを使い続ける状況を想像してみてほしい。とてもきれいなものとは言えない。それと同じようなことが体内でも起こりうるのだ。

肝臓が老廃物を処理できなくなると、体は黄色味をおび（黄疸《おうだん》）、肝臓移植をしなければ死んでしまう。腎臓が仕事をしなくなれば、非常に具合が悪くなり、透析を受けなければ1週間で命を落とす。大腸が常に詰まっていたらどうなるかについては、考えたくもない！

ありがたいことに、身体には、肝臓、腎臓、肺、皮膚、消化器系、リンパ系からなる高度な解毒システムと浄化システムが備わっている。肝臓は驚くべき臓器で、有害物質を取り込み、それらを変換し、胆汁を通して腸に排泄することにより、体外に除去させる。腎臓は血液中の老廃物をろ過して尿に変える。肺は、ミトコンドリアが食べ物と酸素を処理する際にできる代謝廃棄物である二酸化炭素を体外に排出する。皮膚は、汗によって有害物質を排出させる。消化器系は、食べ物や飲み物から栄養素を吸収し、その残骸を大腸に渡す。リンパ系は、細胞から排泄された代謝老廃物や、生きていく過程で発生する有害物質を一掃する。

残念なことに、21世紀における有害物質の負荷は、しばしば私たちの身体の解毒システムを圧倒して、病気を生み出している。これにより、人は病みがちになり、健康寿命が縮み、寿命も短くなる。

だが、大部分の医師は、低レベルの環境有害物質に慢性的にさらされることの影響についてまったく学んでいない。医学文献を通して有害物質と大部分の慢性疾患の関連が証明されているにもかかわらず、奇妙なことに、大部分の医師はそれに対処しようとしないのだ。

たとえば、パーキンソン病は環境有害物質との関連がよく知られている。農業従事者の罹患率は、農薬への曝露により最も高い。ヒ素、農薬、ビスフェノールAは糖尿病を引き起こす。[3] ある研究では、鉛の血中濃度が2mcg／dL以上の人(「正常値」は10mcg／dL未満とされているが、ごく低濃度の金属でも有害であることが科学的に明らかになっている)は、心臓発作、脳卒中、死亡のリスクが劇的に高いことが示され、それはコレステロールの上昇に起因するリスクより高かった。そして、鉛の血中濃度がこの値より高かった研究対象者はほぼ40%に及んでいた。[4]

だが、あなたの医師が、最近、コレステロールと一緒に鉛の濃度を調べてくれたのはいつだったろうか? 鉛の過剰摂取は、適切な食品や栄養素、場合によっては薬物療法で簡単に治すことができる。

私は30代で水銀中毒になった。それは慢性疲労症候群をもたらし、私は衰弱した。そして身体のあらゆるシステムが壊れた。腸は混乱に陥り、何年ものあいだ、膨満感と下痢に悩まされた。免疫システムは、食物や環境アレルゲンを含むあらゆるものに反応し、発疹や口内炎ができた。ミトコンドリアも損傷し、筋肉は文字どおり崩壊してしまった。甲状腺ホルモンや副腎ホルモンをはじめとして、ホルモンも機能不全に陥った。脳は壊れてしまったように感じられ、ひどいブレインフォグと不眠に襲われた。

私がようやく回復できたのは、あらゆる解毒システムを活性化してサポートすると同時に、過剰な有害物質を取り除くキレーション療法（重金属を結合させる薬を使う治療法）を受けてからだった。

幸いなことに機能性医学は、身体がこうむっている有害物質の負担を特定すること、そして解毒システムを上方制御すること［細胞の応答能を増大させること］に優れている。私はこれを4Pシステムの活性化と呼んでいる。すなわち、プロセス（肝臓）、プープ［便］、ピー［尿］、パースパイア［汗］のシステムを活性化させるのだ。

「最強の不老長寿プログラム」では、有害物質の検査と特定方法、曝露量の削減方法、解毒システムをスーパーチャージする方法について学ぶことになる。

システム5　コミュニケーションシステム――ホルモンなどを通した情報のやりとり

身体には、精緻に組織されたコミュニケーションとフィードバック・ループのシステムがあり、私たちの生物学的機能が最適に働くように保っている。

私たちの身体には、（食品に含まれる数千の分子に加えて）無数のヒト・メッセンジャー分子が存在し、身体のほぼあらゆる機能を司る指令を伝えている。これらのメッセンジャー分子には、ホルモン、神経伝達物質、ペプチド（生物学的機能の多くを制御するメッセンジャータンパク質）のほか、多くの細胞シグナル伝達分子が含まれる。

これらのコミュニケーションシステムのバランスがとれていれば健康で調子がよく、バランスがとれていなければ不調になって、健康が損なわれる。加齢が進むと、これらのシステムは、これまで述べてきたような有害なインプットや、私たちが成長するために必要な成分の不足によって機能不全に陥る。

機能不全の多くは、不適切な食生活、栄養不足、ストレス、環境有害物質、腸内のディスバイオーシス、アレルゲン、感染症などといった原因がすでにある場合に生じる。そのため、これらの原因に対処し、健康のための材料を加えれば、ホルモン、神経伝達物質、細胞メッセンジャーシステムはリセットできる。

年齢を重ねると、予測可能かつ、たいていの場合には回避可能な（そして回復可能な）変化が起こる。たとえば、インスリン抵抗性や前糖尿病、甲状腺機能の低下、コルチゾールなどのストレスホルモンの上昇、DHEA（デヒドロエピアンドロステロン）などの副腎ホルモンの減少、成長ホルモンの減少、男性ではテストステロン、女性ではエストロゲンやプロゲステロンの減少、神経伝達物質の変化などがそれだ。

あらゆるホルモン系は加齢とともに悪化するが、それは必然的なものではない。女性の更年期障害（メノポーズ）と男性の更年期障害（アンドロポーズ）はどちらも現実に起こる現象だが、そのインパクトは私たちのライフスタイルや環境により増幅される。

ホルモンのバランスが崩れると、多大な不具合が生じ、老化も加速する。幸いなことに、「最強の不老長寿プログラム」を実践し、必要に応じてホルモン最適化療法を行えば、加齢に伴う変化の多くを遅らせたり、止めたりすることができる。

ホルモンは交響曲のようなものだ。それぞれのホルモンはオーケストラの異なる楽器のように働き、指揮者からのシグナルを解釈して適切に反応する。すべてのホルモンは協調して働く。ホルモンの奏でる音が狂うと、気分が悪くなったり、病気になったり、老化が早まったりする。

不老の鍵となる4つのホルモン

老化の黙示録の4騎士は、インスリンの分泌過剰、甲状腺の機能低下、コルチゾールの分泌過剰、性ホルモン（テストステロン、エストロゲン、プロゲステロン）の分泌低下だ。

ホルモンのバランスを整える鍵は、生物学的な障害を減らすこと、そして最適なホルモン機能をサポートするために、現在利用可能な介入策を活用することだ。介入策には、食事療法、運動、ストレス軽減、ファイトケミカルやハーブ、そして必要であれば男性と女性のバイオアイデンティカル・ホルモン療法などがある。

さらには、バイオアイデンティカル甲状腺ホルモン補充やＤＨＥＡによる副腎サポートが追加で必要になる場合もある。ホルモンの変化は老化の鍵となる部分であるため、もう少し掘り下げて見ていくことにしよう。

ホルモン1　インスリン——分泌しすぎると危険な脂肪細胞が増える

生物学的加齢によるインスリン抵抗性を抱えるアメリカ人は、現在10人中9人にまで及んでおり、それらの人々は、前糖尿病から本格的な2型糖尿病までに至るスペクトルのどこかにいる（第4章に記載した4つの栄養感知システムの「システム1　インスリンシグナル伝達経路」を参照）。[5]

インスリン抵抗性は、私たちが直面している最大のホルモン障害だ。その主な原因は、高糖質・高デンプ

ンの食生活と、座りがちな生活習慣にある。インスリンの分泌過剰は、余分なカロリーをすべてお腹の脂肪細胞に押し込んで、ドミノ効果を引き起こす。この脂肪細胞は普通の脂肪細胞ではなく、危険な怒り狂った細胞で、空腹感を高め、代謝を低下させ、脂肪燃焼を妨げ、炎症のレベルを押し上げ、テストステロンを低下させ、男性ではエストロゲンを、女性ではエストロゲンとテストステロンの両方を増加させ、ストレスホルモン（コルチゾールなど）を増加させるメッセンジャー分子を産生する。また、長寿スイッチ（インスリンシグナル伝達、mTOR、サーチュイン、AMPK）のすべてに悪影響を及ぼして、老化を加速させる。

太ったお腹を抱えた私たちは、ただ有害なホルモンや神経伝達物質、サイトカインを大量に産生し、老化を加速させているだけではない。現代の欧米型の食生活と運動不足は、筋肉にも大量に脂肪をつけさせる。その結果引き起こされるのは、高血糖と高血圧、男性の性機能障害、女性の脱毛症、血糖値と血圧を悪化させ筋肉をさらに衰えさせるコルチゾールの増加、睡眠、治癒、修復を損なう成長ホルモンの低下、そして老化の山火事に拍車をかける全身性炎症だ。

ホルモン2　コルチゾール――急なストレスに対応する

私たちの身体には、急性のストレスに対処する見事なシステムが備わっている。危険が迫ったりストレス要因が生じたりすると、それが現実のものであれ想像のものであれ、身体は戦うか逃げるかの体勢を整えるために、化合物を大量に生成する。

副腎はコルチゾールとアドレナリンを分泌する。心臓の鼓動は速くなり、血液は固まりやすくなり、頭は冴え、危険から逃れるための燃料としてブドウ糖が血流にみなぎる。これは急性のストレスに対応するための優れたシステムだ。

だが、現代の生活には慢性的なストレス要因があふれている。加工食品、糖、デンプン、有害物質、ストレスが募る文化やソーシャルメディア、経済格差、幼少期のトラウマ、社会的孤立など、すべてが急性ストレスの場合と同じように身体に登録される。

コルチゾールの長期的な上昇は、健康と長寿にとって大問題だ。その結果は、肥満、糖尿病、がん、心臓病、認知症、自己免疫疾患、うつ病、サルコペニアなど、数え上げればきりがない。健康をつくり、活力に満ちた長寿を全うするには、ストレス解消法を毎日実践することが不可欠だ。

ホルモン3 甲状腺ホルモン——代謝を管理する

甲状腺は代謝の健康に重要な位置を占めている。甲状腺機能が低下すると、すべての働きが鈍くなる。その結果、疲労、体重増加、うつ病、記憶力の低下、性欲の低下、肌、髪、爪の乾燥、便秘、コレステロールの上昇、筋肉のけいれん、心臓発作のリスク増加などが起こる。反対に、甲状腺機能亢進は、すべてを加速させる。その結果、心拍数が上がり、血圧が高くなり、体重が減り、不眠になり、不安になる。

甲状腺機能の低下を抱える女性は5人に1人、男性では10人に1人に及ぶ。環境有害物質、グルテン、ストレス、栄養不足はみな、甲状腺機能低下の原因となる。甲状腺ホルモンは甲状腺で生成され、正常に機能するには、アミノ酸（チロシン）、セレン、ビタミンD、ヨウ素などの適切な栄養素が必要だ。甲状腺をチューニングすることは、健康で長生きするための鍵となる。

ホルモン4　性ホルモン——エストロゲン、プロゲステロン、テストステロン

加齢に伴って性ホルモンが変化するのは正常なことだ。だが、現代の食生活やライフスタイル、環境ホルモンへの曝露のせいで、こうした変化はしばしば極端になることがある。年齢を重ねながら性ホルモンを最適な状態に保つことは、生涯を通じて強く、活動的であるため、さらには性的に活発でいるためにも欠かせない。

エストロゲンの分泌量が最も多いのは女性だが、男性もエストロゲンを生成する。主に卵巣や精巣で生成されるエストロゲンは、女性の月経周期、骨の形成とその健康、血液凝固、皮膚や髪、気分、性欲、生殖機能に重要な役割を果たしている。エストロゲンの分泌量は思春期になると増加し、加齢とともに減少する。

プロゲステロンは、女性では卵巣と副腎、男性では精巣と副腎で生成される。プロゲステロンの分泌量は女性のほうがはるかに多いとはいえ、男性にとっても重要なホルモンだ。この性ホルモンは、生殖、排卵、妊娠、精子の数と質をサポートする。また、身体を落ち着かせ、リラックスさせ、眠らせる働きもある。プロゲステロンはテストステロンの形成にも必要だ。

テストステロンも男性と女性の双方で産生されるが、男性の分泌量のほうがずっと多い。この性ホルモンは、精子の産生、やる気、性衝動と性欲、筋肉量、骨の健康、運動からの回復、副腎の強化（コルチゾールの調節に重要）に関わっており、神経保護作用もある。テストステロンの減少は、男女ともに閉塞性睡眠時無呼吸症候群と関連づけられている。テストステロンの分泌量は加齢や閉経とともに減少するが、筋肉の減少を加速したり、性機能が制限されたりするほどには低下させないことが重要だ（男女ともに）。

ホルモンのバランスを整える鍵は、バランスを乱す生物学的障害を減らし、ホルモン機能を最適化する行

動や治療法を取り入れることにある。後者には、食事療法、運動、ストレス軽減、ファイトケミカルやハーブの摂取、そして必要であれば男女ともにバイオアイデンティカル・ホルモン療法の実践などが含まれる。これらのホルモンシステムすべてを微調整・最適化することは、健康的な加齢戦略および「最強の不老長寿プログラム」の重要な部分を成している。

システム6　循環・輸送系――老廃物を除去する

身体は老廃物をどうやって排出しているのだろうか？　それを担っているのは、輸送システムだ。つまり、**循環系（血管と心臓）とリンパ系という並走する管が、組織から代謝廃棄物を取り除き、肝臓と腎臓に送って除去しているの**である。

私たちの身体にある血管をすべてつなげたら約10万キロになる。これは、ほぼ地球を2周半できる長さだ。血管は単に血液を運ぶだけの不活発な管ではない。それは免疫やホルモンに関わる臓器でもあり、最適に機能させるには適切な食生活が必要だ。

血管の内壁は内皮と呼ばれ、機能不全に陥ると硬くなって高血圧を引き起こす。さらに機能不全のコレステロールが付着すると、動脈硬化の原因となる。その結果は、世界ナンバーワンキラーの心血管疾患だ。

炎症性老化、タンパク質の損傷、栄養感知経路の変質（インスリン抵抗性）といった重要な老化の典型的特徴の多くは、血管にダメージを与え、心臓病の主要原因となる。血管が病気になれば、心臓も脳も、体内にある他のあらゆる臓器やシステムも病気になる。心臓病の主な原因はインスリン抵抗性だ。その結果、心臓発作、高血圧、脳卒中、糖尿病による足の切断、さらには認知症までが引き起こされかねない。

今までとられてきた医学的アプローチは問題をバイパスするというもので、文字どおり心臓バイパス手術を施したり、血管形成術を行ったり、ステントを入れたり、薬物療法でコレステロールを下げたりしてきた。だが、それらのいずれも、問題の根本原因には対処していない。コレステロールが問題なのではないのだ。心臓病は、炎症やホルモンの変化がコレステロールをもろいプラークに変え、それが動脈を覆うことによって引き起こされる。

心臓病の90％までは、健康的な食生活、運動、禁煙によって予防できる。[6] 心臓病は、炎症とホルモンの病気であることが判明している。では、炎症とホルモンの攪乱（インスリン抵抗性の直接的な下流作用だ）を引き起こす最大の原因は何だろうか？

それは食生活だ。心血管疾患には、環境有害物質もストレスもマイクロバイオームも遺伝もみな関与してはいるが、最大の原因は、高糖質、高デンプン、低繊維質で、栄養素と植物性栄養素に乏しく、ダメージを受けた脂肪を含む、超加工食品を摂るといった現代の食生活なのだ。抗炎症性、低血糖、高繊維質で、植物性栄養素とオメガ3脂肪酸に富む自然食品を摂ることが、心臓病の害から身を守る鍵になる。「最強の不老長寿プログラム」で紹介する、長寿のための食事とライフスタイル（運動、ストレス管理、睡眠）の最適化方法は、心臓病のリスクの大部分に対処できる。

健康面であまり顧みられていないのがリンパ系だ。目に見えず、触れることもできず、レントゲンにも映らないが、細胞の働きの副産物である代謝廃棄物を組織から排除するために常に働いてくれている。リンパ系は、腸から脂肪を吸収して全身を巡らせるほか、白血球をリンパ節に届けたり、そこから先に移動させたりして、感染症やがんとの闘いを助ける。

またリンパ管は、心臓につながる静脈にリンパ液を注ぐことを通して、免疫系と循環系をつないでいる。加工食品の多量摂取、低レベルの栄養素、運動不足は、リンパ系のバランスを崩し、関節炎、頭痛、消化器疾患、皮膚疾患、過体重、疲労の原因となる。リンパ系の機能が低下すると体液が滞留し、身体がむくんだり、だるくなったりする。

心臓は血液を拍動によって血管に送り込んでいるが、リンパ管が、肝臓と腎臓でろ過されることになる老廃物を含んだリンパ液を流すには、筋肉活動や呼吸といった外部からの動きが必要だ。

リンパの循環を改善する方法はたくさんある。たとえば、運動、リンパマッサージ、温冷シャワー、スチームやサウナの後に冷水を浴びること、乾布摩擦、大量の水分補給、深呼吸などはその例だ。もちろん、何を食べるかも重要である。「最強の不老長寿プログラム」は、循環系とリンパ系の両方を最適化するようにデザインされている。

システム7　構造系——筋肉、骨から細胞、組織まで

あなたは、何を使って健康と長寿の家を建てるだろうか？　もちろん、藁ではなく、レンガを使うだろう。**筋骨格系、つまり私たちが着ている「ミートスーツ」は、生活の質を決定する。**筋骨格系が弱く、関節炎を抱えていたり、虚弱だったりすれば、夕暮れに踊ることだろうが、孫たちと遊ぶことだろうが、やりたいことができなくなる。

ジャンクフードを食べていれば、筋肉や組織もジャンクになる。私たちがデザインされているとおりに身体を動かすこと、つまり、走ったり、持ち上げたり、ストレッチをしたりすることを怠ると、身体は徐々に弱って崩壊を始める。

あなたは自分の身体を、今日のアメリカ人の大部分と同じように、異性化糖と精白粉、腐った油で作られた身体にしたいだろうか、それとも最高の原材料、つまり最高品質のタンパク質と脂肪とビタミンとミネラルで作られた身体にしたいだろうか。

筋骨格は重要だ。それは、床に崩れて筋肉と骨の山にならないように、身体をまっすぐ立たせるためだけのものではない。あなたの身体のすべての部分には構造があるが、それと同時に機能もある。質の悪い部品でできている身体は、その機能も劣悪だ。筋肉の減少（サルコペニア）と骨の減少（骨減少症／骨粗しょう症）は、老化および加齢に伴う病気の大きな要因である。筋肉は代謝にとって肝心な部分だ。筋肉量が少ないと代謝が低下し、糖尿病、心臓病、がん、認知症、炎症性老化が進む。

筋肉を作り、身体に不可欠なシステムを動かすには、最高品質のタンパク質が必要だ。だが、すべてのタンパク質が同じというわけではない。**筋肉を作るのに最も適している食品は、他の筋肉、つまり動物性タンパク質である。**植物性食品からもタンパク質は摂れるが、その質は動物性タンパク質に劣り、新しい筋肉の合成に必要な主要アミノ酸、とりわけロイシン、イソロイシン、バリン、リジンからなる分岐鎖アミノ酸（BCAA）と含硫アミノ酸の含有量が少ない。[7] また、豆類やナッツ類などには、タンパク質の吸収を妨げかねないフィチン塩などの化合物が含まれていることがある。植物性タンパク質は筋肉に変えられるより、体内でカロリーとして消費されることが多い。

ヴィーガンの人は、特に年齢を重ねるにつれて、タンパク質が豊富な植物性食品の量を増やしたり、プロテインパウダーを加えたり、ＢＣＡＡを補給したりして、十分なタンパク質を確保する必要がある。[8] 肉の量を減らして、より多くの植物性タンパク質を摂りたい場合には、その両方を組み合わせれば、身体は植物性タンパク質を燃やすより、筋肉に活用するようになる。チリコンカンを思い浮かべよう！

科学は、筋力トレーニングと適切な品質のタンパク質を組み合わせれば、何歳になっても筋肉量を維持し、増強することができることを非常に明快に示している。 実のところ、年齢を重ねるにつれ、このことは単なるよいアイデア以上の意味を持つようになる。１００歳を超えても機敏で、強く、機能的で、活動的であり続けたいのであれば、絶対に欠かせないことだ。

そして、組織、筋肉、骨を作るために欠かせないビタミンやミネラルについても忘れないようにしよう。それらには、ビタミンD、ビタミンK、カルシウム、マグネシウムなどが含まれる。私のように怪我をした過去のある人は、幹細胞、エクソソーム、プラセンタマトリックス（治癒作用のある化合物を豊富に含んでいる）、オゾン、ペプチドなどを利用した再生医療（第11章で紹介する）が、損傷した関節や組織を再生・再構築するのに大いに役立つ場合がある。

だが、加齢のしかたを決定するのは筋肉や骨だけではない。細胞の健康状態もその鍵を握っている。細胞は何でできているのか？　それは、あなたが食べるものだ。

すべての細胞膜は、何千もの化学的伝達物質が細胞と交信するドッキングステーションで、脂肪から作られている。もしそれが「クリスコ」［アメリカで販売されている食用油脂］で作られるとすれば、硬くて柔軟性に欠け、不具合に満ちたものになるだろう。反対に、たとえばイワシ由来のオメガ3脂肪酸で作られたものなら、柔らかく、しなやかで、すべての細胞内情報伝達物質を受け入れることができるものになる。

腐った木やボロボロのレンガで家を建てることを想像してみてほしい。そんなことはしたくないだろう？身体だって、欠陥のある材料で作りたくはないはずだ。あなたに必要なのは、最高品質の脂肪だ。脳は60％までが脂肪でできており、神経細胞を覆う膜もすべて脂肪でできている。30兆個を超える細胞の1つひとつも、脂肪からなる小さな膜に包まれている。これほど大事な脂肪を、フライドポテトに含まれる酸化して傷んだ精製油で作りたいだろうか？

次に何かを口に入れるときには、それに含まれる不快な成分が長期にわたって身体の一部になっても構わないかどうか、自問してみてほしい。そうでないなら、食べないことだ。できる限り質のよい食材、つまりあなたのためになる食材を探そう。

「最強の不老長寿プログラム」は、健康な筋肉、骨、細胞を備えるための強固な土台作りをサポートする。


たった今、人体の世界の旅を終えたあなたは、人体がどのように機能し、正しく機能するためには何が必要で、どのようにすれば健康で生き生きとした長い人生を送ることができるのかを見てきた。人体の基礎を成す生物学的システムを探るこの旅では、すべてが複雑につながっている様子を垣間見たことだろう。身体の素晴らしさ、そして、私たちが食べる物、すること、どう生きるかということと身体との密接な関わりについて、ざっと理解してもらえたとしたら幸いだ。これらのシステムを最適化する方法の理解は、老化の典型的特徴に対処し、病気からの回復を果たし、老化を後戻りさせる鍵となる。それこそ、第Ⅲ部で紹介する「最強の不老長寿プログラム」の土台となるものだ。

第7章 不老長寿のための食事術

食物を汝の薬とし、薬を汝の食物とせよ。

——ヒポクラテス

あなたが口にする食べ物は、最も安全で効果の高い薬あるいは、最もゆっくり作用する毒のいずれかになる。

——アン・ウィグモア［ローフードの提唱者］

最も強力な不老術は「食生活」

健康でいるための基本原則は何千年も前から変わっていない。それらは残念なことに、ほぼ無視されている。だが、病気からの回復を果たし、健康寿命と寿命を延ばすこれらの原則に立ち戻ることは、どの年代からでも可能だ。

サルデーニャ島やイカリア島などで古くから実践されてきた長寿の原則は、私たちが健康で長生きするための枠組みを築くヒントをもたらしてくれる。また、長寿に関する新たな科学は、老化に対するより深い理解と、年を重ねるにつれて生物学的に文字どおり若くなる方法を授けてくれる。

これらの原則に従えば、病気を予防して寿命が延ばせるようになるだけでなく、若々しく、活力に富んだ生活が今すぐ送れるようになるだろう。

エクスポソームを最適化するには、機能性医学の基礎を成す根本的なライフスタイルの要因と取り組むことが重要になる。つまり、身体に備わるすべてのコア生物学的システムのバランスをとり、老化の典型的特徴の多くに対処する要因と取り組むことが必要だ。では、それらの要因とは何だろうか？

それは、**最適な栄養、運動と身体活動、睡眠とリラックス、ストレス管理、人間関係とコミュニティだ。**「最強の不老長寿プログラム」は、これらのパワフルなツールを活用することから始まる。目標達成には、これだけで十分な場合もあるが、重度の腸内微生物のバランスの乱れや有害物質の多量摂取、ホルモンバランスの乱れ、感染症、トラウマなど、より深い層の機能障害に対処するには、さらに多くの作業が必要になることもある。まずは、今すぐ使える最も強力なツールの1つを実践することから始めよう。それは「何を、どのように食べるか」だ。

不老のためのたった1つのシンプルな食事原則とは

最適な長寿食とは何だろうか？　ロマリンダ・ブルーゾーンにあるセブンスデイ・アドベンチスト教会の信者のようにベジタリアンになるべきだろうか。それとも、1900年代への変わり目に最も多くの百寿者を輩出していたプレーンズ・インディアンのようにバイソンを主食とする肉食派になるべきなのか。それは豆と穀物か、それとも肉と乳製品か。ヴィーガンになるべきか、パレオ・ダイエットをやるべきか？　ローフードか、レクチンフリーか？　フルータリアン［果物しか食べない人たち］か、ブレサリアンか［呼吸するだけで生きる人たち］？　低炭水化物食か、高炭水化物食か？　はたまた低脂肪食か、高脂肪食か？　ランチに何を食べようかと迷うのは、あなただけではない。小難しい栄養学がもたらした混乱に、イデオロギーに基づくダイエット戦争が加わった昨今の状況では、あきらめてドーナッツを食べたとしても無理はない。

私は、科学的にわかっていることとわかっていないことを明らかにし、あなたの身体や文化や信念に合った食べ方を選ぶ手助けをするために、数冊の本を上梓した。何を食べるべきかについてより深く知りたい方は、『ピーガン・ダイエット』と『食べ物――一体何を食べたらよいのか』［いずれも未邦訳］をお読みいただきたい。

健康と長寿をかなえる食生活の基本原則自体については議論が紛糾しているわけではなく、「**食物を摂ろう。多すぎないように。主に植物を**」というマイケル・ポーランの簡潔な金言に要約される。もう少し詳しく検討しよう。

まずは、本物の食べ物を摂る必要性だ。超加工された食物類似物質ではなく、近代農業に改悪されていない食物を食べること。次は、食べ過ぎないようにすることだ。こちらのほうは、本物の食べ物を摂ることより簡単で、タンパク質、脂質、食物繊維、ビタミン、ミネラル、植物性栄養素などの身体に必要な栄養素をすべて含むものを適量食べればいい。

主に植物を食べるべき理由は、**植物には寿命を延ばす薬効のある植物性栄養素が何千種類も含まれている**からだ。それら以外については、もう少し複雑で微妙な話になってくる。何を、いつ、どのくらいの頻度で食べればいいのだろう？　年齢を重ねるにつれて、必要な栄養素は変わってくるのだろうか？

第4章の、老化の典型的特徴の1つである栄養感知経路の説明のなかで、長寿スイッチをオンにするための食事法について見てきたが、これらの原則は、「最強の不老長寿食事法」に組み込まれている。

食事術で7つのコア生物学的システムを最適化する

病気を予防・治療し、それから回復するため、そしてさらに重要なことに、健康を生み出すためにとることができる最高の介入手段は食べ物だ。食べ物はあなた独自の薬局だと考えよう。それも文字どおりに。食べ物は薬のようなものではない。食べ物はまさに薬なのだ。

食べ物は素晴らしく複雑な方法で身体の生物学的仕組みに働きかける。その効力は、医薬品よりはるかに強力なことが多い。だが、すべての病気や症状に効く薬がないように、すべてに効く食べ物もない。食べ物は、身体に備わるあらゆる機能を調整する情報、つまり第6章で説明したコア生物学的システムのすべてを調節する情報だ。それはリアルタイムで働き、すぐに結果を出す。

個々のシステムをサポートするためには、どのような食べ物が健康に役立ち、どのような食べ物が害になるかを知ることが重要だ。ではこれから、7つのコアシステムを再構築してバランスをとるための食事戦略を見ていこう。

最適化1　腸の悪玉菌のエサを減らし、善玉菌のエサを増やす

あなたの中にある微生物の魔法の王国、すなわちマイクロバイオームは、身体の最も重要な器官として、身体の生物学的仕組みのあらゆる機能を指揮している可能性があることが判明した。正しい食べ物があなたの内なる庭を健康に保つ一方で、間違った食べ物は大混乱を引き起こす。そうした食べ物は、炎症やリーキーガットを引き起こす細菌といった、好ましくない悪玉菌のエサになることが少なくない。

悪玉菌は、善玉菌のエサとなる食べ物が足りないことと、悪玉菌のエサとなる食べ物が多すぎるという2つの理由から繁栄する。**最大の犯人はグルテンだ。**ハイブリッド小麦［2つの異なる品種を掛け合わせて作られた品種］である現代の矮性小麦は、古代小麦よりはるかに多くの炎症性タンパク質を含み、リーキーガットを引き起こす。

グルテンに過敏ではない人でも、グルテンをたくさん食べると腸の働きが乱れる傾向がある。現代の小麦の多くには、収穫時に除草剤のグリホサートが散布されていることについては言うまでもない。[1]発がん性物質であることが知られているグリホサートは、マイクロバイオームも破壊するのだ。疾病予防管理センターが行った大規模な全国調査では、尿からグリホサートが検出されたアメリカ人の割合は80％以上に及んでいた。[2]

腸を破壊する物質のリストで次に挙げられるのは、デンプンと糖だ。あなたと同じように悪玉菌もこれらの食べ物が大好きなため、有害な細菌やイースト菌の過剰繁殖が促進される。これは望ましいとはとても言えない状況だ。そして、例の「フードベイビー」を引き起こすため、食後にお腹が膨れたり、みじめな気分になったりする。

また、**脂肪の種類によって、腸が受ける影響が異なる**ことも判明している。不適切な種類の脂肪は問題を引き起こす。精製油（カロリーの約10％を占める）は、代謝性内毒素血症と呼ばれる症状を誘発する。つまり、代謝が悪玉菌の有害な副産物に毒されて、肥満や2型糖尿病が引き起こされるのだ。[3] 一方、オメガ3脂肪酸は、逆の作用をもたらす。すべては、食品に含まれる情報にかかっているのである。

次に問題なのが添加物だ。**最悪の物質の一部は、大部分の加工食品に含まれている、カラギナンやガムといった増粘剤や乳化剤**だ。これらはリーキーガットや自己免疫疾患の原因となる。[4]

消化器官を破壊する薬について触れなかったら、怠慢と言われてしまうだろう。**最悪なのは、胸焼けや胃酸の逆流に使われる薬だ。**これらの症状は、ほとんどの場合食生活によってもたらされるが、ときおりピロリ菌と呼ばれる細菌が原因であることもある。

プリロセック［一般名オメプラゾール］、プレバシド［一般名ランソプラゾール］、ネキシウム［一般名エソメプラゾール］などの胃酸抑制薬は、胃の中で胃酸の産生を止める。それにより、B_{12}、亜鉛、マグネシウムなどの栄養素の吸収が妨げられるだけでなく、小腸の悪玉菌の過剰増殖や過敏性腸症候群が引き起こされてしまう。1つの問題を解決することが、別の問題を引き起こしてしまうのだ！

抗生剤、ステロイド剤、ホルモン剤、避妊薬、抗炎症剤（アドビル［一般名イブプロフェン］、アリーブ［ナプロキセン系薬］、アスピリンなど）といった他の薬物も、悪玉菌やイースト菌の増殖、リーキーガットを引き起こす。

では、善玉菌にエサを与えるにはどうしたらよいのだろうか？　**善玉菌は、食物に含まれている食物繊維をむしゃむしゃ食べる。**これらのエサは、プレバイオティクス［腸内の有用菌の働きを助ける物質］と呼ばれる。

野菜、果物、ナッツ、種子、全粒穀物、豆類などの食物繊維が豊富な食品は、内なる庭を健康的に保つのに役立ってくれる。アボカド、アーティチョーク、アスパラガス、ベリー類、エンドウ豆、チアシード、ピスタチオなどの食品には、とりわけプレバイオティクス繊維が豊富に含まれている。ザワークラウト、ピクルス、テンペ、味噌、納豆、キムチといった伝統的な発酵食品などのプロバイオティクス［身体に有益な効果をもたらす生きた微生物］が豊富な食品も、腸を健康的に保つのに役立つ。

マイクロバイオームをめぐるエキサイティングな発見の中に、植物に含まれるカラフルな植物性栄養素であるポリフェノールの役割に関するものがある。**善玉菌はポリフェノールが大好きで、それをエサにし、その見返りに私たちの身体を保護してくれる**のだ。たとえば、そうした善玉菌の1つであるアッカーマンシア・ムシニフィラは、クランベリー、ザクロ、緑茶が大好きだ。

この菌がたくさん存在すると、腸内に保護粘液層が作られるため、リーキーガット、自己免疫疾患のみならず、心臓病や糖尿病までをも予防することができる。さらにこの菌は、免疫療法などの特定のがん治療にも不可欠であることが判明している。[5] がん治療の鍵の一部は、アッカーマンシア・ムシニフィラにエサを与えることにあるかもしれない。

消化器系を順調に機能させ、障害から治癒させるには、亜鉛、オメガ3脂肪酸、ビタミンA、グルタミンなどの他の栄養素も必要だ。コラーゲンを含むボーンブロス［骨からダシをとったスープ］や、日本で塊根の部分が食用に使われる葛《くず》も健全なマイクロバイオームをサポートする。

最適化2　免疫システムを正常化する食物を摂る

私たちの免疫システムは完璧なバランスを保とうとする。少々の免疫活性化は有益だが、多すぎるとマイナスに働く。炎症の原因には、有害物質、アレルゲン、感染症、ストレスなどもあるが、大部分の人にとっては、食べ物が原因であることが最も多い。

ここで簡単なおさらいをしよう。糖とデンプンは血糖値を急上昇させ、それによりインスリンが急上昇する。インスリンは、糖やデンプンを腹部や内臓の周囲にある脂肪細胞と呼ばれる細胞に蓄積させる。この脂肪が過剰に蓄積した細胞は、代謝やホルモンを混乱させ、大々的に炎症を引き起こす。

アルコール依存症の人が酔うためにどんどん多くのアルコールを必要とするように、糖やデンプンを摂取すればするほど、インスリンの作用に抵抗する力を克服するために、さらに多くのインスリンが必要になる。インスリンがさらに増えると、脂肪もさらに蓄積され、炎症もさらに増える。

そして糖は、炎症を促進する一方で、感染に対する免疫反応も抑制し、マイクロバイオーム内の悪玉菌を増殖させる。その結果は、リーキーガットとさらなる炎症だ。

脂肪も、もう1つの炎症の引き金である可能性がある。科学的にはまだ議論のあるところだが、加工食品の量が大幅に増えたことで、オメガ6脂肪酸を多量に含む精製油の摂取量も増えてきた。

オメガ6脂肪酸は必要だが、摂り過ぎはよくない。かつて狩猟採集民だった頃、私たちはオメガ6脂肪酸をナッツや種子などの植物から摂取していた。工業的に生産され、溶剤で抽出され、熱処理された大量の酸化油から摂取していたわけではなかったのだ。

さらに私たちは、魚介類を除き、オメガ3脂肪酸を含む大部分の食品を排除してきた。鍵となるのはバランスだ。オメガ6脂肪酸を摂り過ぎると、オメガ3脂肪酸の抗炎症作用が阻害されて、炎症が引き起こされる可能性がある。[6]

オメガ6脂肪酸は、ナッツや種子などの自然食品から、または精製されていない植物油から摂るのが最適だ。そして、**天然の小魚からオメガ3脂肪酸を摂ることも忘れないようにしよう。**集団研究では、オメガ6脂肪酸を自然食品から摂っている人々は、総合的に健康状態が良好であることが示されている。豆類、ナッツ類、種子類は食べるものの、食物油にはエキストラ・バージン・オリーブオイルしか使わず、他の精製油は口にしないサルデーニャやイカリアの人々は、その例だ。

食物過敏症や食物反応は、炎症のもう1つの主要な引き金となる。それらは、ピーナッツアレルギーのような本当のアレルギーに比べて、より微妙で全身的な炎症を引き起こし、症状の診断も難しい。反応を引き起こす最も一般的な食品は、グルテン、乳製品、穀物、豆類、大豆、卵、ナッツ類、種子類、ナス科の植物だ。

腸を治癒させれば、反応を抑えたり、なくしたりすることができる。それこそ、炎症性疾患を持つ人にとって除去食がパワフルなツールとなる理由だ。そしてそれは、私が『血糖ソリューション——10日間デトックス・ダイエット』〔未邦訳〕を上梓した理由でもある。このプログラムは、数千人に及ぶ患者がさまざまな疾患から治癒するのを助けることになった。

もしあなたが炎症を起こしているのであれば（炎症を抱えているかどうかを調べるには、第13章を参照）、炎症の程度に応じて、このプログラムを10日間から3カ月間行うことにより、多大な健康上の恩恵を手にすることができるだろう。1000人以上を対象にしたこの食事法の臨床試験では、わずか10日間であらゆる病気の症状が平均70％近く軽減している。

グッドニュースは、**自然界に存在する、最も優れた抗炎症化合物の1つは、植物性食品に含まれるポリフェノールである**ということだ。それらの化合物を見つける最良の方法は、虹のへりの色、つまり赤、橙、黄、緑、紫色の色鮮やかな植物性食品を探すことだ。エキストラ・バージン・オリーブオイルは、きれいな緑色をしており、オレオカンタールを含んでいる。オレオカンタールは、イブプロフェンに似た抗炎症作用を持つが、副作用は一切ない。

ターメリック、ショウガ、ローズマリーなどのスパイスは、抗炎症作用の発電所だ。肉をこれらのスパイスと一緒に調理すれば、潜在的な炎症がすべて中和される。[7] **キノコ類は免疫システムを調整するだけでなく、抗がん化合物を含んでいる。**また、ビタミンC、亜鉛、セレン、ビタミンDが豊富な食品は、免疫力を強化し、炎症速度を低下させる。というわけで、**エビと亜麻仁（亜鉛）、ライム汁とコリアンダー（ビタミンC）、卵（セレンとビタミンD）とポルチーニ茸（ビタミンD）からなるディナーは、最高の免疫食ということになる。**

これらすべての食材を一緒に摂ることはないかもしれないが、コツはおわかりいただけただろう！

最適化3　ミトコンドリアが喜ぶ食べ物と休息を与える

ミトコンドリアはハイブリッドエンジンのようなもので、脂肪と炭水化物という2つの燃料源で動く。私たちの多くは、クリーンな燃料の脂肪ではなく、燃焼効率が悪く、きれいに燃えない炭水化物で代謝エンジンを動かしている。

トランス脂肪酸や酸化した油（特に揚げ物から来る）などの悪い脂肪は、ミトコンドリアに害を与える。

ケトンと呼ばれる脂肪やMCTオイル（中鎖脂肪酸トリグリセリド油）などは、ミトコンドリアの修復、再生、再構築を助ける燃料として好ましい。とりわけMCTオイルは、ミトコンドリアにとって優れた燃料源だ。未精製のココナッツオイルにはMCTが含まれているが、MCTオイルそのものを別途購入することもできる。運動前に摂取すると、きれいに燃焼して、パフォーマンスを高めてくれる。

ミトコンドリアには適切な燃料が必要だが、それを適切なタイミングで与えることもまた重要だ。**問題は、私たちが昼も夜も食べ続け、身体の生物学的な仕組みに十分な休息を与えていないことにある。**細胞はこの休息を得て、老廃物を除去し、古いパーツをリサイクルして新たな細胞を作り、抗酸化システムと抗炎症システムを活性化させ、有害な内臓脂肪を除去し、筋肉と骨を増強し、脳の機能を強化する（それにより次の食物を探すことができるようになるわけだ！）。

最高の食物と最高のタイミング（第14章参照）を組み合わせれば、あらゆる治癒メカニズムが活性化され、ミトコンドリアと人生をスーパーチャージすることができる。これこそが健康的な加齢を手にする鍵だ。

ミトコンドリアがエネルギーを生み出すには、特定の栄養素が必要だ。それらには、ビタミンB群、コエンザイムQ10、カルニチン、亜鉛、マグネシウム、セレン、オメガ3脂肪酸、リポ酸、N-アセチルシステイン、ビタミンE、ビタミンK、硫黄などが含まれる。**ブルーベリー、ザクロの種、牧草で育てた牛の肉やその乳で作ったバター、ブロッコリー、イワシ、エキストラ・バージン・オリーブオイル、アボカド、アーモンドなどは、ミトコンドリアを活性化させる脂肪と植物性栄養素の宝庫だ。**

ミトコンドリアに適切な栄養を与えること、つまりきれいに燃焼する燃料を使い、糖とデンプンを避け、良質な脂肪を増やし、主要栄養素の最適なレベル[8]を保つことを学べば、代謝がチューンアップできる。[9]そしてこれを食事時間制限食やファスティング（第14章参照）などによるミニブレイクと組み合わせれば、健康、活力、長寿にパワフルな若返り効果をもたらすことができるだろう。

最適化4　解毒プロセスを機能させるための水・食物繊維・肝臓サポート食

身体の解毒プロセスは、加工食品、糖、デンプン（そう、これらの犯人は体内のあらゆるシステムの混乱に関与しているのだ）および環境有害物質の過剰摂取によって妨げられかねない。また、最適に機能するには、さまざまな食品、ファイトケミカル、タンパク質、ビタミン、ミネラル、食物繊維、水が必要だ。

残念なことに、私たちの身体は有害廃棄物のゴミ捨て場と化してしまっている。産業革命以来、環境には8万4000種類の化学物質が導入されてきた。そのうち安全性が確認されているのは1％にも満たない。これらの化学物質は、炎症や酸化ストレスを引き起こし、ミトコンドリアにダメージを与え、腸の働きを乱し、ホルモンバランスを崩し、解毒システムに過剰な負荷をかけている。

私たちは毎年約2・3キログラムもの食品添加物を身体に取り込んでいるうえ、[10] 農薬や除草剤を食品から、水銀を魚から、ヒ素や毒素を水から摂取している。さらに、アルコールと、タイレノール［アセトアミノフェン製剤の商標名］（この薬は体内の主要解毒物質であるグルタチオンを減少させる）や他の薬物が少し加われば、身体の解毒プロセスは追いつかなくなり、毒物過多の状態に陥ってしまう。

幸いなことに、食べ物には、老廃物を体外に排出するために身体が必要とする成分がほぼすべて含まれている。**水分を十分に摂れば、腎臓と腸は老廃物が効果的に排出できるようになる。食物繊維は、結腸内で老廃物を素早く移動させる。**

肝臓は、食事に含まれる植物性栄養素のサポートを必要としている。**肝臓の解毒経路を最も促進する食品群は、体内に存在する最も強力な抗酸化物質であるグルタチオンの生成を促進する硫黄化合物を含むアブラナ科の野菜（ブロッコリー、コラード、ケール、キャベツ、芽キャベツなど）だ。**ニンニクとタマネギにも、解毒に必要な硫黄化合物が含まれている。

肝臓が解毒に必要なすべての化学反応を促進するためには、動物性タンパク質、魚介類、ナッツ類、種子類、緑黄色野菜に含まれるB_1、B_2、B_3、B_6、B_{12}、葉酸、マンガン、マグネシウム、亜鉛、セレンが十分な量で存在することも必要だ。ハーブやスパイスに含まれるさまざまなファイトケミカルも肝臓の解毒を助ける。たとえば、ウコンに含まれるクルクミンは解毒を助け、炎症を抑える。[11]

健康的に解毒を行うには、タンパク質由来のアミノ酸が十分にあることが不可欠だ。緑茶はスーパー解毒剤だ。日本人が寿司に含まれる高濃度の水銀を解毒できているようなのも、そのおかげかもしれない。なぜなら、緑茶は重金属をキレート（結合）するからだ。ローズマリー、ショウガ、コリアンダー、タンポポの若葉、パセリ、レモンの皮、クレソン、ゴボウ、アーティチョークなどもみな、定期的な摂取が求められるパワフルな解毒食品である。

良質のタンパク質、植物性栄養素、ビタミンとミネラルの豊富な食品を、たくさんの食物繊維と新鮮でクリーンな水とともに摂れば、解毒システムが活性化し、有害物質の量を低く抑えることができる。

最適化5　ホルモンバランス最適化のための食事

老化を加速させ、老化の病を引き起こす原因を1つだけ挙げるとすれば、それは糖とデンプン（特に小麦粉）、およびその結果として生じる代謝の混乱とインスリン抵抗性だ。何度も聞かされてうんざりしているかもしれないが、糖と小麦粉の除去は、健康を向上させて寿命を延ばすためにとることのできる最大の手段であり、それはホルモンや神経伝達物質だけでなく、他のあらゆるコアシステムにも好影響を与える。

女性はホルモンバランスを整えることに特に注意を払う必要がある。なぜなら、私たちが暮らす世界はホルモンを攪乱する物質に満ちており、それが更年期障害、月経前症候群、女性のがんの誘発や悪化を招き、過剰なエストロゲンを分泌させるからだ。

糖分の摂りすぎや、食物繊維の少ない食事、栄養不足、アルコール、外因性エストロゲン（殺虫剤、プラスチック、エストロゲンを模倣する環境化学物質など）、ストレス、運動不足はみな、ホルモンバランスを乱す原因になる。女性は、非遺伝子組み換えの伝統的な大豆で作られた味噌、納豆、テンペ、豆腐などの食品、亜麻仁、アブラナ科の野菜、そして食物繊維を多く食事に取り入れると効果が得られる。

私たちが食べる物は、甲状腺機能にも影響を与える。**甲状腺機能の低下は、グルテン、生のケールのスムージーの飲み過ぎ（生のアブラナ科の野菜は甲状腺機能を阻害するため）、亜鉛、セレン、ビタミンD、ヨウ素の少ない食生活が引き金になることがある。**そのため、食生活に亜鉛（肉類、種子、ナッツ）、セレン（イワシ、ブラジルナッツ）、ビタミンD（卵黄、ポルチーニ茸、ニシン）、ヨウ素（海藻、魚）を豊富に含む食品を加えれば、甲状腺機能を最適化することができる。

脳と神経伝達物質も、食生活から大きな影響を受ける。今では、脳機能に影響を及ぼす食物の力を認識する、まったく新たな精神医学分野が確立されており、スタンフォード大学には代謝精神医学科が、ハーバード大学には栄養・生活習慣精神医学科がある。食生活の変化が認知症に与える影響を実証した研究も少なくない。[12]

ケトジェニック食事法は、アルツハイマー病患者の認知機能と機能を改善することが示されているし、[13]ハーバード大学の精神科医らは、ケトジェニック食事法により、統合失調症を寛解させている。[14] 糖分やデンプン質の多い加工食品を自然食品に置き換えるだけで、うつ病の治療に効果が出ることを示す研究もある。実際、これは対照群が摂り続けていたSAD《かなしみ》食（Standard American Diet、標準的なアメリカの食事法）に比べて、うつ病の治療に400％も効果があることが示された。[15] もしかしたら私たちは、自然食品に基づく食事法をGLAD《よろこび》食と名付けるべきかもしれない！

クリントン元大統領の言葉を借りて言うと、結論はこうだ。「糖のせいなんだよ、おバカさん」

最適化6　血管・リンパ管を機能させる食事

循環系とリンパ系からなる輸送システムは、組織由来の代謝廃棄物を取り除いたあと、肝臓と腎臓に浄化させるために血液とリンパ液を心臓に戻す。血管とリンパ液の流れの機能障害を引き起こし、心臓病を促進するものは何だろう？　もうおわかりだろう。工業化され、加工され、デンプンと糖と高度に精製された脂肪に満ちた、炎症を引き起こす現代の食生活だ。それは保護的な薬効のある食べ物に乏しい。ファストフードを1回食べただけでも、血管にダメージが及ぶ。[16]

だが、その悪影響の多くは、植物性栄養素[17]や抗酸化物質[18]を摂取することで相殺可能だ。そもそも、**植物性栄養素を豊富に含む栄養価の高い自然食品を食べていれば、血管に対するダメージは未然に防ぐことができる。**[19]

血管の健康に重要なもう1つの食品は、一酸化窒素を増加させる食品だ。一酸化窒素は血流を増やすからだ。**体内で一酸化窒素を生成するには、アミノ酸のアルギニンが必要で、最適な食材には、カボチャの種、ゴマ、クルミ、アーモンド、七面鳥の胸肉、大豆、海藻などがある。**また、**天然の魚から摂るオメガ3脂肪酸は、内皮機能（血管の内壁の機能）を改善し、危険な血栓を防ぐのに役立つ。**[20] **オリーブオイルに備わる心臓に対する効果は、ポリフェノールの内皮機能に対する作用と血管の炎症を抑える作用から来ている。**[21]

高血圧は心臓発作、心不全、脳卒中、腎不全を引き起こす。だが、高血圧を導くものは何なのだろうか？遺伝、食塩感受性、環境汚染、重金属なども要因の1つだが、大部分の人にとって、高血圧を引き起こす原因はインスリン抵抗性だ。腹部に脂肪がついている人は、それが高血圧を引き起こしている可能性が高い。また、およそ40％に及ぶアメリカ人と同じように、マグネシウムが不足している人もいるだろう。[22] マグネシウムが足りないと高血圧になる理由は、マグネシウムは血管を弛緩させる物質であるからだ。**ストレス、アルコール、カフェイン、糖はみな、マグネシウムを枯渇させる。マグネシウムは、ナッツ類、種子類、豆類、緑黄色野菜など、私たちがもっと摂るべき食品に含まれている。**

心臓は血管を通して血液を送り出すが、リンパ管が老廃物を浄化したあとのリンパ液を心臓に送り戻すには、身体動作、筋肉の活動、呼吸が必要だ。リンパ液の循環を改善する方法はたくさんあり、詳しくは第17章で説明するが、何を食べるかも重要である。

リンパ系の機能を損ないがちな犯人は、加工食品、乳製品、糖、甘味料、過剰な塩分だ。一方、**リンパ機能の改善に役立つ食品もたくさんあり、それらには、緑色の葉物野菜、フラックスシード粉（アマニ粉）、チアシード、アボカド、ニンニク、ナッツ類、海藻、柑橘類、クランベリーなどが含まれる。**エキナセア、オウギ、コリアンダー、パセリなど、ファイトケミカルが豊富なハーブも効果がある。

最適化7　筋肉を作るのに最適な食事

新しい細胞、臓器、組織、皮膚、筋肉、骨、脳細胞などは、何もないところから突然生まれるわけではない。それらの原材料は食べ物だ。身体の構造が、どれだけ丈夫で、どれだけよく機能するかは、私たちが口に入れるタンパク質、脂肪、ミネラルなどの構成要素にかかっている。

炭水化物は必須栄養素ではないと聞くと驚かれるかもしれない。にもかかわらず、私たちが実践している欧米型の加工食品に満ちた食生活の50〜60％は炭水化物が占め、それらの大部分は低品質の精製デンプンや糖からなる。

炭水化物が私たちの構造にとって必須でないというなら、それらはどこに行くのだろう？　一部は燃焼されるが、大部分は危険な病気の原因となる内臓脂肪となり、老化の典型的特徴を引き起こす。

質の悪い部品からできている身体は、機能の劣った身体になる。筋肉の減少と骨の減少は、老化や加齢に伴う病気の大きな要因だ。筋肉は代謝が行われる場所であり、筋肉量の低下は代謝の低下、さらにはもっと悪いことを引き起こす。脂肪がサシのように入った質の悪い筋肉は、糖尿病、炎症、そして老化を招くのだ。

身体は、重要な分子のほとんどをタンパク質から作っている。だが、すべてのタンパク質が同じというわけではない。**筋肉を作るのに最適なタンパク質は、ほかの筋肉、つまり動物性タンパク質だ。**

確かに、タンパク質は多くの植物性食品にも含まれているが、その質は同じではなく、身体が新しい筋肉を作るために必要な必須アミノ酸、特にロイシン、イソロイシン、バリン、リジン、含硫アミノ酸などの分岐鎖アミノ酸（ＢＣＡＡ）の含有量は、動物性タンパク質に含まれている量より少ない。[23]

また、豆類やナッツ類などの植物性タンパク質には、タンパク質の吸収を悪くするフィチン酸塩などの化合物が含まれている（ただし、豆やナッツ類を避けるべきだという意味ではなく、適切なバランスが必要だということだ）。

ヴィーガンの人は、とりわけ年齢を重ねるにつれて、タンパク質が豊富な植物性食品の量を増やしたり、プロテインパウダーを加えたり、ＢＣＡＡをサプリメントで補ったりして、分岐鎖アミノ酸を確実に摂取する必要がある。[24]

そして、ビタミンD、ビタミンK、カルシウム、マグネシウム、ホウ素などの、組織、筋肉、骨を作るのに必要なビタミンやミネラルを摂ることも忘れないようにしよう。

「ストレスを受けた植物」を食べると、不老長寿に近づく

ロックフェラー財団は、植物界に存在する何万種類もの潜在的に有益な薬効を持つ分子であるファイトケミカルの周期表を作成することに2億ドルを投じている（foodperiodictable.orgを参照）。**これらの植物分子には、病気の予防と回復、そして寿命を延ばす可能性を秘めた強力な医薬品が封じ込められている。**

なぜ植物が私たちの健康を気遣ってくれるのかといぶかる人もいるかもしれないが、植物はそんなことをしているわけではない。これらの分子は、植物自身の防御、保護、コミュニケーションシステムの一部であり、その多くは、捕食者を遠ざけ、過酷な環境や、紫外線などの危険に対するストレス耐性を作り出すため

にデザインされた毒だ。

これらの化合物は、野生の植物に最も多く含まれ、次にリジェネラティブな方法で育てられた野菜、有機野菜の順に多く含まれている。

一方、収穫量、デンプン含有量を増やすため、そして干ばつや殺虫剤、除草剤への耐性を高めるために工業的に栽培された野菜、穀物、豆類には、ごく微量しか含まれていない。そのような作物は、糖分が多く、タンパク質が少なく、ビタミン、ミネラル、ファイトケミカルもはるかに少ない、風味に欠けたものになる。

これらの化合物（アルカロイド、ポリフェノール、テルペンなど）は、多量だと毒になるが、少量を摂取した場合には、私たちの身体のシステムに有益なストレスを少量もたらす。このストレスはホルミシスと呼ばれるもので、ファスティング、サウナ、冷水浴、運動などでも起こる現象だ。私たちを殺さないものは、私たちを強くするのである。

ホルミシスは、私たちに備わっている治癒システムの活性化に欠かせない。ホルミシスについては、第10章でさらに詳しく見ていくことになるが、**ストレスを受けた植物を食べると、私たちの身体は、健康と長寿のための経路を最適化することによってそれに反応する**ことを知っておこう。

幸いなことに、食品が持つほんとうの風味（工業的食品システムによって添加された香料とは異なるもの）は、常に植物や動物に備わるファイトケミカルの量に比例する。小粒の野生イチゴには、はじけるような風味があり、老化を逆転させるファイトケミカルのフィセチンが豊富に含まれている。大きくて、つぶれにくく、デンプン質の多い、工業的に生産されたイチゴは、見た目はよくても味は淡泊だ。有機農産物には、従来の方法で生産された農産物より10～50％も多くのファイトケミカルが含まれている。[25]

ストーン・バーンズ農場に併設されたレストラン「ブルー・ヒル」の有名なオーナーシェフであるダン・バーバーは、野菜の風味の探求に乗り出したとき、現代の作物では品種改良によりそうした風味の多くが失われてしまったことに気づいた。そこで、新たなバージョンの作物を作り出すために「ロー・セブン・シード・カンパニー」を設立し、野菜を野生種や古い系統の状態にほぼリバース・エンジニアリングすることによって、より風味豊かな品種を生産している。その副次的効果として、彼は野菜のファイトケミカルの含有量を向上させることになったのだった。

私たち人間は生物学的に見ると怠け者だ。生化学と生理学にある重要なギャップを埋めるため、進化の過程で、これらの化合物の力を借りてきた。こうした化合物を少量摂取すれば、身体のシステムにはほとんど問題を生じさせずに、穏やかに修復、治癒、長寿を促し、人生のストレスに直面したときの回復力を養うことができる。

果物や野菜から摂取するファイトケミカルが不足しても、壊血病やくる病といった真の欠乏症にはならないかもしれないが、長期的な不足は慢性疾患や寿命の短縮という形で現れる。力強く生き、治癒と長寿の経路を活性化するためには、これらの化合物が必要だ。

植物と人間のこの関係をゼノホルミシス（異種ホルミシス）またはファイトホルミシス（植物ホルミシス）と呼ぶ人もいるが、私はこれをシンバイオティック・ファイトアダプテーション（共生的植物適応）と名付けたい。すべての栄養学者が唯一同意しているのは、健康と長寿は食事に含まれる果物や野菜の数に直接結びつくということだ（ただし、フライドポテトやケチャップはカウントされない！）。

野菜・果物に含まれる不老長寿の「ヒーロー」とは

カロリー制限、ファスティング、運動について見てきたように、ファイトケミカルは、オートファジー、DNA修復、強力な抗酸化酵素などの重要なプロセスを活性化または抑制することにより、老化から私たちを守る一連の反応を引き起こす。ファイトケミカルは小さなストレスを生み出し、それが身体を刺激することにより、ストレスに抵抗するシステムが活性化される。

植物に含まれるアルカロイド、ポリフェノール、テルペノイドや、菌類に含まれる多糖類などのファイトケミカルは、これまで述べてきた経路、すなわち、栄養感知メカニズム、mTOR、インスリンシグナル伝達経路、サーチュイン、AMPK、そして私たち自身に組み込まれた抗酸化防御システムなどを通して作用する。また、腸内環境を向上させ、リーキーガットを防ぎ、善玉菌のエサとなり、腸内細胞の重要なエネルギー源である短鎖脂肪酸の産生を増加させることによっても機能するようだ。

短鎖脂肪酸はまた、吸収されると、全身性の炎症を軽減する。[26] ブロッコリーに含まれるスルフォラファン[27]や緑茶に含まれるポリフェノールの一種であるエピガロカテキンガレート（EGCG）[28]などの一部のファイトケミカルは、私たちの身体に備わる抗酸化酵素の産生をオンにするNrf2と呼ばれる経路を活性化することにより酸化ストレスを軽減する。

また、ヒトの精子細胞内だけでなく、キノコ類、熟成チーズ、大豆（特に納豆）にも含まれ、栄養補助食品としても利用されているポリアミン［分子内にアミノ基を2つ以上含む脂肪族化合物の総称］のスペルミジンが、マウスやヒトの寿命を延ばすという実験結果もある。[29]

長いこと私たちは、果物や野菜を食べることの恩恵は、植物に含まれる抗酸化物質のおかげだと考えてきた。だが今や、ヒーローはファイトケミカルであることが判明したのである。

体内では酸化の精妙な駆け引きが繰り広げられている。多くの重要な細胞のプロセスを調整するには、酸化が少し必要だが、多すぎるのはよくない。また、抗酸化物質の過剰摂取は悪影響を及ぼす可能性がある。

ファイトケミカル豊かな食生活は、全体的な死亡率を下げ、心臓病、認知症、がんを減少させる。現代的な食生活においてポリフェノールを最も含む食品の1つとなっているコーヒーは（その大きな理由は、野菜を十分に食べていないからだが）、死亡率の低下と関連づけられている。[30] それについては、多量のファイトケミカルが自然に含まれている地中海式食事法も同じだ。[31]

ベルベリン、クルクミン、フィセチン、ケルセチン、レスベラトロール、オオアザミ由来のシリビニンなど、多くの植物や菌類の化合物は、酵母、線虫、ミバエ、げっ歯類などのモデル生物において、寿命や健康寿命を延ばしている。

要するに、これらのファイトケミカルは、健康を促進するパワフルな長寿パンチ力を備えているのだ。

column

世界最強のスーパーフード「ヒマラヤ韃靼《だったん》ソバ」とは？

新たに再発見された古代のグルテンフリー穀物（実際には花）であるヒマラヤ韃靼《だったん》ソバは、ヒマラヤ山中の寒冷地で、痩せた土壌と乏しい水という厳しい条件のもとに育ち、非常に多量のファイトケミカルを産生することによって生き延びている。[32]

132種類以上の植物性栄養素のみならず、他のどんな穀物製品よりも多くビタミンとミネラルを含んでいるこのソバは、世界最強のスーパーフードと言えるかもしれない。このソバには、ケルセチン、ルテオリン、そしてホバミン(2-ヒドロキシベンジルアミン、別名2-HOBA)と呼ばれる、自然界では今のところ他の食物では発見されていない、年齢を逆転させる稀なファイトケミカルが多量に含まれている。

このファイトケミカルは、免疫系とミトコンドリアの若返りプロセスというユニークな形で老化に作用する可能性がある。[33] 韃靼ソバのファイトケミカルを、サプリメントや、ソバ粉パンケーキ、そしてソバそのものとして活用すれば、免疫システムのリセットや、ミトコンドリアの機能改善に役立つだろう。

ある善玉菌のおかげで腸が一気に健康になった

2016年、感染した歯根管の治療のために抗生剤を摂取した私の腸はめちゃめちゃになった。クロストリジウム・ディフィシル感染症という命にかかわる病気を発症し、それがまた本格的な大腸炎を引き起こしたのだ。私が通常やっていた腸内環境の修復トリックは通用しなかった。マイクロバイオームに対するポリフェノールの真の力を見出したのは、その時である。

食生活に含まれるファイトケミカルの恩恵を受けているのは私たち人間だけではない。**腸内に何兆もいる微生物も、適切なファイトケミカルを与えられると元気になる。**重度のリーキーガットを発症した私のマイクロバイオームでは、アッカーマンシア・ムシニフィラという重要なキーストーン種のレベルが低くなっていた。この善玉菌は、リーキーガットから私たちを守るために必要な、腸の内壁を覆う粘液層に関与している。この菌の好物は、クランベリー、ザクロ、オリーブ、ウチワサボテン、緑茶だ！　**この1種の細菌の増殖を刺激するだけで、体重、酸化ストレス、腸と肝臓の炎症が減少し、インスリン感受性が改善することが判明している**[34]。この菌は非常に重要で、その量が少ない人は、がん治療における偉大な進歩の1つである免疫療法に反応しない可能性がある。

腸を健康に保ってくれる化合物はほかにもある。レスベラトロールはリーキーガットを防ぎ、ディスバイオーシスからの回復を助ける。ケルセチンと朝鮮人参にも同じ効果がある。

マイクロバイオームにファイトケミカルを与えれば、美しい共生関係が生まれる。それにより微生物が繁殖し、善玉菌がウロリチンAのような、私たち自身の健康を増進してくれる治癒化合物を産生してくれるのだ。

摂取しただけで運動なしでも身体能力が向上した夢のサプリ

もう1つの有望な「長寿分子」であるウロリチンAは、ある種の腸内細菌（現代人では枯渇していることが多い）が、ザクロ、ベリー類、クルミに含まれるファイトケミカルにさらされたときに作られる。残念なことに、現代のマイクロバイオームは、ザクロの代謝化合物であるウロリチンAが生成できない。この分子は腸内細菌によって産生されたあとに体内に吸収されることになるため、ポストバイオティクスと呼ばれている。**ウロリチンAは、老化の2大特徴であるミトコンドリアの機能と数の低下、および炎症の改善に効果がある。**その理由は、マイトファジー（古いミトコンドリアの一掃）を誘発するとともに、より多くのミトコンドリアの産生を促すからだ。また、C反応性タンパク質のレベルが低下することも測定されており、全身の炎症も軽減させるものと思われる。

中年太りの成人を対象とした最近の無作為化比較試験で、ウロリチンAは、運動を詰め込んだ錠剤のように働くことがわかった。**ウロリチンAのサプリメントを4カ月間摂取した参加者では、まったく運動しなかったにもかかわらず、脚の筋力が12％、最大酸素摂取量（VO_2max、有酸素性体力の指標）が10％増えただけでなく、歩行距離や筋力などの身体能力指標も向上していた**のだ。[35]

サルコペニアは老化の重大な要因であるため、年齢が進むにつれてそれを逆行させ、筋肉の機能を向上させることができるサプリメントの発見は重要だ。

研究者たちは、高度な技術を用いて遺伝子の発現や長寿に関わるタンパク質シグネチャの変化などを調べることと、血液検査や筋肉生検によりメタボロミクス（ヒトの身体や腸内細菌によって作られる代謝産物）を調べることにより、これら古代のポリフェノールのポストバイオティック分子による健康促進と長寿効果を精密にマッピングすることに成功している。

オタクと呼ばれるかもしれないが、これらの植物分子が私たちの健康を増進させる方法がついに解明されたことに、私はとても興奮している。

長寿経路を活性化させる最も簡単な方法の1つは、食生活に豊富な種類のファイトケミカルを摂り入れることだ。とりわけ、**図表7−1**に挙げるものと、ヒマラヤ韃靼ソバやウロリチンAなど、私たちに備わる古

図表7-1｜長寿をもたらす食べ物一覧
――モデル生物およびヒトの健康と長寿にホルミシス効果をもたらす植物分子と菌類分子

化合物	接種源	メカニズム	主な所見
ベルベリン	中国オウレン、栄養補助食品	オートファジー↑	ハエにおける寿命↑、ヒトにおけるT2DMマーカーの改善
クルクミン	ウコン（ターメリック）、栄養補助食品	オートファジー↑	ミバエにおける寿命↑（ただし、マウスの寿命延長には効果なし）、ヒトにおける炎症↓、高血圧↓、ROS↓
カフェイン	コーヒー	AMPK↑、mTOR↓、オートファジー↑	線虫における寿命↑、ヒトにおけるCVD↓、認知機能障害↓、死亡率↓
EGCG	緑茶、栄養補助食品	SIRT1↑、FOXO↑、オートファジー↑、Nrf2↑	ラットにおける寿命↑、ヒトにおけるCVD↓、がん↓、神経防護作用↑
エモジン	ルバーブ、漢方薬	Sir2.1↑、AMPK↑	線虫における寿命↑、マウスにおけるインスリン感受性↑
フィセチン	イチゴ、リンゴ、柿、ブドウ、タマネギ、キュウリ	DAF-16/FOXO↑、ROS↓、CRP↓	線虫における寿命↑、ヒトにおける炎症↓
グルコサミン	栄養補助食品	AMPK↑、オートファジー↑	線虫とマウスにおける寿命↑、ヒトにおける死亡率↓
ポリフェノール	コーヒー	AMPK↑、mTOR↓、オートファジー↑	ヒトにおけるCVD↓、認知機能障害↓、死亡率↓
多糖類	冬虫夏草、霊芝	プレバイオティック、腸管の保全性↑	HFD摂食マウスにおける肥満↓、炎症↓、糖尿病↓
ケルセチン	リンゴやタマネギなどの野菜、栄養補助食品	AMPK↑、オートファジー↑、老化↓	マウスにおける寿命↑、ヒトにおける高血圧↓
レスベラトロール	赤ワイン、栄養補助食品	IGF-1↓、AMPK↑、PGC-1α↑、オートファジー↑	HFD摂食マウスにおける寿命↑、ヒトにおけるアルツハイマー病、がん、CVD、T2DMのマーカーの改善
スペルミジン	大豆、納豆、キノコ	オートファジー↑	マウスにおける寿命↑、ヒトにおける死亡率↓
スルフォラファン	ブロッコリー、芽キャベツ、他のアブラナ科の野菜	Nrf2↑、抗酸化酵素↑	ラットにおける神経防護作用↑

出典：Martel J, Ojcius DM, Ko YF, et al. "Hormetic Effects of Phytochemicals on Health and Longevity." *Trends Endocrinol Metab.* 2019 Jun;30(6):335–46.
略語：AMPK（アデノシン一リン酸活性化プロテインキナーゼ）、CRP（C反応性タンパク質）、CVD（心血管系疾患）、EGCG（エピガロカテキンガレート）FOXO（フォークヘッドボックスタンパク質O）、HFD（高脂肪食）、IGF-1（インスリン様成長因子１）、mTOR（哺乳類／機械的ラパマイシン標的タンパク質）、Nrf2（核因子［赤血球系２］関連因子２）、PGC-1α（ペルオキシソーム増殖因子活性化レセプターγ共役因子１α）、ROS（活性酸素種）、SIRT1（サーチュイン１）、Sir2.1（サーチュイン2.1）、T2DM（２型糖尿病）。

来の治癒・修復システムに働きかけることが証明されているファイトケミカルをいくつか摂り入れるといい。これらはストレスに対する細胞の抵抗力を強くし、病気や老化から細胞を守るようにデザインされている一連の経路を活性化させる。

動物性と植物性、どちらのタンパク質を摂るべきか

栄養学や老化研究の分野における最大の論争点はタンパク質だ。健康や長寿にとって安全なタンパク質は植物性タンパク質だけだと断言する人もいれば、老化やサルコペニアを防ぐには肉が最良のタンパク源だと主張する人もいる。

１１７歳まで生きたイタリア人の女性エマ・モラーノのことを覚えているだろうか？　彼女は90代になってから、１日１５０グラムの生肉を食べるように医師から告げられた。衰弱していた彼女には、この方法が明らかに有効だった。

信仰、イデオロギー、嗜好はさておき、タンパク質と健康的な老化について、科学はどう伝えているだろうか？　どんなタンパク質を、どのくらい、いつ摂ればいいのだろう？[36]

重要なのは、健康的な加齢の通貨である筋肉をつけてサルコペニアを予防・回復させる一方で、ｍＴＯＲ経路を過剰に刺激することによって、リサイクル、修復、再生に欠かせないオートファジーを阻止してしまわないようにするにはどうすればよいのか、という点だ。アミノ酸と糖の低レベルは飢餓状態を模倣し、オートファジーと長寿経路を活性化させる。それはよいことだ。

だが、よいことも度が過ぎると悪くなる。タンパク質がない、あるいは少ない、またはロイシンのような特定のアミノ酸が足りない状況が長く続くと、mTORの活性は低く保たれるものの、身体は衰え、虚弱体質になってしまう。これは、過剰と欠乏の中間をとることが必要な「ゴルディロックス的問題」だ。

このような疑問を解決するために、世界中の専門家が集まったことはグッドニュースである。彼らは「PROT―AGEスタディー・グループ」という研究グループを結成し[37]、次の5つの分野についてエビデンスを検討した。

世界中の研究者が集まって研究したタンパク質の5つの分野

分野1　健康な高齢者のタンパク質ニーズ

分野2　特定の急性疾患または慢性疾患を抱える高齢者のタンパク質ニーズ

分野3　高齢者の筋力と機能を回復・維持するための食物性タンパク質と運動の役割

分野4　食物性タンパク質を供給するための実際的な側面（食物性タンパク質の供給源と質、タンパク質を摂取するタイミング、および脂肪と炭水化物から十分なカロリーを確保することにより、食物性タンパク質がエネルギーにならず筋肉になるように図る必要性）

分野5　加齢や疾患がもたらす筋力低下の影響と介入の効果を評価するための機能的転帰［治療的介入を通して、ある時点で患者が到達したレベル］の活用

世界中の研究者が集まって出したタンパク質の3つの調査結果

年齢を重ねると、筋肉や骨が衰え、免疫システムの機能も低下する。これらはみな、高品質のタンパク質が存在することに依存しているシステムだ。高齢者では食欲が減退し、栄養素の吸収を悪くしかねない薬を服用しがちになる。また、インスリン抵抗性に陥ることが多いため、利用可能なタンパク質を利用する能力も低下する。さらに身体は、同化抵抗性と呼ばれる現象［タンパク質摂取による筋タンパク質合成反応の減弱］を相殺するために働かなければならない。このことは、筋肉を蓄えるには、若い人より多くのタンパク質が必要になることを意味する。また、炎症や酸化ストレスも増加するため、タンパク質がさらに必要になる。体が崩壊状態にあるときは、はるかに多くのタンパク質が必要になるのだ。

一般的に推奨されている1日あたりのタンパク質摂取量（推奨栄養所要量、略してRDA）は、体重1キロにつき0・8ミリグラムだ。だが、これはタンパク質の栄養失調を防ぐための最低必要量であり、最適な健康のためや、高齢者、非常に活動的な人のための推奨量ではない。筋肉量を維持して、サルコペニアを予防することは、年齢を重ねても活動的で機能的、代謝的に健康でいられるための鍵であることを思い出そう。筋肉をつける最善の方法は、筋肉を食べることである。

調査結果1　高齢者が筋肉を維持・増強するには若い人よりも多くのタンパク質が必要

60歳以上の人が筋肉を維持・増強するには、若い人より多くの食品タンパク質が必要であり、平均して、

1日につき体重1キロあたり1・0～1・2グラムのタンパク質を摂取する必要がある。運動をしている場合は（そうあるのが望ましいが）、1日につき体重1キロあたり1・5～2・0グラムの摂取が必要だ。

たとえば、体重70キロの人なら、1日に70～84グラムのタンパク質が必要になり、ウェイトトレーニングや有酸素運動をしている人は、1日に105～140グラムが必要となる（一般的な食品に含まれるタンパク質のグラム数については、202頁の図表7－2を参照されたい）。

調査結果2　1食あたりのタンパク質が25～40グラムを下回るとカロリーとして使われる

食物性タンパク質とアミノ酸の1食あたりの同化閾値（筋肉増強の引き金となるタンパク質の量）は、若年成人より高齢者のほうが高い（1食あたり25～40グラムのタンパク質で、約2・5～2・8グラムのロイシンを含む）。それ以下の摂取量では、タンパク質は筋肉を作るためではなく、カロリーやエネルギー源として使われてしまう。主に動物性タンパク質に含まれるロイシンは、タンパク質の合成を開始するのに必要なため、欠かすことができない。

調査結果3　植物性タンパク質だけでは不十分

高齢者の食物性タンパク質摂取量を推奨する際には、タンパク源（動物性であるか植物性であるか）、摂取のタイミング、アミノ酸の補充について考慮する必要がある。**菜食主義者は、植物性タンパク質だけでは不十分であり**、筋肉合成を活性化するためにロイシンを多く含む分岐鎖アミノ酸を補うか、あるいは、筋肉を形成する主要なアミノ酸を十分に摂取するために、加工された植物性タンパク質パウダーを大量に摂取する必要がある。

タンパク質について覚えておくべき6つのポイント

ポイント1　年齢、活動レベル、病気にもよるが、**平均的な人では1食あたり25〜40グラムの良質なタンパク質が必要**だ。これは、多くの人が摂取しているタンパク質の量よりずっと多い。

ポイント2　**タンパク質摂取のベストタイミングは、運動後1〜2時間以内**だ。

ポイント3　**筋肉合成に最適なタンパク質は動物性タンパク質だ。**動物性タンパク質には、ロイシンや、タンパク質の合成に必要なクレアチンが多く含まれている。

ポイント4　**ホエイプロテイン**（乳清タンパク質）**は、筋肉増強に必要なロイシンや他の主要アミノ酸を多く含む、吸収しやすい高品質タンパク質として最良の供給源だ。**私は、リジェネラティブな方法で飼育された牛のホエイやオーガニックのヤギのホエイが好きだ。それらは多くの人の身体にとって受けつけやすい。ワークアウト後に飲むプロテインシェイクは、パワフルな筋肉増強戦略である。

ポイント5　**植物性タンパク質を使用する場合は、ロイシン、分岐鎖アミノ酸、クレアチン、さらにはウロリチンAのような植物性栄養素を補うことが重要だ。**私は、それらすべてを「ヘルシーエイジングシェイク」に含めている（第14章参照）。

ポイント6　腎機能が低下している場合は、必要なタンパク質量が少なくなるため、医師と相談の上で適切なタンパク質量を決める必要がある。

タンパク質について理解しておくべきもう1つの重要な点は、必要以上に摂取すると、過剰分がカロリーとして使われ、体内で糖に変えられてしまうことだ（糖新生と呼ばれる）。

また、多くの人はコラーゲンタンパク質を利用している。これには、結合組織を作るのに必要なグリシン、プロリン、ヒドロキシプロリンが豊富に含まれているが、トリプトファンが欠乏しているため、完全なタンパク質を摂るには、それを補う必要がある。

目安としては、毎食、手のひら大の動物性タンパク質（またはそれに相当するグラム数のホエイプロテインや植物性タンパク質）を摂ることだ。身長152センチ、体重45キロの女性と、身長198センチ、体重113キロの男性とでは、必要量が異なる。植物性タンパク質と動物性タンパク質を組み合わせることは、タンパク質の品質を犠牲にすることなく、動物性タンパク質の量を減らすのに役立つ。

菜食提唱者の多くは、豆類、穀類、ナッツ類、種子類からすべてのタンパク質が摂取できると示唆している。だが、それは2つの理由から問題がある。

その1つめは、タンパク質を筋肉に変え、エネルギーとして使われるのを防ぐために必要なロイシンのレベルが低く、アミノ酸のプロファイルが不十分であるためだ。

2つめは、1食あたり25〜40グラムのタンパク質を摂取するには、膨大な量を食べなければならなくなることである。113グラムの鶏肉（271キロカロリー）に相当するタンパク質を摂取するには、玄米を6カップ分［アメリカの1カップは235cc］（1296キロカロリー）食べなければならない。また、豆から1日に必要なタンパク質を摂取するには、毎食2カップ分（450キロカロリー）を食べる必要がある。これらは、ベーシックな算数と生化学の問題だ（**図表7－2**）。

図表7-2｜菜食のみでタンパク質をとるのは困難
——主な食材のタンパク質含有量とカロリー

タンパク源（30グラム）	量	キロカロリー
赤肉［牛、豚、羊などの肉］	113グラム	285
鶏肉	113グラム	271
魚（タラ）	170グラム	140
ホエイプロテイン	30グラム（1〜2さじ）	120
卵	5個	390
豆（黒豆）（調理済み）	2カップ ［アメリカの１カップは235cc］	450
キヌア（調理済み）	4カップ	888
玄米	6カップ	1296
全粒粉のパン	8.3枚	573
アーモンド	1と1/8カップ	942
クルミ	2と1/2カップ	1308
カボチャの種	2と1/2カップ	713
チアシード	3/4カップ	600

不老長寿のためのタンパク質の結論

結論は次のとおりだ。年齢、健康上の懸念事項、活動レベルに応じた必要量を満たす高品質のタンパク質を毎日摂ろう。活動的な人は（みなそうあるべきだが）、**毎日、体重1キログラムあたり1・2〜1・5グラムのタンパク質を摂ることが理想的**だ。タンパク質全体の質を高めるために、**植物性タンパク質と動物性タンパク質を組み合わせよう。筋肉増強のために分岐鎖アミノ酸とクレアチンを加えよう。**mTORを鎮め、オートファジーを誘発するために、**毎日12〜16時間、食事を摂らない時間を作ろう**（食事時間制限食を実践する）。それらに、運動と筋力トレーニングを加えれば、長寿のための筋肉増強プランは完璧だ。

第8章
不老長寿のためのトレーニング

運動する時間がないと思っている人は、遅かれ早かれ病気のために時間を割かなければならなくなる。

――ダービー伯エドワード・スタンレー

運動は、あらゆる老化の特徴を自動的に改善する

運動のシンプルなルールはこうだ。身体を動かさなければ、死んで動けなくなる！　私が講義で使う漫画には医者と患者が登場する。キャプションには「1日1時間運動しますか、それとも1日24時間死んでいますか？　どちらがいいですか？」と書かれている。

真実も、それからさほど遠くない。**運動は、あらゆる老化の典型的特徴と根本原因を自動的に改善してくれる**。血糖コントロールとインスリン感受性を高め、体重のコントロールを助け、心臓病、高血圧、高コレステロールのリスクを減らす。また、気分や、やる気を高めて、認知機能を改善する。さらには、神経可塑

性を高めて新たな脳細胞を作る化合物の脳由来神経栄養因子（ＢＤＮＦ）を増やすことにより、認知症も予防する。そして、明らかに筋力と骨の健康を向上させ、生物学的老化や座りがちなライフスタイルによく見られる虚弱の被害を予防する。

運動はまた、結腸がん、乳がん、子宮がん、肺がんなどをはじめとする、多くのがんのリスクを軽減する。睡眠も改善する。性欲が低下していたり、性機能が衰えていたりする場合は、男女ともにテストステロンが高まるため、改善が望める。これを聞いたら、身体を動かす気になったのではないだろうか！

1日10分歩くだけで、寿命は何年も伸びる

運動（適切な量、種類、頻度のもの）は、あらゆる生物学的システムを最適化する。マイクロバイオームの機能と健康は改善し、免疫機能は強まり、ミトコンドリアの数と機能も向上し、血糖とインスリン、副腎、甲状腺、性ホルモンのバランスも整う。

また、解毒作用、血液循環、リンパの流れも促進される。老化の典型的特徴に目を向けると、運動はテロメアの長さを伸ばし、炎症を抑え、ミトコンドリアの健康を改善し、栄養感知経路に有益な影響を与え、加齢とともに起こる有害なエピジェネティック変化を逆戻りさせる。

たとえば、運動によって筋肉や臓器のエネルギーを枯渇させると、ＡＭＰＫが活性化され、インスリン感受性が向上する（第4章の「10の老化の典型的特徴」の特徴1を参照）。その結果、ｍＴＯＲが阻害され、オートファジーと細胞の浄化が起こる。

運動はまた、長寿の鍵となるサーチュイン経路を活性化して、DNAの修復を誘発し、炎症を抑える。また、運動すると酸化ストレスのレベルがわずかに上昇し、それが抗酸化酵素活性化の引き金となる。運動が健康と長寿に役立つ多くの作用をもたらすことについては、今や科学的にも明らかだ。[1]

それに、たいした手間はかからない。[2] 推奨される運動量（週に150分間の中程度の強度の運動、または週に75分間の高強度の運動）を満たしているアメリカ人は、23％にも満たないが、**1日10分歩くという簡単なことでも、寿命を何年分も延ばすことができる。**[3]

ウォーキングも効果があるが、週に75分から150分、より活発な運動をすると、さらに効果が得られる。ウォーキングに加えて、週に3〜4日、スクワット、腕立て伏せ、ショルダープレス、チェストプレス、プランクなどの、バンドやウェイト、自重エクササイズを使った筋力トレーニングをやるといい。

これを知れば運動したくなる！　数えきれないメリット

運動は、正しい食生活と組み合わせれば、健康を維持し寿命を延ばすための最も強力なツールになる。私の母の口癖は「運動したい衝動に駆られたら、それが鎮まるまで横になることにしてるの」だった。悲しいかな、それは最善の策ではなく、母は結局、人生の最後の10年間を、フレイルで身体が不自由な状態で過ごすことになった。私は母に、並外れた運動能力を持つ70代から90代の話を取り上げた『年をとるのは弱虫には向かない』［エッタ・クラーク著、1986年刊、未邦訳］という本をプレゼントしたのだが、あまり喜んでもらえなかった。

だが今では、百寿者が陸上競技で競い合っている！　私の個人的な目標は、80歳以上対象のテニス選手権で優勝することだ！　私にとっての健康と健康的な老いとは、朝、目を覚ましたら、その日にしたいことが何でもできるということである。散歩をすることでも、山に登ることでも、スキーに行くことでも、スカイダイビングをすることでも、何でも！　イカリア島では、山ヤギのように山肌の段々畑を軽快に上り下りして庭の手入れをする87歳の女性、アルケアについていくのに苦労したものだった。

運動は、身体の再生・修復システムを働かせる鍵だ。運動は（ホルミシスによって）あらゆる長寿スイッチを活性化し、身体の抗酸化システム能力を高め、認知機能と気分を改善させる。また、健康かつ多様性豊かなマイクロバイオームをサポートし[4]、慢性炎症を抑え[5]、ミトコンドリアの健康と生合成を促し[6]、ホルモンバランスを整え[7]、コルチゾール（ストレスホルモン）のレベルを低下させ[8]、年齢を重ねるなかで身体を丈夫に保ち[9]、解毒、循環、リンパの流れをサポートし、総合的な幸福感と自らの人生に対する満足感を高めてくれる！　性生活さえ改善する！

運動と長寿に関する研究結果に議論の余地はない。運動はテロメアを保護し[10]、テロメアの長さを伸ばし、AMPKの有益な代謝作用を最適化し[11]、サーチュインを活性化し[12]、総合的に長寿と健康寿命を改善する。[13]また、心臓と心臓血管の健康を改善し、心臓病のリスクを低減し、心臓病を患った人の治療経過を向上させることも判明している。[14]さらには、ある種のがんを予防すること、がん治療中の経過を向上させること、そしてがんの再発を防ぐことも証明されている。[15]

運動はまた、糖尿病の強力な治療手段であり、血糖値を改善し、インスリン感受性を向上させる鍵となる。[16]そして最も重要なことに、運動は筋肉の機能と量の増強を助けてくれる。筋肉の減少やサルコペニアがために長生きするたもたらす危険性を覚えているだろうか。適切な運動と適切な種類と量のタンパク質は、健康で長生きするための切符だ。[17]

私自身について言えば、ジムに出かけたり通常のエクササイズをしたりするのは好きではないが、スポーツをプレーするのは好きだ。ハイキングやサイクリングに出かけたり、スポーツをしたり、夕食後に30分散歩するだけでもいいだろう。

健康的に年齢を重ね、長生きし、機能し続けたいなら、定期的な運動は選択肢ではなく、必須条件だ。あなたは、120歳以上生きたいだろうか？　健康寿命を延ばしたいだろうか？　慢性疾患のリスクを減らしたいだろうか？　それとも単に、今より調子がよく、幸せに感じたいだろうか？　それらすべてだろうか？

だとしたら、身体を動かそう！

第9章 不老長寿のための生活習慣

たとえどんなに酷使されても、身体はバランスを取り戻すことができる。その第一のルールは、自然を邪魔しないことだ。

——ディーパック・チョプラ

遺伝子は「宿命」ではない

今まで見てきたように、あなたの健康を決定づけるのは、あなたの遺伝子を浸す個々のエクスポソームだ。あなたの遺伝子はあなたの宿命ではない。銃に弾を込めるのは遺伝子だが、引き金を引くのは環境だ。これはグッドニュースである。あなたの健康を左右する最大の要因は、あなた自身の日々の行動だということなのだから。

サルデーニャ島とイカリア島を訪れたとき、高齢の住民の多くには毎日行う習慣があり、それが彼らを力強く、活気にあふれさせ、活動的にしていた。人々は、庭いじりをしたり険しい山々を上り下りしたりして身体を定期的に動かし、ストレスの少ない生活を送り、睡眠と昼寝を優先し、人生の意義と目的を深く心に宿していた。

こうした習慣は今日からでも実践できるが、私たちを取り巻く環境は同じものではないため、もう少し意図的に工夫することが必要だ。適切な食生活と運動、休養、ストレス管理、睡眠、コミュニティと人生の目的を見つけることなどにより、健康を促進する長寿生活習慣の基礎を築いたら、ホルミシス（第10章参照）や先端的な長寿イノベーション（第11章参照）などの、長寿経路を増強し老化の典型的特徴を食い止める手段も取り入れるとよいだろう。

column

不老長寿のためのリソース集

健康な長寿を送るために必要なツールやリソースを見つけるのは手間がかかることがある。そのため読者の方々の便宜をはかって、食生活、運動、ストレス管理、睡眠、サプリメント、そしてバイオマーカーや健康指標を追跡するデバイスを含め、生活習慣を最適化するための最良のリソースをまとめておいた。youngforeverbook.com/resources にアクセスされたい。

自分の心を大切にするだけで、人は健康になれる

多くの人は、自分自身のケアを「やることリスト」の最後に置きがちだ（私自身も、人生の大半をそうやっ

て過ごし、健康を損ねてきた)。仕事、家族、友人、他人のニーズはそれより優先されることが多い。自分の精神を癒すことやメンタルヘルスは、ふつう、後回しにされたり、まったく考慮されなかったりしてしまう。

ブルーゾーンのような場所では、休息とコミュニティの力は生活の中心にある。だが、私たちの目まぐるしい社会は、予定の詰まったカレンダー、多くの課外活動、キャリア形成、子育て、家庭に持ち帰った仕事などに満ちており、セルフケアやメンタルヘルスを優先順位の低いものにしてしまっている。事実を言えば、心や精神の栄養補給を怠りながら、健康で幸せで充実した長い人生を送るのは不可能だ。

想像するのは難しいかもしれないが、あなたの思考、感情、信念、喪失感、喜び、悲しみ、愛、怒りはみな、遺伝子発現を変える生物学的シグナルに変換されて、免疫機能、ホルモン、マイクロバイオーム、神経伝達物質、神経可塑性、ミトコンドリアなどに影響を与えている。**心やマインドセットを適切に整えることは、健康に多大な恩恵をもたらす**のだ。

たとえば、抑圧された怒りが、乳がんなどのがんに罹患する人を予測する指標になることは、諸研究によりたびたび明らかになっている。情緒に炎症が起きていれば、生物学的な仕組みにも炎症が起こるのだ。

医学的な直観力を持つ作家のキャロライン・マイスは、「あなたの経歴《バイオグラフィー》は、あなたの身体《バイオロジー》のあり方になる」と言う。神経科学者のドクター・キャンデス・パートは、国立衛生研究所における画期的な研究に基づいて「情緒の分子」に関する本を上梓し、精神神経免疫学分野を確立した。

自分の心、感情、精神を癒す方法を見つけることは、誰にとっても大切だ。精神に栄養を与える方法には、ポジティブなマインドセットを養うこと(楽観主義者は、たとえ間違っていても長生きする!)、自己愛と自尊心を高めること、セルフケアを優先すること、コミュニティや有意義な人間関係を築くこと、健康的なストレス対処法を実践すること、サポート手段を見つけること、そして自分に合う場合は、宗教やスピリチュアルな習慣を実践することなどがある。

自分の精神に栄養を与えることは、人に尽くす性分の人、つまり他人を助けることに人生を捧げる人にとってはとりわけ難しい。他人を助ける最善かつ唯一の持続可能な方法は、自分の精神を優先させることだ。自分のコップが満たされていることを確実にすれば、他人のコップも10倍以上に満たすことができる。

セルフケア、マインドセット、コミュニティの支援が、健康と長寿のあらゆる要素の改善に役立つことを示す経験的証拠は山ほどある。**セルフ・コンパッション（自分自身への慈しみ）の実践は、禁煙、運動、より健康的な食生活、摂食障害の克服、セルフケアの実践、総合的幸福感の向上といった健康増進行動の改善に大きく役立つ。**[1]

セルフ・コンパッションはまた、身体症状の改善[2]、メンタルヘルスの転帰、糖尿病患者の血糖コントロール[3]、特定のがんに対する回復力、がん患者のメンタルヘルス改善とも関連づけられている。[4]また、**社会的つながり、コミュニティ、固い絆に基づく人間関係は、寿命の延長、精神的健康の改善、そして血圧、ウエスト周囲径、BMI（肥満度指数）、炎症などの身体的指標の改善と関連づけられている。**[5]

精神的な健康のもう1つの特徴であるマインドセットも科学的に重要だ。研究によると、ネガティブな考えをくよくよ巡らす人は寿命が短くなり、心身の健康状態が悪化する傾向にある。[6]それに対して、**ポジティブな思考や将来の目標や恩恵に焦点を合わせる人は、より幸福感が強く、身体的な健康状態もより優れている。**[7]

目的意識を持つことは、総合的な幸福感、身体的・認知的健康の向上、うつ症状の軽減、老化速度の低下

と関連づけられている。[8] 実際、メンタル面での幸福感はテロメアの延伸やテロメア摩耗速度の低下とさえ関連がある。[9] それとは反対に、慢性的なストレスは、テロメア長の短縮、細胞老化の加速、酸化ストレスの増加と関連づけられている。[10] つまり、自分を大切にし、自己愛とセルフ・コンパッションを実践し、成長思考を抱くことに取り組み、人間関係とコミュニティを築き、目的意識を持つことは、充実した長く健康的な人生を送るうえで極めて重要なのだ。

セルフケアを優先し、内省、リラックス、マインドフルネスのための時間を作れば、健康的なホルモンのレベルがサポートできる。瞑想やマインドフルネスなどの介入は、コルチゾールレベルを著しく低下させることが研究で示されている。[11] だから、自分のために確実に時間を割こう。

睡眠時間が7時間を下回ると、死亡リスクが24%上昇する

私が医学生そして研修医だった頃、睡眠はオプションだとみなされていた。500人の赤ちゃんを取り上げ、緊急外来で夜勤をする毎日は、私の神経系をズタズタにした。私は睡眠不足の危険性を、身をもって学んだ人間だ。睡眠は不必要なもののように思えるかもしれないが、健康と長寿には必需品だ。「俺が眠るのは死ぬ時だ」というような考えは、早死にを招く危険性がある。睡眠は、代謝、体重、気分、認知機能など、健康のあらゆる側面に影響を及ぼすのだ。

過去100年間で、平均睡眠時間は1～2時間減少した。睡眠障害を抱えるアメリカ人は7000万人に及ぶ。[12] 睡眠不足は集中力を低下させて、学習障害、細部への注意力の低下、自動車事故リスクの上昇を引き

起こすだけでなく、**定期的に睡眠時間が7時間未満になると、心臓血管系、内分泌系、免疫系、神経系に悪影響を及ぼすことが研究で示唆されている。**睡眠不足の副作用には、肥満、糖尿病、心臓病、高血圧、不安、うつ病、認知症、アルコール依存症、脳卒中、ある種のがんの発症リスクの増加などが含まれる。

睡眠は治癒と修復、そして細胞の浄化と長寿に欠かせない。[13]グリンパティック系と呼ばれる新たに発見された脳の浄化システムは、本質的に脳のリンパ系で、日々蓄積されるあらゆる代謝老廃物を浄化するのに必要だ。筋肉、臓器、脳は毎日修復しなければならない。

健康と長寿を手にするには、ホルモンと概日リズムのバランスがとれている必要があり、そのバランスを保つためには睡眠が重要だ。**睡眠時間が7時間を下回ると、死亡リスクは24%上昇する。**睡眠の重要性を理解したい方には、ドクター・マシュー・ウォーカーの著書『睡眠こそ最強の解決策である』[桜田直美訳、SBクリエイティブ、2018年刊]をお勧めする。

人生の目的がある人は、ない人よりも7年長生きする

> 意義は非常に多くのことを――おそらくはすべてのことを――耐えうるものにしてくれる。意義の創造を通して……新たな宇宙が誕生する。
>
> ――C・G・ユング

ブルーゾーンのようなところに暮らす人々は、コミュニティにおける自分の居場所と目的を理解しているように見受けられる。そこには意義と目的の感覚が埋め込まれており、それが彼らの人生を導いている。こ

の混沌として、慌ただしく、しばしば断絶された世界に暮らす私たちの多くは、なかなか自分の道が見つけられない。だが、それを見つけることは健康の達成に不可欠だ。

国立老化研究所の初代所長であるドクター・ロバート・バトラーは、目的意識を持つことと平均余命との関係を調査した。その結果発見したのは、**明確な目的意識、つまり朝起きる理由を持っている人は、明確な目的を持っていない人より7年も長生きする**ということだった。

『ジャーナル・オブ・ジ・アメリカン・メディカル・アソシエーション』誌に掲載された成人7000人を対象とした別の研究では、**人生の目的スコアが最も低い人は、スコアが最も高い人に比べて死亡の確率が2倍高かった**。[14]

自分の目的を見つけるにはどうしたらいいのだろう？『ときどき思い出したい大事なこと』〔枝廣淳子訳、サンマーク出版、1998年刊〕の著者であるディック・ライダー氏は、みずからの目的、すなわち「なぜ」を特定するために役立つ枠組みを提供している。

ライダー氏は、自分の才能と情熱と価値観を足したものが、自分の目的になると言う。深く掘り下げて自分の好きなものを見つけ、その道に進もう。それは1人1人異なるものの、長寿のためには、よく食べ、運動することと同じくらい重要だ。定年退職後に死亡リスクが高まるのは偶然ではない。そしてそれは、暦年的に年を重ねるからだけではないのだ。

利他主義の科学は、自分より偉大なものの一部となり、他者を助け、奉仕することが、意義と幸せに至る最強の道の1つであることを示している。2010年のハイチ地震の直後、ポルトープランスの主要病院で負傷者のために1日20時間働き、ほとんど食事もとれず、見たこともないような最悪のトラウマと死と喪失に直面したとき、私は他者に奉仕できること、つまり、自分のことにこだわるのではなく、何か意義あることに携われることをありがたく思ったことを覚えている。

食生活、運動、睡眠の改善、ストレスを管理し神経系を休める方法を学ぶこと、有意義な人間関係とコミュニティを構築すること、人生に目的と意義を見出すことは、健康と長寿の土台だ。そしてどれもみな、日々の暮らしにほとんど、あるいはまったく余分なコストをかけずに誰でも実践することができる。これらの習慣を毎日の暮らしに取り入れるだけで、健康は大きく向上し、寿命も延びる。

さらに深く掘り下げて、老化を逆転させ、より長く活力のある人生を送るためのパワフルかつ斬新な戦略を探りたい方、また、私と一緒に健康な120歳を迎えたい方は、ホルミシスや再生医療といった先端的な技術革新を活用したいと思われるかもしれない。次の2章では、それらについて見てゆくことにしよう。

第10章 不老長寿のための8つの「小さなストレス」戦略

あらゆるものは毒であり、毒のないものはない。用量だけが、ものを無害にする。

——パラケルスス（16世紀のスイスの化学者）

小さなストレスを受けると、身体はより強くなる

私たちの身体は奇跡的にデザインされており、健康と生命を維持するための素晴らしい治癒メカニズムをもともと備えている。そうした治癒システムは、現代的な食生活、環境、生活習慣によって劣化させられてはいるものの、科学はそれらを活性化させる方法を発見しつつある。

健康と長寿の鍵の1つは、「私たちを殺さないものは、私たちを強くする」という単純な原則だ。**少量のストレス（ただし強すぎないストレス）がシステムに加わると、身体はそれに反応して、より強くなり回復力を増大させる。**

運動について考えてみよう。速く走ったり、ウェイトを持ち上げたりすることによってシステムにストレスが加わり、筋肉が傷つくが、それが治癒する過程で身体はより強くなる。だが、過剰な運動は怪我につながる。

同様に、多少の寒冷ストレスは治癒力を活性化させるが、やりすぎると低体温症になって死に至る。また多少の過熱は、傷ついたタンパク質を修復し、免疫力を高めるが、過熱しすぎると熱中症で死んでしまう。

カロリー制限のストレスは、動物モデルにおいて、一貫して3分の1にあたる寿命を延ばしている。これは、人間で言えば、120歳まで生きるに等しい。死んでしまうほどカロリーを減らすことはできないが、多少の飢えは長寿経路を活性化するのだ。

この現象はホルミシスと呼ばれる。いわば、多少の逆境や過剰なものにさらされた身体が、みずからを守るためにギアを上げるようなものだ。ホルミシスには、健康を保ち、病気や虚弱にならずに長く生き続けるための大きな鍵が潜んでいる可能性がある。

バイオハック（本質的に機能性医学の素人版のようなもの）の世界では、多くのホルミシス戦略が取り入れられている。

バイオハックの世界でとられているホルミシス戦略

・食事時間制限食とファスティング
・高強度インターバルトレーニング（HIIT）と筋力トレーニング
・冷水浴とサウナ

・呼吸法、低酸素療法
・高圧酸素療法
・オゾン療法
・光療法
・ファイトケミカル

新しい言語を学んだり、クロスワードパズルを解いたりといった知的なチャレンジさえ、ホルミシスの1例だ。これらの戦略は、一連の治癒システムをオンにすることを通して効果を発揮する。治癒システムが活性化すると、DNA修復の活性化、炎症の鎮静、身体の抗酸化システムの増強、幹細胞産生の刺激、脳の神経可塑性の向上、タンパク質機能の改善、解毒機能の増強、ミトコンドリア機能とエネルギー産生の刺激、インスリン感受性の向上、遺伝子発現の改善が生じる。これらはみな、病気を予防し、病気を治し、健康寿命を延ばすために欠かせないものだ。ホルミシスは、ストレスに強くなり、代謝的に柔軟になり、適応して生き延びられるようになるための小さなストレッサーだと考えよう。

ではこれから、長寿のための最も強力なホルミシス戦略をざっと見ていくことにしよう。どれも生活に取り入れることができるものばかりだが、簡単で無料もしくは低額で利用できるものもあれば、高額につくものや医療的措置が必要になるものもある。

戦略1　カロリー制限――12時間のファスティングが身体を整える

第I部で、カロリー制限は、身体を浄化し修復する長寿スイッチ（オートファジーとDNA修復）をオンにすることを見てきた。実際、動物モデルにおいて寿命を延ばすことが予測できた唯一の要因は、摂取カロリーを3分の1に減らすことだった。[1]

カロリー制限にはまた、インスリン抵抗性を治し、炎症を鎮め、ミトコンドリアのエネルギー産生を最適化し、筋肉量を増やし、脂肪量を減らし、抗酸化システムを活性化し、幹細胞の産生を高めるといった効果がある。

老化科学の聖杯は、カロリー制限をハッキングすることにある。現実を直視しよう。食べるカロリーを3分の1に減らしたら、常に空腹で、痩せ細り、疲れて虚弱になる。長生きはできるかもしれないが、いつもお腹を空かせている状態に陥ってしまうのだ！

以前、カロリー制限協会に属し、食べる量を減らすことで長生きしようと努力している男性に会ったことがある。朝食に何を食べたかと尋ねたところ、その答えは、227グラムのセロリというものだった。どう考えても楽しいものではない。

科学は、痛みや苦しみを伴わないカロリー制限を模した食事法、サプリメント、薬の開発に熱心に取り組んでいる。グッドニュースは、それらのアプローチの多くは、1日227グラムのセロリ摂取を伴わないものであることだ。まだ結論は出ていないものの、飢餓状態にならずに飢餓状態を模倣する方法は多々あるように見受けられる。

現在、ファスティング（断食）が流行しているが、それにはちゃんとした理由がある。インスリンシグナル、mTOR、サーチュイン、AMPKなどの**栄養感知経路を通じてオートファジーを活性化するには、1日12時間、14時間、または16時間、食事を摂らないことが最適**だからだ。これは一般に食事時間制限食と呼ばれている。

どんな人でも夕食と朝食は12時間空けるべきだ。とどのつまり、朝食（breakfast）とは、「断食明け」という意味なのだから。**夕食を午後6時に摂り、朝食を午前8時に摂れば、14時間のファスティングになる。**朝食を午前10時まで遅らせれば、16時間のファスティングだ。それほど難しいことではない。

研究が進んでいるもう1つの戦略は、3日間または7日間の水断食［水だけを摂取するファスティング］だ。これは間欠的ファスティング（または間欠的断食、断続的断食）と呼ばれ、糖尿病や肥満の治療手段として、月に1度、あるいはそれ以上の頻度で行われている。

また、毎週、24時間から36時間のファスティングを行う方法もある。長寿研究者のドクター・ヴァルター・ロンゴが考案した断食を模した食事療法は、1日約800キロカロリーの食事を5日間にわたって摂り、それを毎月1回または四半期に1回繰り返すというものだ。

最後に、ケトジェニック食事法（脂肪70％以上、炭水化物5％以下の食事内容）も飢餓状態を模倣するもので、身体が使うエネルギーを炭水化物から脂肪に切り替えさせる。ケトジェニック食事法を行う際は、飢餓の期間と食物が豊かな期間を交互に繰り返していた私たちの進化のパターンに従って、実践と休止のサイクルを繰り返すのがベストだろう。**大切なのは、常に食べ続けることから身体を休ませることだ。**

ある種の植物性化合物も、カロリー制限を模倣して、オートファジーを活性化させるゼノホルミシス（外来性ホルミシス）をもたらす可能性がある。たとえば、コーヒーに含まれるポリフェノール、エキストラ・バージン・オリーブオイルに含まれるオレウロペイン、赤ブドウの皮やイタドリに含まれるレスベラトロール、イチゴに含まれるフィセチンなどのサーチュイン活性化化合物（STAC）、スペルミジン（そう、この化合物の源はあなたが思っているところだ！）［spermidineのspermは精子のこと。ただし、植物などにも含まれている］、緑茶に含まれるカテキン、ウコン（ターメリック）に含まれるクルクミン、ベルベリン、そして腸によるザクロの代謝産物であるウロリチンAなどがある。メトホルミンやラパマイシンなどの薬物も、一部カロリー制限を模倣することで効果を発揮している可能性がある。

戦略2　温熱療法──週2回のサウナが死亡リスクを24％下げる

フィンランド人であることが長寿に利するとしたら、それは国民全員が同時に入れるだけの数のサウナが同国に存在するという事実と関係があるのかもしれない。[2] 科学者たちは、フィンランド人のサウナ利用者2000人以上を対象に、死亡と心イベントのリスクを20年間にわたって厳密に調査した。フィンランドではほぼすべての人が少なくとも週に1回はサウナを利用しており、それらの人たちが対照群になった。サウナの平均温度は摂氏約78・9度だった。

その結果、**週に2～3回サウナを利用する人は死亡リスクが24％低く、週に4～7回利用するハードコアの利用者は、週に1回しか利用しない人に比べて死亡リスクが40％も低い**ことが判明したのだった。[3]

サウナ、スチーム、温浴、温泉、ホットヨガは、どのようにして死を防ぎ、寿命を延ばすのだろうか？

サウナに入ったことのある人は誰でも、その後の気分を覚えているだろう。元気がでて、活力がみなぎり、頭がすっきりして、気分がよくなり、ストレスが減って、痛みも減る。汗をかくにつれ、心拍数、呼吸数、血圧が上がる。運動したときにも同じことが起こるが、サウナでは身体を動かさずに、その状態になる。

こうした効果はどのように生まれるのだろうか？　温熱療法は、熱ショックタンパク質（ＨＳＰ）の産生を増やすことにより効果を発揮する。先に見てきたように、変形したり傷ついたりしたタンパク質は、老化プロセスを促進するため、修復されるか、消化により浄化されたあとに新しいタンパク質に変わることが必要だ。変形し損傷したタンパク質は老化の典型的特徴の１つである。

タンパク質は、その形状に依存して機能する分子だ。タンパク質の損傷は、変質タンパク質や、大きく広がった変性タンパク質という形で現れる。ＨＳＰは、タンパク質が再び小さく折りたたまれるのを助けたり、損傷が激しい場合には分解して再利用したりすることにより、損傷したタンパク質が蓄積されないようにする。

ＨＳＰはまた、体内の抗酸化システムと修復システムを活性化する。さらには、酸化ストレスによるタンパク質の損傷を防ぎ、糖化最終産物（ＡＧＥ）を減らす。ＡＧＥは、タンパク質に過剰な糖が結合して形成される炎症爆弾だ。

温熱療法はまた、心血管系の健康、心拍変動（自律神経系の健康とストレス回復力の指標）、インスリン感受性、血糖値と血圧のレベルを改善する。さらに温熱は、エンドルフィンを増加させて自然な高揚感をもたらし、ストレスホルモンを減少させ、睡眠を改善する。

うつ病、減量、有害化学物質や有害金属の解毒にも役立つ。アミロイドはアルツハイマー病に関与する機能不全タンパク質の1つだが、**週4回のサウナ療法は、認知症やアルツハイマー病のリスクを66%も減少させる**。[4]

さらに、温熱療法は、組織、関節、皮膚、毛髪の修復と再構築に必要な成長ホルモンも増加させる。**1日2回、15分間ドライサウナに入ると、成長ホルモンの分泌量が500%も増加する**のだ。サウナはまた、免疫システムが感染症やがんと闘ったり、炎症を抑えたりするのを助ける。

温熱療法は、どんなタイプでも効果がある。サウナでも、赤外線サウナ、スチーム、温浴、温泉でも、さらには、ホットヨガでもいい！　**定期的に体温を上げる方法を見つけることは、たとえ熱い風呂に入るだけでも、健康寿命を延ばし、老化の根本原因に対処するための簡単で安価な若返り策となる。**

戦略3　コールドセラピー――冷水浴は2000年前からの健康法

今から2000年前、ストア派の有名な哲学者だったセネカは、みずからのことを、毎年の元日にヴィルゴ水道に飛び込む冷水愛好家であると表現した。トマス・ジェファーソンは、毎朝、足を冷水に浸けることを60年間続け、83歳で大往生した。ヒポクラテスも、冷水浴の素晴らしさを激賞していた。

オランダ人のモチベーショナル・スピーカーでエクストリーム・アスリートのヴィム・ホフは、気分と健康を向上させる冷水浴を普及させ、短パン一枚で雪山に登る方法を多くの人に指南してきた。フィンランド人などが実践している伝統的習慣の多くには、サウナとアイスプランジ（氷水に浸かること）の両方が含まれている。アスリートは、痛みや炎症を抑え、回復時間を早めるため、定期的にアイスバスに浸かる。

長く浸かりすぎると低体温症になって死に至るが、**適切な時間、適温のアイスバスに浸かることは、健康に多大な効果をもたらす**。それらの効果には、エンドルフィンの増加、免疫システムの強化と炎症の低減、代謝の増強と体重低減、血行の改善、身体の深いリラックス反応を活性化させる迷走神経の刺激などが含まれる。

またアイスバスは、集中力を高め、頭脳を明晰にし、快楽神経伝達物質のドーパミンを増加させる。さらにアイスバスに入ると、肩甲骨のあいだにある特殊なタイプの脂肪（「褐色脂肪」）のスイッチが入り、熱とエネルギー産生を刺激する。

私は冬のバーモントの山小屋で1カ月間過ごしたとき、毎朝、氷のように冷たいシャワーを浴びた。そのおかげで、目覚めのコーヒーは不要だった！

科学は、冷水スイミング、冷水シャワー、コールドプランジ（冷水浴）、およびアメリカ全土にあるセンターで受けることができるクライオセラピー（凍結療法）などの寒冷療法の効果を裏付けている。[5] 定期的に活用すると、疲労が軽減し、気分や記憶力が向上し、関節炎や線維筋痛症などの炎症性疾患の痛みが緩和できる。また、血液を皮膚から遠ざけることにより、酸素と栄養素を内臓に送り込む効果もある。

解毒手段としても最適だ。特に、**最初にサウナに入って全身の循環を良くした後にアイスバスに入れば、体内の古い老廃物やゴミを肝臓に戻して処理させるためのリンパ液を素早く流すことができる**。重篤な基礎疾患がない限り、リスクはほとんどないが、あまり冷たくない温度に短時間浸かることから始めて、徐々に強度を高めてゆくとよいだろう。

1日の始めに1~2分間、冷たいシャワーを浴びるのは簡単な方法だ。コールドプランジをするには、風呂に水をはるといいだろう。それに氷を入れてもいい。今では多くの企業が、使いやすく、温度調節のできるコールドプランジ専用タブを販売している。そうでなければ、動物用の水桶を買ってきて、それに氷と水を入れるだけでもいい！　1日1~4分の冷水浴は、健康、幸福、長寿の強力なハック手段となる。

戦略4　運動——2つの効果で長寿をもたらす

ホルミシスの効果が最もよく理解されているのは運動だろう。それには、あらゆる種類の運動が含まれる。ネットフリックスでカウチサーフィンを楽しむことに比べて、激しい運動や筋力トレーニングは、身体にストレスを与える。だがそれは好ましいストレスだ。

運動が健康と長寿を向上させるメカニズムは、詳しく研究されている。[6] 心臓血管系と筋肉を活発に働くように追い込むと、長寿をもたらす一連の効果が引き起こされるのだ。運動がもたらす効果のなかで、長寿に強く相関しているものは、次の2つだ。

効果1　有酸素運動能力が上がる

最大酸素摂取量により測定される良好な有酸素運動能力。この値が低いことは、病気や早期死亡のリスクがあることを示す。実際、最大酸素摂取量を使って最高レベルのフィットネスと最低レベルのフィットネスを比較したところ、最高レベルのフィットネスのグループでは死亡リスクが70%少なかった。とりわけ、座りがちの状態から中程度のフィットネスを達成した人たちで最大の効果が得られた。[7]

つまり、**運動の効果を得るために極端なアスリートになる必要はなく、ただ身体を動かすだけでいい**のだ。ちなみに、テニスプレーヤーは平均的な人より7年長生きする傾向が見出されている。

効果2 筋肉量が上がる

筋肉の量と機能。これまで見てきたように、サルコペニアは目に見えないキラーだ。十分な量の良質なタンパク質を摂りながら、レジスタンス運動やウェイトトレーニングを行い、加齢による筋肉機能と筋肉量の減少というエントロピーと戦わなければならない。

筋肉を増やさなければ、衰えていくだけだ。使うか、失うか、なのである。私は60年間、筋力トレーニングの効果を無視しようとしてきた。いつもやっているランニング、サイクリング、テニス、ヨガで十分だと思っていたからだ。

だがそうではなかった。63歳になった今、ほとんど無理することなく（週3回30分ずつ）筋力トレーニングを行っている私は、筋肉量、敏捷性、筋力、安定性を劇的に向上させることができた。

結論は次のとおりだ。運動は、ホルミシスを活用した健康創造・寿命延長戦略の最強のものの1つである。それに、誰にでも活用できる方法だ。あなたは、健康で長生きし、年齢を重ねて虚弱や生活不自由者になるのを防ぎたいだろうか？　そうだとしたら、身体を動かし、筋トレをしよう！

戦略5 光線療法——赤外線が細胞を丈夫にする

夜間のブルーライトの危険性について耳にしたことや、ブルーライトを発するスクリーンを見るときにブルーライトカット眼鏡をかけている人を見たりしたことがないだろうか。もしかしたら、エネルギーを高め、運動のダメージを治し、痛みや炎症を抑えるために赤色光を浴びる人の話さえ聞いたことがあるかもしれない。

身体に浴びる光の質と、健康と寿命には関係があるのだろうか？　また、光をハックする方法はあるのだろうか？　ブルーライトを防ぐ手段や、赤色光を使って身体を治癒する手段を提供する企業は続々と誕生している。赤色光を発しない蛍光灯やＬＥＤ照明器具に代わる特殊な夜間専用電球さえ登場しているほどだ。

人体は光を感知する装置だ。皮膚、目、脳はみな光を受け取り、それによって概日リズムなどの多くの生物学的プロセスを調整している。私たちが進化してきた過程では、光にさらされる機会は非常に予測可能なもので、朝と日中はブルーライトを含む明るい光にさらされ、日没後は暗闇に包まれていた。だが電球はそのすべてを変え、蛍光灯やＬＥＤ照明はさらにそれを変えてしまった。

『眠らない人は太る、病気になる——肥満、糖尿病、うつ、ガンと睡眠の関係』［二上薫訳、はまの出版、２００１年刊］で、著者のＴ・Ｓ・ワイリーとベント・フォーンビーは電球の弊害について詳述している。それらの弊害には、睡眠不足のみならず、糖尿病、心臓病、がん、うつ病の罹患率の上昇までが含まれる。**光は、ホルモンや神経伝達物質を調節することにより、食欲、生殖能力、心身の健康に影響を与える**のだ。

常に光を浴びていると、私たちの身体は果てしない夏にいるものと勘違いしてしまう。夏は、私たちの進化の経路が、冬に備えて脂肪を蓄え、代謝を落とすことを要求する時期だ。

身体に及ぼす光の影響については、かなりの科学的知見が蓄積されている。[8] 冬期の光不足による季節性情動障害（SAD）や、最も幸せな人は日差しの強い地域に住んでいるという話を聞いたことがあるかもしれないが、これらはみな真実であることが証明されている。ブルーライトを短時間浴びることは、うつ病や概日睡眠障害の治療に役立つが、長期間の曝露は動物モデルの寿命を縮め、がん、肥満、糖尿病、精神疾患のリスクを高めることが判明している。[9]

その一方で、**赤色光と近赤外光は、非常に穏やかなストレスとして作用し、細胞内の保護メカニズムを活性化させる。**赤色光が皮膚に当たって細胞に届くと、ミトコンドリアが刺激されて、身体のガソリンであるATPの形で、より多くのエネルギーが作られるようになる。[10] すると天然の抗炎症物質と抗酸化物質の産生が増えて、治癒作用が加速される。長波長の赤外線と赤色光による治療は、視力、認知能力、運動能力、皮膚の老化の改善に効果を発揮する場合がある。光生体調節（フォトバイオモジュレーション）という言葉さえあるほどだ。[11]

ジューヴ（Joovv）社などの企業は、皮膚の健康改善、痛みや炎症の低減、細胞のエネルギー産生の改善を目的にしたこの技術が自宅で活用できるデバイスを製造販売している。

戦略6　オゾン療法——世界中の医療現場で使われている

オゾンという言葉を聞くと、大気中のオゾン層と人体に対するその有害な影響のことが思い浮かぶだろう。アメリカ食品医薬品局（ＦＤＡ）のウェブサイトには、死ぬほど怖い内容が書かれている。オゾンはあなたを殺す。そう、肺に吸い込めば死んでしまうのだ。

だが、水だって、肺に入れば死をもたらす。つまり溺死だ。また、長距離ランナーが過度に水分補給をしたときに見られるように、水を飲み過ぎると血液が薄まって、発作や昏睡、はては死に至ることもある。では、水を飲むのはやめるべきだろうか？　もちろん、そんなことはない。

本書執筆の時点で、アメリカ国立医学図書館にはオゾン療法に関する科学論文が４０００篇以上も収蔵されている。オゾン療法は世界的に医療現場で長く使われてきた。そして、慢性疾患への対処や寿命の延長に効果があることを示す科学的根拠も多々ある。[12]

私は個人的にそのおかげを賜り、何百人にも及ぶ私の患者もその恩恵を受けてきた。私の場合は、カビ毒、コントロール不能な大腸炎を伴う自己免疫疾患、重度の認知機能障害という重病を患い、サイトカインストームのために体重が13キロ以上減って衰弱していたとき、オゾン療法を数回受けただけで、症状の80％が回復したのである。今では私の長寿戦略における必需品となっている。

オゾンとは何か？　安全なのか？　どのように作用するのか？　健康と長寿にどう役立つのか？　19世紀の半ばに発見された気体であるオゾンは、３個の酸素原子からなる分子だ（O_3）。オゾンがスモッグの中に存在すること、そして吸入された場合、呼吸器官に有害な影響を及ぼすことはよく知られている。だが医療の場合は、医療グレードの酸素から生成されたオゾンが正確な治療用量で投与されるうえ、決して吸入によって投与されることはない。オゾン療法は、施術も簡単で、効果があり、忍容性も高く、重大な副作用もない。[13] 34万8775人の患者に合計557万9238回の施療を行った644人の施療者について行ったドイツの調査では、施療1回あたりの副作用発生率は0・0006%にすぎなかったという。[14]

オゾン療法は、何十年にもわたって施療され、広く研究されてきた。オゾンは低濃度で酸素と結合させて投与されるため（通常の場合、オゾンが約2～5%で、酸素が95～98%）、「酸素・オゾン療法」と呼ばれることもよくある。投与方法は、静脈内投与、筋肉注射、直腸内投与、局所的投与など、さまざまな経路を通して行われる。感染症、創傷、複数の疾患の治療に使用されており、急性・慢性感染症、自己免疫疾患、関節炎に対するオゾンの有効性は十分に証明されている。[15]

O_3は非常に反応性の高い分子で、最初は酸化促進剤として機能する。また、世界で最も強力な殺菌剤でもある。短期間の酸化バーストによって引き起こされる一連の反応は、私たちをより強く、より健康にする。オゾンは投与されると、オゾニドという下流化合物を生成し、それが微生物やウイルスを殺し、免疫系を調整し、炎症を抑え、赤血球の柔軟性を向上させ、フリーラジカルを破壊し、ミトコンドリアの機能を高め、幹細胞を増産し、安静時の筋肉の酸素化を促進し、血液凝固を抑える。[16] オゾンは、炎症性老化と酸化ストレスに対する強力な解毒剤だ。

医療として行われる酸素・オゾン療法は、強力なホルミシス療法として複数のアンチエイジング防衛メカニズムを活性化する。しかも、投与が簡単で安全かつ費用対効果が高い拡張可能な治療であり、私たちの健康を最適化し、寿命を延ばす可能性を秘めている。

戦略7　高圧酸素療法――海面下20メートルに潜るとゾンビ細胞が消えた

スキューバダイバーたちにお馴染みの減圧室は、高圧酸素室とも呼ばれ、急浮上した場合に生じる減圧症を防ぐため身体を再加圧するのに使用される。アスリートは怪我を治し、回復を早めるために高圧酸素療法（ＨＢＯＴ）を利用する。

医療用途としては、創傷治癒、治療抵抗性感染症の治療（病原菌は酸素を好まないのだ）、そして最近ではとみに、難聴の治療や脳卒中、外傷性脳損傷、慢性疲労、さらには認知症やパーキンソン病の回復の支援手段としても使われるようになってきた。では、寿命を延ばすことはできるのだろうか？　その可能性はあるようだ。

この治療法は、酸素１００％の環境下で、海面下１気圧以上に相当するところまで「潜る」ことからなる。完全酸化環境下で（それに比して、室内の空気はわずか21％の酸素しかない）、海面下10メートル（１気圧）から20メートル（2気圧）以上に相当するところに身を置くことは、身体にホルミシスのストレスを加えることになる。純粋な酸素は高用量で長時間投与すると毒性を示すが、加圧下で適切な量を適切な期間投与した場合には、システムが治癒モードに入り、寿命が延びるのだ。

テルアビブ大学の科学者たちは、64歳以上の30人に対して、酸素１００％環境下の2気圧のチャンバー内で、90日間に60回のセッションを施した。[17]その結果、**ＨＢＯＴは、他のどのような生活習慣の改善や医療介**

入よりも、ゾンビ細胞を取り除き、テロメアを長くすることに効果があることを発見したのだった。科学者たちは、たった3カ月で、被験者の生物学的年齢を文字通り若返らせたのである。これは、安全で確立された医学的治療法としては素晴らしい結果だ。

ＨＢＯＴはまた、新生血管の増加（老化の進む脳や心臓にとっての朗報）やミトコンドリアの産生など、他のすでに判明しているメカニズムを通しても健康を増進し寿命を延ばす。さらには、幹細胞活性を高め、サーチュインを活性化させることにより、[18]栄養感知を向上させる。

この療法は近いうちに、スキューバダイバーやアスリート、治療が困難な傷を抱えた人々のためだけのものではなくなり、健康維持のための長寿戦略であることが証明されるようになるかもしれない。この研究で使用した2気圧という「用量」を使うには医療グレードのチェンバーが必要だ。とはいえ、さらなる研究が欠かせないものの、より低用量のチェンバーでも効果があるかもしれない。低用量のチェンバーなら家庭でも安全に使用できる。今では、より用量の高い家庭用チェンバーも販売されている。これは長寿パイオニアにとってリスクの少ない戦略だ！

戦略8 低酸素療法――血糖値コントロールに効果あり

酸素が少ない標高の高い場所で人々が暮らすチベットでは、ストレスの多い生活条件にもかかわらず、百寿者の割合が並外れて高い。[19] 長寿の谷として知られるエクアドルのビルカバンバの高山地域にも長寿者が多く住み、90代、１００代まで生を全うする人が少なくない。酸素濃度が低い実験室のミミズは長生きする。

ハダカデバネズミやホッキョククジラなど、日常的に低酸素状態にさらされている野生動物も長生きだ。[20]

低酸素状態は長寿経路を活性化させる引き金になるのだろうか？　高圧・高酸素状態が長寿経路を活性化させることがあるように、低圧・低酸素状態も同じ作用をもたらす可能性がある。

身体には、生きていくうえで遭遇するあらゆる種類のストレスに対処するための奇跡的に組織されたシステムが備わっている。これらの小さなストレスは、生命を維持するためにデザインされた下流のメカニズムを次々と活性化する。

低酸素のストレスは、100以上の遺伝子を制御する低酸素誘導因子と呼ばれる転写因子（遺伝子のオン・オフを制御するもの）の産生を誘発する。[21]低酸素状態のバーストに短期間さらされると、ホルミシスに対する適応反応が引き起こされる一方で、低酸素状態に長くさらされると、老化が進む。閉塞性睡眠時無呼吸症があると老化が進むのはそのためだ。

低酸素状態も、すべてのストレスと同じように、サーチュイン、AMPK、mTORの機能変化を引き起こすことによってその影響を及ぼす。また、炎症を抑え、インスリン感受性も改善させる。低酸素状態はまた、幹細胞の産生を増やし、新しい血管の形成を促進して、身体がより多くの酸素を得られるようにする。

毎日3000メートル級の山に登って時間を過ごすようなことは難しいだろうが、今では、低酸素状態と高酸素状態をシミュレートできる装置があり、数分間エベレストに登った後に、海面やさらに濃い酸素レベルの場所にまで下りるのと同じ体験をすることができる。

この断続的な低酸素・高酸素状態は、血糖値コントロールの改善[22]や認知症患者における認知機能の向上、[23]ミトコンドリアの総合的な健康状態の向上など、多くの有益な作用を引き起こすようだ。低酸素状態は、古くなったミトコンドリアを死滅させて、新しく健康なミトコンドリアの生成を促す。活力豊かになって長生きしたい人にとっては、よいことずくめだ。

そうした装置の1つにセルジム（Cellgym）と呼ばれるものがある。ぴったりしたフェイスマスクを装着したうえで、酸素濃度12％の低酸素状態を5分間、次に酸素濃度33％の高酸素状態を3分間というサイクルを4回繰り返すものだ。

その他のよりシンプルなテクニックも、一部の効果をもたらすことができる。たとえば、プラーナーヤーマのような古代の呼吸法[24]や、健康、免疫力、そして全体的な幸福感を高める方法として呼吸法やコールドプランジを推奨し、「アイスマン」の愛称を持つヴィム・ホフが広めた、より新しいバージョンなどがある。これらを含む低酸素ハックについては、第Ⅲ部「最強の不老長寿プログラム」で詳しく説明する。

小さなストレス戦略は、少しずつ取り入れればいい

病気を予防し、健康を築き、寿命を延ばす鍵となる戦略の1つがホルミシスだ。これらの**小さなストレスは、私たちの身体に備わる、古代から受け継いできた治癒とサバイバルのメカニズムを活性化してくれる。**

これらの戦略をすべて生活に取り入れようとしたら明らかにフルタイムの仕事になってしまうが、私はこれらの多くを少しずつ毎日のルーチンに取り入れるすべを学んだ。

あなたの1週間はこんな感じになるかもしれない。まず、毎日12～16時間の夜間ファスティングを始める。長寿経路を活性化することで知られるファイトケミカル（第7章参照）を食事に取り入れる（イチゴ、ウコン、

ブロッコリー、緑茶、ザクロ、ヒマラヤ韃靼ソバ、キノコ類など)。毎朝2分間の冷水シャワーか冷水浴をした後、週に3、4回、短時間のスプリントをする。また、週に3回、20分から30分の筋力トレーニングを行う。できるだけ頻繁にサウナやスチームを利用する。夜用のブルーライトカット眼鏡を用意し、LED電球や蛍光灯を、時間帯によって光のスペクトルが調整できるスマート電球に替える(日中はフルスペクトル光、夜間は赤色光に切り替えられるもの)。家庭用赤色光治療器も試してみよう。静脈内投与のオゾン療法(血液オゾン療法)を検討するか、安価な家庭用直腸投与オゾン装置を入手する(腸内オゾン療法)。高圧酸素療法を検討したり、近所にセルジムがあればその利用を考えたり、50ドルで購入できる低酸素運動用マスクを試してみる。

これらのツールはみな安全で、すぐに利用でき、あなたの健康と長寿に多大な効果をもたらしてくれるだろう。

第11章 不老長寿研究の最前線

問題を引き起こしたときのものと同じ考え方を使って、その問題を解決することはできない。
——アルバート・アインシュタイン

最先端の不老長寿テクノロジーは近いうち安価に手に入る

病気は加齢にまつわる避けられない問題だととらえることから、老化は治療可能な病気だとみなすことへのパラダイムシフトは、現在、数十億ドル規模の投資と研究をまい進させており、やがて健康と長寿の展望を一変させることになるだろう。医学、機能性医学、マイクロバイオーム、装着型・埋め込み型のバイオトラッカー、量子コンピューティング、機械学習、人工知能における進歩は、医学における新時代の到来を告げている。

私たちは今、還元主義的な疾病ベースの医療から、システムベースの、生態学に基づく健康と疾病の理解へとシフトする潮流の真っただ中にいる。それは、修復、治癒、再生における自然の知性と私たち自身の身体に備わる知性の双方を用いて、病気を治療し、生物学的老化を逆転させることを可能にする未来へと、医学を推し進めている。

本章では、長寿愛好家たちが、健康を最適化し、健康な状態で100歳を超えて生きる可能性を高めるために利用しているエキサイティングな新しい進歩について探っていく。それらは現在のところ、多くの人に手が届くものではないが、あらゆるテクノロジーと同じように、これからさらに改良され、価格も指数関数的に下がっていくことだろう。

私が最初に買ったコンピューターは3500ドルで、搭載されていた記憶デバイスは4メガバイトのハードドライブと1メガバイトのRAMだった。これと同じ量のストレージは、今なら数ペンスもしない。

伝統的な医学では、抗炎症薬、ベータ遮断剤、ACE阻害剤［血圧降下剤］などを用いる。抑制したり、遮断したり、中和したりするこれらの薬は有用ではあるものの、どんな薬よりはるかに強力な身体自身の治癒システムを活性化させるものではない。

だが今や、ヒトの生物学的な仕組みの層を剥がして探ることにより、従来の薬理学的治療や外科的治療とは非常に異なる働きをする、まったく新しい治療法群が出現しつつある。これらの治療法は、身体の生物学的経路を遮断したり阻害したり妨害したりするのではなく、身体の機能をサポートして強化する。

抗生剤（アンチバイオティクス）とプロバイオティクスの違いを思い浮かべてほしい。これらの治療法には、NAD+やその前駆体であるラパマイシン（第4章『10の「老化の典型的特徴」』の特徴1参照）、幹細胞、エクソソーム、ペプチド、ナチュラルキラー細胞、プラスマフェレーシス［血漿交換法］（血液を洗浄して、炎症や老化を引き起こす分子やタンパク質を除去する技術で、老齢のマウスと若いマウスの血液循環系を結合することによって血液を交換し、老齢マウスを若返らせる並体結合によく似ている）、オゾン療法（第10章参照）などが含まれる。これらはすでに医療の辺縁で利用できるようになっているが、これからさらに新たな技術が登場してくるだろう。

あと10年ほどで、人類は死を凌駕できるかもしれない

未来学者のレイ・カーツワイルは、医療とテクノロジーの進歩によって死を凌駕できるようになる寿命回避速度にまもなく到達できると言う。私自身は、不死に賛成票を投じるかどうかはわからない。死は多くの点で、人生をより貴重で意味のあるものにしてくれるからだ。

だが、寿命回避速度には興味がそそられる。**科学者や未来学者のなかには、あと10年から15年ほどで、それに到達できると予想している者もいる。**

寿命の延長が意味することには重大な問題が含まれ、不死に至っては、さらに深刻な事態が予想される。地球はどれほどの数の人間を維持できるのか？　それは社会にとって正味コストとなるのか、それとも純便益となるのか？

ドクター・デビッド・シンクレアは、『ネイチャー・エイジング』誌に掲載した論文「老化に取り組むことの経済的価値」[1]で、それらについて明快に論じている。私たちが総体的に健康寿命を延ばし、慢性疾患の根本原因に対処することによって慢性疾患の予防や治癒が達成できれば、経済的・社会的恩恵は計り知れな

いものになるだろう、と。

健康な高齢者が増えれば、医療制度の負担が軽減され、アメリカ国家が支出している4兆ドル近い医療費が劇的に削減できる一方で、寿命も延ばすことができる。健康な高齢者は社会に貢献し続けるだろう。寿命を延長することが、社会、政治、環境に意味することは複雑だ。それを理解するには、私たちの生き方を再考すること、そして人口増加による地球規模の負担を軽減する技術の進歩が必要となる。

ある意味、人間の直線的な思考の限界は、この指数関数的な変化、あるいは人間の創意工夫の才や創造性によって不可能を打ち破る方法（そして、今までそうしてきた方法）を想像することを阻んでいるのかもしれない。1492年には、世界が平らでないことや、手のひらに収まる装置で世界中のあらゆる知識に数秒でアクセスできるようになることなど想像もできなかった。

光の速度を初めて測定し、1907年にノーベル物理学賞を受賞した物理学者のアルバート・マイケルソンは、1894年の時点で、「断言はできないものの、物理学の世界における新発見はもう出尽くしてしまっていると思われる」という趣旨の発言をしている。私の祖父は1898年、電気も自動車も飛行機も電話もラジオもテレビもコンピューターもない世界に生まれた。だが、私たちは今、飛行機や宇宙旅行を当たり前のこととみなし、人類を月に着陸させたコンピューターより高性能なスーパーコンピューターをスマートフォンという形でポケットの中に入れている。

ソーシャルメディアは2004年にフェイスブックによって始まったが、今では、世界の大部分の人々にとって、ニュース、情報、ビジネス、広告、コミュニケーションを入手する主要なツールとなっている。医療の未来と高齢化の未来は、まもなく大きく様変わりするだろう。

私たち1人ひとりの全ゲノム、マイクロバイオーム、メタボローム（すべての生化学的経路と反応の総体）がマッピングされ、ウェアラブル機器や埋め込み型装置が何千ものバイオマーカーをリアルタイムで追跡する世界がもうすぐやってくる。これらのデータはすべてクラウド上の人工知能によって解釈され、病気になる数十年も前から、身体の生物学的仕組みにおける微妙な変化が特定できるようになる。そして私たちは、不均衡を早い時点でリアルタイムに修正するために、食生活、ライフスタイル、習慣の最適化を促されることになるだろう。

若返りの可能性がある6つの最先端技術

医学とテクノロジーにおける夢のような進歩はすぐそこまで来ている。たとえば、移植用の心臓や腎臓を待つことを古風な思い出にするような臓器の3Dプリンティングや、副作用なしに高精度で薬剤や治療手段を体内に届けるナノボット（微小ロボット）などがもうすぐ利用できるようになるだろう。

また、CRISPR《クリスパー》のような遺伝子編集ツールによって、ゲノムを書き換えたり、希少疾患を治したり、身体の生物学的機能を最適化する遺伝子を挿入したりすることも可能になる。第1章で見てきた山中因子は、20代のときにウイルスや遺伝子編集ツールによって私たちのゲノムに挿入されるだろう。

そして、40代になって、筋肉の衰え、白髪やシワ、痛みや疼きの増大、健康や活力の衰えを感じはじめたら、分子スイッチをリモコンのように使って、山中因子に細胞を元の胚の状態にリプログラミングさせるのだ。これは体内時計を巻き戻し、老化を逆戻りさせ、白髪とシワを消し、関節炎と慢性疾患を治し、身体を若々しく活力に満ちた状態に若返らせることになる。[2]

このエピジェネティックによる若返りはSFのように思えるかもしれないが、科学的にはさほど遠い未来のことではない。

遺伝子リプログラミング、遺伝子編集、ナノボット、3D臓器はまだ現実のものとはなっていないが、病気を治し、健康を最適化し、潜在的に寿命を延ばす可能性を秘めたいくつかの有望な治療法は、すでに利用可能になっている。これらの治療法が主流になるのは、もう少し先だろう。だが長寿の探求者にとっては、世界中のクリニックで今すぐ利用できるテクニックなのだ。

再生医療は、長寿の医学におけるパワフルな新しい進歩であり、今日、アメリカをはじめ世界中のクリニックで利用可能になっている。母なる自然は、実のところ非常に賢い。怪我をしたり関節や組織が損傷したりすると、自然のツールキットである幹細胞、エクソソーム、ペプチド、胎盤マトリックスが強力な威力を発揮して、痛みを和らげ、たとえひどい怪我や外傷、変性であっても可動性や機能を修復し、老化から回復させてくれるのだ。

技術1　幹細胞――培養できる国はまだ限られる

老化の典型的特徴のうち、特に深刻なものの1つは、幹細胞の消耗と枯渇だ。幹細胞も加齢に伴って老化するため、組織や細胞を再生し、身体を修復・治癒する能力が低下する。新たに生まれつつある科学は、幹細胞を静脈内に注入したり、関節などの疲弊した部位に注射したりすると、身体が若返ることを示唆している。[3]

筋肉量、持久力、エネルギー、臓器の機能低下として現れる加齢による衰えは、幹細胞で回復できるかもしれない。幹細胞とは、細胞を修復し、組織を再生させる能力を持つ、若さの記憶を備えた細胞だととらえたらいいだろう。

幹細胞はまた、免疫系を制御し、炎症を抑え、全身の治癒を促す因子を分泌する。さらに幹細胞は、タンパク質、ペプチド、マイクロRNAといった治癒因子の詰まった小さな小包であるエクソソーム（次のセクションを参照）も産生する。幹細胞とエクソソームによる治療は、加齢に伴う炎症を有意に抑制すると同時にエネルギーと身体能力を向上させる可能性があることが研究によって示されている。[4]

幹細胞治療の分野は急速に進歩している。体内には、2つの主なタイプの幹細胞がある。その1つは、造血幹細胞（HSC）で、骨髄に存在し、白血球や赤血球の補充を助ける。もう1つは、間葉系幹細胞（MSC）で、組織内に存在する。造血幹細胞は骨髄から、間葉系幹細胞は脂肪細胞から採取することができる。

自分自身の身体に備わる幹細胞の使用は効果的だが、そのプロセスには費用がかかり、痛みを伴う処置が必要となる。臍帯《さいたい》幹細胞や胎盤幹細胞を使ったほうが、より若い幹細胞が使えるうえ、より多く培養・採取できるため、効率的であるかもしれない。

これらの幹細胞は、臍帯血や胎盤組織（通常は出産後に廃棄される）から採取され、[5]研究室で育成または培養される。幹細胞は、全身を治癒するために静脈内に注入したり、局所的な修復や再生のために身体の特定部位に注射したりすることができ、そのユニークな免疫保護作用により、投与される人の免疫系に拒絶されることはない。幹細胞は、脳、心臓、免疫系、ミトコンドリアの再生を助けることに加えて、テストステロンを増加させ、インスリン感受性を改善させることも期待される。

アメリカには、幹細胞の採取や培養を禁止する厳しい規制がある。つまり、自分の幹細胞を採取して研究室で培養し、臨床的に意味のある量を血液や組織、臓器、関節に注入することはまだできない。

幹細胞の培養を認めている国には、メキシコ、バハマ、パナマ、コスタリカなどがある。臍帯幹細胞や胎盤幹細胞についても同様だ。これらはアメリカで培養はできるが、アメリカ国内で投与することはできない。まだ多くの研究が残されているとはいえ、幹細胞治療はやがて医療や老化治療において日常的に行われるようになるだろう。

技術2 エクソソーム――幹細胞治療の10分の1のコスト

もし、骨髄や脂肪組織から幹細胞を採取したり（どちらも痛みを伴う医療行為だ）、高価な臍帯や胎盤の幹細胞を使ったりしなくても、幹細胞治療の効果が得られるとしたら？　もし、幹細胞治療の10分の1のコストで、静脈内に注入したり関節や組織に投与したりすることが可能で、その効果は幹細胞治療と同じか、それに近いうえに、副作用もないという治療法があるとしたらどうだろう？

幹細胞から生み出されるエクソソームは、いわば、成長因子、抗炎症性サイトカイン、脂質、タンパク質、DNA、マイクロRNAなどが詰まった小包で、医療および再生医療における重要な治療薬として台頭してきている。[6]エクソソームにはさまざまな機能があるが、主に細胞間のメッセンジャーおよびコミュニケーション・システムとして働く。

1983年に発見されたエクソソームは、炎症を劇的に抑えたり、血液脳関門を通過したり、筋肉や脳の機能を改善したりするといった重要な治療効果を持つ可能性があることが判明している。また、免疫系、細胞の浄化と修復、オートファジーを制御し、自己免疫疾患、肥満、感染症の治療にも効果を発揮する。さらには、骨、軟骨、軟部組織、心臓、脳の修復と再生を促す作用があると期待されている。[7]

私は自己免疫疾患の潰瘍性大腸炎を治すため、および手術で合併症を起こした腰を治すために、エクソソームを活用した。また、新型コロナウイルス感染症に罹患し、疲労、ブレインフォグ、うつ病に悩まされていたときにも利用した。その結果、たった1度の治療で症状が消えたのである（ただし、これは私に限ったことであるかもしれない）。

エクソソームは、静脈内投与により間隔をあけて反復投与することができ、副作用もない。[8] 最適な使用法や有効性についてはさらなる研究が必要だが、すでに多くの高齢バイオハッカーたちが、病気の治療や健康増進のためにエクソソームを日常的に利用している。

技術3　ペプチド——身体で作られるミニタンパク質

再生医療や機能性医学に関心のある方なら、ペプチドの威力[9]について耳にしたことがあるかもしれない。ペプチドの数と質は、加齢とともに低下してゆく。ペプチドとは何だろうか？　どんな働きがあるのか？　そして、病気の治療、健康の最適化、身体の若返りにどう利用できるのだろうか？　どんな人でも、何百万人もの命を救ってきたあるペプチドにはなじみがあるはずだ。

それは、インスリンである！　ペプチドは、ほぼすべての生物学的機能を調節するために体内で作られるミニタンパク質で、人体では7000種類以上のペプチドが生成されている。そのうち150種類が現在、医学的応用のために研究されており、すでに80種類以上のペプチドがアメリカ食品医薬品局により医学的治療薬として承認されている。[10] 全世界のペプチド療法に関する売り上げは今や700億ドルにも及ぶ。

ペプチドは安全で、実験室で簡単に合成できる。期待される効果には、次のようなものがある。治癒の促進。ホルモンレベルの向上。免疫力の向上。感染症との闘い。腸の治癒。組織修復の向上。筋肉量の増強。関節痛や筋肉痛の軽減。認知機能や記憶力の向上。ミトコンドリア機能の最適化。性機能障害からの回復。睡眠の質の改善。エネルギー、スタミナ、体力レベルの向上。血圧降下。老化の兆候の軽減。発毛の促進。[11]

ペプチドは、伝統的医療、機能性医学、そして再生医療における主要な治療薬として、ますます使われるようになってきている。[12] 忍容性が高く、身体によってスムーズに代謝されるが、ミニタンパク質であるために、経口摂取すると消化器官で消化されてしまうため、通常は皮下注射で投与される。新しい剤形には、経鼻投与、舌下投与、移植可能なものなどがある。

ペプチドは一般に、卵、ミルク、肉、大豆、オーツ麦、亜麻仁、麻の実、小麦などの動物性または植物性のタンパク質源から作られる（食べ物は薬であることの、さらなる証拠だ！）。

私は診療や自分自身のために、ペプチドを幅広く利用してきた。ペプチドは私の免疫機能を強化し、新型コロナウイルス感染症からの回復を助け、睡眠、性機能、性欲を向上させ、さまざまな怪我からの回復を助けてくれた。最近、肩腱炎を発症したのだが、BPC－157ペプチドを2回注射しただけで、完全に痛みが消えた。

重要なのは、最高品質の製造工程を保証し、医薬品基準を採用している調剤薬局で製造された最高品質のペプチドを使用することだ。これらは訓練を受けた医師によって処方されなければならない。認定医を探すには、国際ペプチド学会（peptidesociety.org）が役立つだろう。一部のペプチドは、糖尿病の治療や減量に使われるオゼンピック（一般名セマグルチド）のように医薬品になったものもあれば、調剤薬局で購入できるものもある。

次に挙げるのは、有望なペプチド療法だ。

有望なペプチド療法

・チモシンα−1（商標名ザダキシン）は、強力な抗炎症作用を持ち、免疫学的老化、自己免疫疾患、感染症と闘う免疫系を助ける。

・BPC−157は成長因子を活性化し、腸の治癒や靭帯、腱、皮膚の修復を助ける。

・セルモレリンとテサモレリンは、成長ホルモンの分泌を促し、筋肉量を増加させ、蓄積脂肪のエネルギー変換を促し、運動からの回復をはかり、皮膚の健康を向上させる。

・MOTS−c、SS31、およびヒューマニンはミトコンドリア由来ペプチドで、エネルギー産生を改善するとともに、肝臓、筋肉、脳の健康を向上させる。

・PT−141（ブレメラノチド）は、性的興奮と性欲を司る脳の部位を刺激する。

・メラノタン1は皮膚と毛髪の健康を向上させ、食欲を減退させ、代謝を改善する。

・GHK−CuとGHKは抗炎症物質で、コラーゲンの生成を促す。

技術4 ナチュラルキラー細胞療法——身体に備わる防御機能

私たちの多くは、軽度の慢性ウイルス感染症とダニが媒介する感染症とがん細胞を日々抱えながら暮らしている。免疫システムは、それらすべてを管理しなければならない。身体に備わる主な防御機能の1つは、ナチュラルキラー細胞と呼ばれる特殊な免疫細胞だ。この細胞はその名のとおり、感染物質やがん細胞を探し出して破壊する特殊部隊である。

加齢とともにナチュラルキラー細胞の機能は低下し、がんや感染症が増加するが、現在、この強力な防御細胞の大量入手を可能にする採取・増殖技術が登場しつつある。[13]

まだ普及はしていないものの、この新たな治療法は近い将来、感染症、がん[14]、そして老化そのもの[15]を治療する日常的な手段になる可能性がある。

最近、私は自分の血液を採取して研究所に送り、自分のナチュラルキラー細胞を培養してもらった。増えた細胞はその後私の身体に戻され、ライム病と、もう1つのダニ媒介感染症であるバベシア症からの回復を助けてくれた。

技術5 治療的血漿交換——血液を置き換える

年老いたマウスの血液循環系を若いマウスの血液循環系に接続すると、年老いたマウスが生物学的に若返ることが研究で示されている。これは並体結合と呼ばれるものだ。逆も真なりで、若いマウスに古い血液を与えると、急激に老化が進む。血液を浄化して若返らせる方法はあるのだろうか？　その答えはイエスだ。その手段は、治療的血漿交換（別名プラスマフェレーシス）である。

血液の中では、赤血球、白血球、血小板が、血漿という液体の中を泳ぎ回っている。血漿には、何千種類ものタンパク質が含まれ、これらのタンパク質は加齢にともなって、どんどん炎症化してゆく。治療的血漿交換とは、血液を取り出し、血漿から細胞を分離したあと、古い炎症性の血漿を捨て、血液中の主要タンパク質である新鮮なアルブミン溶液で置き換えるものだ。

この治療法は、多発性硬化症、重症筋無力症、ギラン・バレー症候群（感染症やワクチン接種などによって引き起こされる麻痺性神経疾患）などの自己免疫疾患に有効であることがわかっている。また、アルツハイマー病による認知機能の低下を66％減らすことも研究で示唆されている。[16]

さらには、新型コロナワクチン感染症の後遺症の治療にも期待が持てる。[17]加齢に対する効果を評価するにはさらなる研究が必要だが、この血漿交換には、即効性があり、非常に安全性が高く、長期間持続する若返りの効果があるように見受けられる。

まだはっきり判明していないのは、次の点だ。若い血液中の因子が老齢マウスの老化を逆戻りさせるのか？それとも、老齢マウスの血液中に有害な因子が存在し、それが若いマウスに急激な老化を引き起こすのか？そんななか、ある説得力のある研究により、プラスマフェレーシスにより老齢血液中の有害因子を一掃するだけで、生物学的老化が逆戻りし、老齢マウスが若返ることがわかった。[18]

この研究では、ほんの1回の血漿交換で、強力な若返り効果が生み出されることが示された。血漿交換により、筋肉の修復が強化され、肝臓の脂肪と瘢痕が減り、脳の新しい記憶細胞の形成が増加したのである。血液を浄化する過程でマウスのシステムがリセットされ、組織の修復や健康的な免疫反応を助けるタンパク質が増加し、炎症が抑えられ、その結果、遺伝子発現や分子シグナル伝達に長期にわたる変化が生じて、老化が逆戻りしたのだ。

奇妙に思えるかもしれないが、これは食品医薬品局が認可している治療法であり、高齢者に健康と回復力を取り戻させる重要なツールとなりうる。比較的簡単で、費用対効果が高く安全な治療法であるため、近い将来、私たちの健康維持に欠かせない手段となるかもしれない。

技術6　再生医療——身体を修理する

私は何度も怪我をして、慢性的な痛みにさらされてきた。最初に椎間板ヘルニアのために腰の手術を受けたのは32歳のときで、ふくらはぎが麻痺し、一生足を引きずるようになった。この30年間は慢性的な腰痛に悩まされ、ヨガとマッサージで対処してきた。腰にはひどい関節炎と変性側弯症がある。

そして60歳のときにまた椎間板を損傷し、さらに手術を受けたのだが、深刻な合併症と脊髄への出血が生じ、ほとんど歩くことができなくなって、慢性的な痛みに悩まされた。

そこで私は、バイオリセット・メディカル社のドクター・マット・クックのもとで再生医療を試すことにした。一連の治療を受けた私の身体は完全に回復し、彼のおかげで、私の痛みと人生は根本的に変わったのである。

クックは、炎症を抑え、組織の修復を促すために、エクソソームを私の脊柱管に注射した。また、抗炎症因子と治癒因子が複雑に混合された胎盤由来マトリックスの注射も使用した。これは、組織と関節の修復において大きな期待が持てる物質だ。[19]

クックは、エクソソーム、胎盤由来マトリックス、ペプチドを含む治癒因子を、瘢痕化した筋膜、神経、筋肉を解放して痛みを和らげるためのハイドロダイセクション[20]［水圧によって剝離操作を行う手法］と呼ばれる手技を使って注入し、最後にペプチドとオゾンをさらに注射した。今や私は痛みから解放されただけでなく、人生最強のコンディションを手にしている。

再生医療と総称されるこれらの治療法[21]は、現在、慢性疼痛や傷害の治療にますます用いられるようになり、大きな成功を収めている。たとえば、胎盤由来マトリックスには、コラーゲン、グリコサミノグリカン、プロテオグリカン、抗炎症性サイトカインが豊富に含まれており、組織の修復と新生血管の成長を促し、炎症や瘢痕形成を抑制する。

私はまた、腕を骨折してからの半年間、肩関節周囲炎［いわゆる五十肩］に悩まされ、身体の脇から腕を30度以上持ち上げることができなかった。だが、97％の酸素と3％のオゾンからなるプロロゾンを肩関節に注射して5分もしないうちに、痛みを伴わずに肩が完全に動くようになったのである。

肩関節周囲炎は何年も、あるいは永遠に続くことが多く、痛みを伴う理学療法で何カ月も治療しなければならなかったり、麻酔下でトラウマの残る手術を受けたりする必要がある。どちらも残酷な治療法だ。

プロロゾンは、関節、筋肉、腱に注射することが可能で、炎症を抑え、組織の修復を促す。[22] この治療法は治療費もさほどかからず、多くの人を痛みから解放する可能性を秘めている。

これらの治療法はまだ広く普及してはいないものの、再生医療クリニックを通じて利用可能になりつつある。整形外科や疼痛管理の分野では不可欠なものになることが、やがて判明するだろう。

理屈がわかったら、あとは実践のみ

ここまで読んできてくださった方は、私たちの身体がどのように働き、どのように老いるのか、そして食生活、生活習慣、ホルミシスや他の長寿医学におけるイノベーションが、よりよく、より健康に、より長く生きるためにどのように役立つのかについて、その科学的裏付けをご理解いただけたものと思う。さて、ここからは、いよいよこの科学の実践的応用編だ。

これから紹介する「最強の不老長寿プログラム」は、あなたの体内の不均衡を診断し、健康状態を根本的に変えるための、ステップ・バイ・ステップのロードマップだ。

第Ⅲ部

最強の不老長寿プログラム

第12章 最強の不老長寿プログラム——概要

私たちは長寿の支持者ではない。私たちは喜びに満ちた人生の支持者だ。そして、喜びの中に身を置けば、長寿はたいてい後からついてくる。人生の成功は、その長さで計られるのではなく、喜びの数で計られるのだ。

——エイブラハムの言葉（クリスティアン・ノースロップ［アメリカ人医師］より）

日々の習慣であなたの老い方が劇的に変わる

私は120歳まで、できたら180歳まで、素晴らしい人生の贈り物を日々味わいながら健康体で暮らすつもりだ。それは、いくつになっても活動的で、頭が切れて、強く、エネルギッシュで、物事に夢中になり続けることを意味する。新たに登場しつつある長寿研究と正しい心の持ちようがあれば、それは誰にでも可能だと私は信じている。

あなたは今日から時計の針を巻き戻すことができる。日々のシンプルな習慣は老化のしかたに劇的なインパクトを与える。そして**「最強の不老長寿プログラム」は、慢性病を予防し、生物学的年齢を逆戻りさせ、**

元気で長生きしようとするあなたの案内人になるだろう。単なる寿命ではなく、健康寿命に焦点を合わせれば、長い年月により多くの活力《ライフ》を吹き込み、人生《ライフ》により長い年月を加えることができる。

長寿と老化の研究は、指数関数的に加速しており、より多くの発見と戦略が、ほぼ毎日のように生まれている。だが、**病気を予防し、健康を築き、寿命を延ばすための基本原則は、すでに明らかだ。**生物学的老化は治療可能な病気である。本書で見てきた老化の典型的特徴は、さらに多くの研究が生と死の謎を解き明かしてゆくにつれて若干修正されるかもしれないが、老化によってうまくいかなくなるのは何なのかを理解し、治療すべきターゲットを明らかにするための枠組みであり続けるだろう。

とはいえ、老化の典型的特徴自体は、それがなぜ起こるのか、つまり、現代社会で年齢を重ねていくなかで見られる劣化の根本的な原因については、十分に明らかにしない。実のところ、私たちが目にしているのは異常な老化であり、完全に最適化された機能や健康状態から病気に至るまでのスペクトルにおいて生じる劣化だ。それは年齢を重ねたことの自然な結果ではない。

機能性医学は、なぜに焦点を合わせる医学だ。身体のコア生物学的システムと、ダイナミックに相互作用するネットワークの不均衡に対処することにより、老化の典型的特徴から回復し、すばやく体調を取り戻し、活力に満ち、充実した長い人生を送ることができるようにする。

私は63歳になったが、気分は25歳だ。ただし、25歳だったときよりも、多くの知恵と人生の意義を身につけ、友人たちの素晴らしいコミュニティを手にしている。身体はかつてないほど丈夫で、精神的にもさらにエネルギッシュになり、挑戦的でやる気に満ちている。まるで、これから人生が始まるかのようだ。私の生物学的年齢は43歳である。あなたもどうやったら、生物学的年齢を暦年齢より何十年も若くすることができるだろうか？

その鍵は、次にリストアップするバランスと健康を回復するための手段を通じて、食生活やライフスタイルにある不均衡（つまり、多すぎるものと少なすぎるもの）と、７つのコア生物学的システムにある不均衡に対処することにある。

食事と生活習慣の不均衡を正すべき9つの分野

分野1　長寿食事法を実践する
分野2　コミュニケーションとホルモンのバランスを最適化する
分野3　エネルギー産生システムを浄化して、増強する
分野4　炎症を鎮める
分野5　腸内環境とマイクロバイオームの健康を取り戻す
分野6　有害物質への曝露を除去または減らし、解毒機能を最適化する方法を学ぶ
分野7　筋肉と骨と細胞を強化する
分野8　循環系とリンパ系をサポートする
分野9　精神と心と霊性のバランスを取り戻す

「最強の不老長寿プログラム」は、確かな科学を、ほぼすべての人が活用できるシンプルな実践法に落とし込んだものだ。現在利用可能になっているさらに高度な診断や治療法の中には、保険が適用されなかったり、簡単に利用できなかったりするものもあるが、そうした状況は、近い将来変わるだろう。ゲノムの解読は、2000年には1000億ドルの費用がかかった。それからわずか20数年後の現在、その費用は約1000ドルにまで下がり、まもなく自宅にいながら100ドルでできるようになると思われる。

「最強の不老長寿プログラム」は、カロリー制限を模倣する植物性栄養素たっぷりの長寿食事法、適切な種類の運動、深い休息と回復、質のよい睡眠とバランスの取れた概日リズム、人とのつながり、コミュニティ、そして人生の意義を通して、エクスポソームを最適化するようにデザインされている。

これらはさらに、適切なサプリメントの摂取に加えて、サウナや温浴、冷水シャワーや冷水浴、赤色光療法、そして試してみる気のある人には高圧酸素療法、オゾン療法、低酸素シミュレーターまでも含めたホルミシス療法によって強化される。

「最強の不老長寿プログラム」を使い倒す9のガイドライン

家の建設は基礎工事から始まる。健康も同じだ。次に挙げるのは、これから始めようとしている方にとっても、長寿バイオアドベンチャーの上級者にとっても、「最強の不老長寿プログラム」が最適に利用できるようになるガイドラインだ。

鍵は、シンプルなものから始めて、それらを日々の習慣とし、徐々に高度な検査やサプリメントをできる限り取り入れていくことだ。これは、あなたを健康的な長い人生という目的地に導く最良のロードマップになるだろう。

最強の不老長寿プログラム実行にあたっての9のガイドライン

ガイドライン1 最強の不老長寿クイズ（第13章）によって、7つのコア生理学的システムの不均衡を特定し、検査が必要であることが示された場合は、機能性医学の専門医を通じて、追加の検査を受ける。

ガイドライン2 第13章の説明に従い、かかりつけの医師を通じ、またはヤングフォーエバー・ファンクション・ヘルス・パネル検査（こちらの場合は、1万5000ドル相当の検査が499ドルで受けられる）により、ベースラインとなる長寿臨床検査を受ける。

ガイドライン3 血糖値、血圧、心拍数、心拍変動、睡眠、活動量、血中酸素などを追跡するオーラリング（Oura ring）、ガーミン（Garmin）、フープ（Whoop）、フィットビット（Fitbit）、アップルウォッチ、レベルズ・ヘルス（Levels Health）社の血糖値モニターなどの、バイオメトリックを数値化する自己測定デバイスの入手を検討する。

ガイドライン4 生物学的年齢の検査（DNAメチル化、テロメア、免疫年齢検査）や、リキッド・バイオプシー（液体生検）、全身MRIによるがんや病気の高度なスクリーニング、AIを活用した心臓スキャンによる隠れた心臓病の検査などを受けてみる。

ガイドライン5 第14章で説明する食事術を始める。

ガイドライン6 第15章で説明するサプリメントを追加摂取する。

ガイドライン7 ドクター・ハイマンの「ヘルシーエイジングシェイク」（第14章）を作って、飲み始める。

ガイドライン8 第16章で説明するライフスタイル（運動、睡眠、心、身体、精神、ホルミシス）を実践する。

ガイドライン9 第17章の個別アドバイスに従って、7つのコア生物学的システムを最適化する。（それには、機能性医学の医師によるさらなる検査と治療が必要になる場合がある。その際は、機能性医学研究所（Institute for Functional Medicine）のウェブサイトifm.orgで、お近くの機能性医学専門医を探そう。

「最強の不老長寿プログラム」では、加齢を逆行させる基礎的行動を、日々の習慣に徐々に取り入れていくことになる。それらの行動には、ファイトケミカル豊かな長寿食事法、正しい運動、睡眠の最適化、ストレス解消法や、自分の存在理由、コミュニティの発見などが含まれる。その上に、長寿サプリメントの摂取を加えよう。それらには、コア生物学的システムの不均衡を是正するためのサプリメント、および検査によって明らかになった不均衡や不足を修正するためのサプリメントも含まれる。そして、ホルミシスをもたらすシンプルなテクニックを実践しよう。

第18章では、健康でいるため、そして120歳まで、さらにはそれを超えて病気と無縁で生きるために私自身が実践している食事法、運動、ホルミシスの実践法、サプリメント、そしてスピリチュアルな習慣を具体的に明かそう。こうした長寿戦略を模索する意欲は、人によって異なる。あらゆる検査を行い、あらゆる療法を取り入れたいと望む人もいれば、長寿のための生活習慣の実践といくつかのサプリメントの摂取を重点的に行いたい人もいるだろう。大事なのは、あなたにとって正しいと思われることをやることだ。

では、さっそく始めることにしよう！

第13章 最強の不老長寿プログラム——検査編

医師とは、自分がほとんど知らない薬を、もっとよく知らない病気を治すために、まったく知らない人間に処方する人たちのことである。

——ヴォルテールに帰される言葉

クイズに答えればあなたの健康状態がわかる

ついに私たちは、医療に対するヴォルテールの皮肉な戒めを超えて、病気や老化、診断検査を理解する時代へと進みつつある。健康と長寿を促進するためのアプローチの効果は、どうやったら測れるのだろう？生活習慣の改善やサプリメント、または薬によって加えた変化が老化速度に目に見える違いをもたらしているかどうかは、どうすればわかるのだろうか？

血糖値、インスリン、コレステロール、血圧、そして他の重要な測定値など、間接的な指標は多々あり、それらを総合することによって、私たちの身体に備わる生物学的ネットワークの状態はしっかりと把握することができる。

医師があなたの臨床検査をチェックするときには、20種類から50種類、場合によっては100種類もの指標の分析結果をチェックすることがあるだろう。それらが正常であれば、健康状態は問題ないと判断される。だが、これらの多くは代理マーカーだ。たとえば、コレステロール値を測定しても、その時点での健康状態はあまりわからない。数値に基づいて、よい転帰または悪い転帰が予測できるだけだ。残念ながら、医療現場では、体内で今起こっていることの大部分について、測定や評価すら行っていない。

こうした状況は、電柱の下で鍵を探す男についての古いジョークを思い起こさせる。何をしているのかと友人に尋ねられた男は、「鍵を探しているんだ」と答えた。

「そうか、どこで失くしたのかい?」と友人が聞くと、男は「通りのどこかでだよ」と答えた。

「なぜここで探しているんだい?」とさらに友人が聞くと、男は「こっちのほうが明るいからさ」と答えた。

このジョークは、医療が抱える根本的な問題を映し出している。つまり、簡単にできることには目を向けるが、最も重要なものは見ようとしない傾向があるのだ。

機能性医学は、消化器系、免疫系、ミトコンドリア、解毒システム、循環系、コミュニケーションシステム、さらには構造系などといった身体に備わる生物学的システムを詳しく検査し、診断するためのロードマップを提供する。このロードマップは、これまで見てきた健康に対する障害や、健康維持のための成分の不足を特定するのに優れている。これらの指標をマッピングすれば、セルフケアや医療を自分に最も適したものにできるのだ。

本章前半では、あなたの基本的な生物学的年齢と健康状態を評価するためのあらゆる推奨検査項目からなる「ヤングフォーエバー・ファンクション・ヘルス・パネル検査」について説明する。次に、自己評価クイズを使って、7つのコア生物学的システムの不均衡を評価する方法について見ていくことになる。不均衡が見つかった場合には、追加の検査を受けることを検討するとよいだろう。最後に、あなたの生物学的年齢と免疫系の年齢を調べるより新しい検査や、より感度の高いがんや心臓病のスクリーニングを受けることも検討してみよう。

あなたが知るべきことの大半は、「最強の不老長寿クイズ」を通して見つけることができるが、さらなる診断やサポートが必要になる場合もある。あなたが抱える不均衡の評価、診断、治療をサポートしてくれる機能性医学専門医を探すには、機能性医学研究所（ifm.org）のウェブサイトにアクセスされたい。本章では、必要に応じ、クイズによって特定された不均衡をさらに評価するためのより高度な検査も紹介する。

まずは、最も大きな不均衡があるシステムの改善に取り組むことから始め、時間をかけて、バランスの崩れた個々の生物学的システムについて徐々に最適化を図っていくといいだろう。

「最強の不老長寿プログラム」のあらゆる要素に関するツールやリソースを網羅して説明するとしたら、別の本が必要になってしまうだろう。そこで助けになるのがウェブサイトだ。youngforeverbook.com/resourcesでは、特定の検査、サプリメント、製品、ブランドについてより深く掘り下げるために必要なあらゆる情報を見つけることができる。これらの情報は、あなたに最も適したプランを立てるための一助となってくれるだろう。

老化を診断するための3つの検査

まず手始めに、誰もが受けるべき基本的な検査を以下に挙げる。これらの検査は、あなたの健康状態の全体像と、よりよいサポートや追加の検査が必要なコアシステムはどれであるかを明らかにしてくれるだろう。

検査1 ヤングフォーエバー・ファンクション・ヘルス・パネル検査

新たに設立された企業ファンクション・ヘルス（functionhealth.com）社は、完全な検査一式、および経過を測るための6カ月から12カ月ごとの定期的な再検査を低価格で提供している。検査の依頼に医師を通す必要はない。私は、ヘルスケアの民主化と、人々がみずからの身体について学び、データをみずから所有することの必要性を固く信じている。そのため私は（ジョナサン・スワードリン、プラニタ・パティル、マイク・ネムケ、セス・ワイスフェルドとともに）この会社を共同設立して、最高医療責任者になった。

「ヤングフォーエバー・ファンクション・ヘルス・パネル検査」は、あなたの健康状態のベースラインの姿を示すために私が考案したものだ。とはいえ、これらの検査結果の解釈は、従来の訓練を受けた医師の解釈とはかなり異なることが多い。

従来行われている大部分の検査の基準範囲は、平均的かつ不健康な人たちの集団（「正常」とされる人たち）に基づいており、最適な健康状態を作り出すための理想的なレベルに基づいたものではない。たとえば、「正常な」空腹時血糖値は70～100㎎／dLとされているが、実際には85㎎／dLを超えると心臓発作や脳卒中のリスクが高まる。

私はファンクション・ヘルス社を通じて、機能性医学のレンズを通した指針を考案した。それを使えば、最適なレベルに基づいてみずからの検査結果を検討し、何が問題で、どのように修正すべきかが評価できる。そして一定の期間を置いて、あなたの長期的なデータは人工知能を使って解析され、医師が見逃しかねないものを明らかにする。

これらの検査は主治医がオーダーし、保険が適用される場合もあるが、主治医が一部の検査をオーダーしない場合もあるだろう（主治医が検査に精通していなかったり、不要だと考えたりした場合）。また、従来の保険や医療制度を利用した場合には、検査費用が高額になる可能性が高く、その結果、検査費用の支払いが拒否されて、検査機関から全額請求されるようになる可能性がある。

私たちがファンクション・ヘルス社を設立したのもそのためだ。その目的は、誰でも低額で検査が受けられるようにすること、そして、私たちが作成した明確な解説を通して、実用的な情報で人々を武装させることにある。

「ヤングフォーエバー・ファンクション・ヘルス・パネル検査」には、次の検査が含まれる。

ヤングフォーエバー・ファンクション・ヘルス・パネル検査の項目

・全血球算定［全血算］――赤血球数、白血球数、血小板数
・尿検査
・血液型――ABO型

・腎機能――BUN〔尿素窒素〕、クレアチニン、微量アルブミン
・肝機能――ALT〔アラニンアミノトランスフェラーゼ〕、AST〔アスパラギン酸アミノトランスフェラーゼ〕、GGT〔γ-グルタミルトランスペプチダーゼ〕、ビリルビン、アルカリフォスファターゼ、総蛋白量、アルブミン
・膵機能――アミラーゼ、リパーゼ
・電解質――ナトリウム、カリウム、クロール、二酸化炭素
・性ホルモン――FSH〔卵胞刺激ホルモン〕、LH〔黄体形成ホルモン〕、テストステロン、エストラジオール、プロゲステロン、プロラクチン（以上、男女ともに）。AMH〔抗ミュラー管ホルモン〕（女性のみ）
・前立腺の健康状態――総PSA〔前立腺特異抗原〕および遊離型PSA
・副腎機能――コルチゾール、DHEA-S〔デヒドロエピアンドロステロンサルフェート〕
・自己免疫――抗核抗体検査、リウマトイド因子検査
・炎症――高感度C反応性タンパク質および血液沈降速度
・代謝の健康状態――グルコース、インスリン、アディポネクチン、レプチン、ヘモグロビンA1c、尿酸
・心血管の健康状態――総コレステロール値、HDL〔高比重リポタンパク〕、LDL〔低比重リポタンパク〕、トリグリセリド、アポリポ蛋白Bおよびアポリポ蛋白A-1、リポ蛋白（a）、粒子数と粒子サイズにおけるリポ蛋白分画、アポリポ蛋白Eの遺伝子型（心血管疾患と認知症双方におけるリスク評価）

・甲状腺機能――ＴＳＨ［甲状腺刺激ホルモン］、遊離サイロキシン（Ｔ４）、遊離トリヨードチロニン（Ｔ３）、サイログロブリン抗体（ＴｇＡｂ）、ＴＰＯ［甲状腺ペルオキシダーゼ抗体］

・毒素への曝露――水銀、鉛

・栄養の健康状態――ホモシステイン、ＭＭＡ［メチルマロン酸］、オメガ３およびオメガ６脂肪酸、ビタミンＤ、鉄試験、亜鉛、赤血球内マグネシウム

これらの検査は、あなたの健康の土台となる評価を提供するものだ。これらの検査をすべて行うには１万５０００ドル以上の費用がかかることが少なくないが、ファンクション・ヘルス社では、会員特典の一部として４９９ドルで受けることができる。このパネル検査は、病院の予約を待ったり、医師との短い診察時に検査結果をあわてて知ろうとしたりすることなく、すべての検査を受けるための最も簡単な方法だ。

ファンクション・ヘルス社ではまた、トゥルーダイアグノスティック（TruDiagnostic）社による生物学的年齢検査、エディフィス・ヘルス（Edifice Health）社のｉＡｇｅ検査による免疫学的年齢検査も簡単に受けることができる（これらの検査については、本章後半で詳しく説明する）。

さらにファンクション・ヘルス社では、グルテン過敏症とセリアック検査（ＩｇＡとＩｇＧアンチグリアジン抗体、ＩｇＧとＩｇＡ組織トランスグルタミナーゼ抗体、総ＩｇＡ抗体の検査を含む）も提供しており、これらはほぼ全員が受けるべき検査であると私は考えている。

「ヤングフォーエバー・ファンクション・ヘルス・パネル検査」をぜひ受けるようにお勧めする。functionhealth.comにアクセスして、「YOUNG FOREVER」という割引コードを利用されたい。

検査2 遺伝子検査

あなたの身体には約2万個の遺伝子と、200万から500万個に及ぶそれらの遺伝子の変異が備わっている。これは膨大なデータで、その多くはいまだに科学者によって解読中だ。だが、一部の遺伝子、すなわちSNP《スニップ》（一塩基多型）と呼ばれる遺伝子変異は、一般的によく見られ［発生頻度が人口の1％以上］、臨床的に意味があり、修正可能だ。

これらの変異では、たとえば、TをAに置き換えることにより、その遺伝子の機能をわずかに変えることができる。これらの遺伝子変異は、食生活やサプリメント、生活習慣の改善などによって修正可能だ。自分固有の遺伝子変異を知ることは、病気のリスクを下げ、健康で長生きする可能性を高めるための個別化されたプログラム設計に役立つ。

遺伝子検査を行っている企業は多々ある。私がよく利用するのは、ノルディック・ラボラトリーズ（nordiclabs.com）という企業で、脂質代謝、メチル化やビタミンB経路、炎症、解毒、酸化ストレス、骨の健康、代謝、栄養素の必要性を調べるための遺伝子のパネル検査に加え、セリアック遺伝子、鉄蓄積症、乳糖不耐症のスクリーニングを行うための遺伝子検査を提供している。

また、食生活を個別化するのに役立つニュートリゲノミクス（栄養ゲノム情報科学）や、運動を最適化するのに役立つ「エクササイソミクス」、さらには気分障害や精神疾患のリスクを決定する遺伝子さえも調べることができる。

3X4ジェネティクス社（3X4genetics.com）が提供している3X4検査（3X4 Test）という、より包括的な遺伝子検査もお勧めだ。

ノルディック・ラボラトリーズ社のＤＮＡヘルス（DNA Health）検査や、３Ｘ４ジェネティクス社の３Ｘ４検査は、私が患者の健康プランを個別化する最初のステップとして最もよく利用しているパネル検査だ。私自身について言えば、解毒やメチル化がうまくできない遺伝子を持っていることが判明したため、解毒のための追加のサポートとして、サプリメントやハーブ、サウナの定期的な利用などを行い、メチル化を最適化するように設計されたビタミンＢ群を摂取している。これらの検査は主治医を通してオーダーし、医師に解釈してもらう必要がある。

検査3　「定量化された自己」に基づく測定

医療における最もエキサイティングな進展の１つは、「定量化された自己（クォンティファイド・セルフ）」という潮流、つまりリアルタイムで機能的な健康状態を測定できるウェアラブルデバイスや埋め込み型デバイスを使うことによる健康データの民主化と分散化だろう。

オーラリング、アップルウォッチ、ガーミン、フープ、フィットビットなどのウェアラブルデバイスは、心拍数、体温、心拍変動、レム睡眠、熟睡、酸素飽和度、心電図、運動、回復の必要性などをトラッキングするのに役立つ。エイトスリープ（Eight Sleep）のようなスマートベッドも、睡眠温度を個別化する手段を提供し、ベッドに埋め込まれたセンサーで睡眠の質を測定してくれる。

また、持続血糖値モニターを皮切りに、埋め込み型デバイスも急速に登場してきている。アメリカ人の93％までが前糖尿病から2型糖尿病に至るスペクトルのどこかに位置し、代謝的に不健康であることを考えると、これは国民全員がみずからの身体について知るために使うべきデバイスだと言えるだろう。

持続血糖値モニターは、食物に対するあなた独自の反応の測定を可能にする。血糖値の急上昇とそれに伴うインスリンの大量分泌は、病気と老化の重要な要因だ（第4章『10の「老化の典型的特徴」』の特徴1を参照）。数カ月あるいはそれ以上の期間にわたってこのモニターを使えば、自分の身体に合う食品と合わない食品を見極めることができる。

レベルズ・ヘルス社は、血糖値を継続的に追跡するための、アプリで簡単に使える血糖値モニターを提供している。本書の読者はクーポンが利用できるので、次のサイトにアクセスされたい。https://drhyman.com/blog/2021/01/22/the-gadget-that-revolutionized-my-health/

ウェアラブルデバイスやインプラントデバイスがさらに改良され、インスリン、炎症、そしておそらくは、健康を左右する体内の何千もの分子を含む、より多くのバイオマーカーがリアルタイムで測定できるようになる日も近い。体内で生成される呼気揮発性有機化合物を測定する呼気分析器さえ登場しており、これにより、2種類のパーキンソン病、クローン病、多発性硬化症、腎臓病、がん（肺がん、大腸がん、前立腺がん、卵巣がんなど）、さらには新型コロナ感染症までを含めた17種類の病気が検出できる。[1]

今や多くの融合技術が、医療とヘルスケアに革命をもたらそうとしている。まもなくあなたのデータは、病歴、従来型医療と機能性医療の検査データ、ゲノム、マイクロバイオーム、メタボローム、プロテオーム［細胞内で発現している、または発現する可能性をもつすべてのタンパク質］、イムノーム［免疫に関わるすべてのタンパク質とその遺伝子］、トランスクリプトーム（全遺伝子の発現パターンと健康状態の重要な指標）と同期されるようになるだろう。

これらのデータはすべて、大規模なビッグデータ分析によって整理・解釈されることになる。さらには、機能性医学のレンズを通してフィルタリングされた機械学習と人工知能から情報を入手する量子コンピューターによって解析されるようになるかもしれない。それらの情報は、複雑なヒト生物学を解明しようとする医師や個人を助けるはずだ。

そうなれば、個別化されたリアルタイムの戦略や治療法が設計できるようになり、医療のあり方が根本的に変わって、病気の予防や、病気からの回復、健康寿命の劇的な延伸に役立つ計画が実行できるようになるだろう。

未来は今、急速に近づいている。

さあ「最強の不老長寿プログラム」を開始し、これまで学んだことを実践的なステップと日々の習慣に落とし込もう。それは、あなたに長寿を授けるだけでなく、今すぐ体調を整えてくれる。そうなれば、現在の暮らしを存分に楽しみ、生き生きとして健康で、自分にとって大切な人や物事とつながった人生が送れるようになるだろう。

「最強の不老長寿クイズ」で7つのコア生物学的システムを調べる

私は過去30年、詳細な病歴と、従来の医療が無視したり見逃したりしがちなものを調べる広範な機能医学検査を通して、診断の世界を深く探る幸運に恵まれた。それらの検査の対象には、栄養状態、マイクロバイオームと消化器系の機能、食物過敏症、感染症、ミトコンドリア評価、毒物負荷、解毒機能、詳細なホルモン分析、ストレスホルモンなどが含まれる。
まずはベースラインを確立するために、これから記載する自己評価を行い、あなたの7つのコア生物学的システムのうち、どれに最も焦点を絞る必要があるかを特定しよう。その後、第17章で、クイズや検査で明らかになった異常や不均衡に対処する方法を知ることができる。

大部分の不均衡はセルフケアで解決できるもので、医師に診てもらう必要はない。とはいえ、7つのコア生物学的システムの不均衡をさらに検査するため、優れた機能性医学専門医の助けが必要となる場合もある。

クイズの採点は簡単だ。「はい」の答えを数え、質問の数で割って100をかけるだけでいい。これで「はい」の答えの率がわかる。たとえば、20問中12問が「はい」の答えだった場合、スコアは12÷20＝0・6となる。次にこの0・6に100をかけよう。これで、60%というあなたの不均衡スコアが求められる。

システム1　消化器系とマイクロバイオームを調べるクイズ

図表13－1のクイズに答えて、あなたの命の管である消化管を診断しよう。当てはまる場合は、「回答欄」に○を入れよう。

あなたの不均衡スコア

「○」を数え、質問数（27）で割って、100をかけよう。

・10%未満――健康的。

図表13-1｜消化器系とマイクロバイオームの不均衡スコアを調べよう

質問	回答欄
食後すぐに、膨満感、満腹感、げっぷ、胃焼け感、ガスがたまる感覚のいずれかまたはそれらを組み合わせた症状や感覚が生じる。	
慢性的にイースト菌や真菌に感染している（頑癬［いんきんたむし］、膣内イースト菌感染症、水虫、足の爪のカビなど）。	
サプリメントを飲むと吐き気がする。	
食後に疲労を感じる。	
胸焼けがする。	
制酸剤（タムス［日本では未発売］、マーロックス、アシッドブロッカー薬など）を常用している。	
慢性的な腹痛がある。	
下痢をしている。	
便秘症だ（１日に１～２回の排便がない）。	
脂っぽい便、大きい便、形の悪い便、悪臭のある便が出る。	
便に不消化の食べ物がまじっている。	
食物アレルギー、不耐症、アレルギー反応がある。	
炭水化物不耐症がある（パンや他の糖質を摂ると膨満感が生じる）。	
鵞口瘡《がこうそう》（白っぽい舌）がある。	
肛門がかゆい。	
歯茎から出血する。または歯肉炎がある。	
地図状舌《ちずじょうした》（舌に地図状の発疹ができ、食物アレルギーやイースト菌の過剰繁殖を示す）を患っている。	
舌がただれている。	
口内炎がある。	
お菓子やパンがたまらなく食べたくなる。	
週に４回以上アルコール飲料を飲む。	
過度のストレスを抱えている。	
抗生剤を頻繁に使用する、または過去に頻繁に使用したことがある（３年間に1～２回を超えて使用）。	
ＮＳＡＩＤ［非ステロイド性抗炎症薬］（イブプロフェン、ナプロキセンなど）や他の抗炎症剤の使用歴がある。	
避妊ピルやホルモン補充剤を飲んだことがある。	
プレドニンやコルチゾンを服用したことがある。	
家族歴に次の病気や症状がある。 ・自閉症 ・ＡＤＨＤ ・酒さ ・思春期後のにきび ・湿疹 ・乾癬 ・セリアック病（グルテンアレルギー） ・慢性自己免疫疾患 ・慢性じんましん ・炎症性大腸炎 ・過敏性腸症候群 ・慢性疲労症候群 ・線維筋痛	

・10%以上～50%未満――中程度の不均衡。第17章に記載する「最強の不老長寿プログラム」のガイドラインに従おう。
・50%以上――重度の不均衡。機能性医学の専門医を見つけ、詳しい検査とサポートを受けよう（機能性医学研究所のウェブサイトifm.orgを参照）。

消化器系とマイクロバイオームに関する臨床検査

マイクロバイオーム解析を提供している検査機関は多々あるが、微生物だけを調べることが多く、消化器内で起こっていることの全体像は把握できない。私が主に使っているのは、ジェノヴァ・ダイアグノスティックス（Genova Diagnostics）社の包括的GIエフェクト検査（comprehensive GI Effects test）と呼ばれるものだ。この検査は、消化酵素機能、吸収、消化器の炎症と免疫機能、短鎖脂肪酸、マイクロバイオーム分析に加え、便の培養によって、善玉菌、悪玉菌、酵母、寄生虫、蠕虫《ぜんちゅう》を調べる。

私はまた、細菌毒素とゾヌリンに対する抗体を調べることでリーキーガットを測定するサイレックス・ラボラトリーズ（Cyrex Laboratories）社の検査、アレイ2（Array 2）も利用している。

システム2　免疫系と炎症を調べるクイズ

図表13－2のクイズに答えて、あなたの身体が炎症を起こしているかどうか調べよう。当てはまる場合は、

図表13-2｜免疫系と炎症の不均衡スコアを調べよう

質問	回答欄
季節性または環境によるアレルギーがある。	
食物アレルギーや食物過敏症がある。または食後に気分が優れないことがある（だるさ、頭痛、意識障害など）。	
照明や化学薬品の悪影響を受ける環境や換気の悪い環境で働いている。	
農薬や有害化学物質、大きな騒音、重金属にさらされている。あるいは有害な上司や同僚がいる。	
頻繁に風邪や感染症にかかる。	
肝炎、皮膚感染症、アフタ性口内炎、ヘルペスなどの慢性感染症の既往歴がある。	
副鼻腔炎とアレルギーがある。	
気管支炎や喘息の家族歴がある。	
皮膚炎（湿疹、にきび、かぶれ）がある。	
過敏性腸症候群（痙攣性結腸）の家族歴がある。	
自己免疫疾患（関節リウマチ、全身性エリテマトーデス、甲状腺機能低下症など）の家族歴がある	
大腸炎や炎症性腸疾患の家族歴がある。	
関節炎（変形性関節炎／退行性関節疾患）を抱えている。	
うつ病、不安障害、ＡＤＨＤ、双極性障害（脳の炎症）を患っている。	
心臓発作を起こしたことがある。または心臓病の家族歴がある。	
過体重（ＢＭＩが25以上）である。または肥満や糖尿病の家族歴がある。	
パーキンソン病またはアルツハイマー病の家族歴がある。	
ストレスの多い生活をしている。	
週に４回以上アルコールを飲む。	
運動量が、週に３回、各30分を下回っている。	

「回答欄」に○を入れよう。

あなたの不均衡スコア

「○」を数え、質問数（20）で割って、１００をかけよう。

- 10％未満――健康的。
- 10％以上～50％未満――中程度の不均衡。第17章に記載する「最強の不老長寿プログラム」のガイドラインに従おう。
- 50％以上――重度の不均衡。機能性医学の専門医を見つけ、詳しい検査とサポートを受けよう（機能性医学研究所のウェブサイトifm.orgを参照）。

免疫系と炎症に関する臨床検査

「ヤングフォーエバー・ファンクション・ヘ

ルス・パネル検査」で測定するマーカー（これらの検査は、大部分の検査機関でも扱っており、かかりつけの医師もオーダーできる）の多くは炎症を評価するもので、その内容には、白血球数、C反応性タンパク質、血液沈降速度、セリアック抗体、抗核抗体、リウマチ抗体、甲状腺抗体などが含まれる。

炎症をより詳しく検査して、その原因を調べるために、機能性医学の医師は、食物過敏症検査や、より高度な自己免疫検査に加えて、ダニ媒介性疾患、ウイルス、細菌などの感染症検査も行う。また、腸内環境、代謝の健康状態、有害物質の負荷なども調べる。これらもみな炎症の引き金になるからだ。これらの要因を評価するための最も一般的な検査は次のものである。

セリアック抗体検査

この検査ではグルテン抗体の測定を行う。検査内容には、IgAおよびIgG抗グリアジン抗体、IgGおよびIgA組織トランスグルタミナーゼ抗体、総IgA抗体が含まれる。

小麦／グルテンプロテオーム反応性と自己免疫——サイレックス・ラボラトリーズ社（Cyrex Laboratories）社のアレイ3X（Array 3X）検査

この検査では、20種類以上の小麦とグルテンの抗原に対する抗体を測定する。アメリカ人の最大20％が抱えている可能性があるにもかかわらず見過ごされることの多い非セリアック・グルテン過敏症を評価するのに非常に優れた検査である。

グルテン関連交差反応性食品と食品過敏症——サイレックス・ラボラトリーズ社のアレイ4（Array 4）検査

グルテン過敏症を抱えている場合には、グルテンを除去するだけでは不十分な場合がある。乳製品、卵、他の穀物といった食品との交差反応がよく見られるためだ。

多食品免疫反応性スクリーニング——サイレックス・ラボラトリーズ社のアレイ10（Array 10）検査

大部分の食物アレルギー検査は、ピーナッツによるアナフィラキシーのような真のアレルギーを引き起こす部分の免疫系を調べるもので、ＩｇＥ抗体だけしか測定しない。だが、免疫系による防御には他の抗体も含まれる。軽度の遅延型食物反応はよくあり、とりわけリーキーガットがある人では、それが顕著だ。この検査では、ＩｇＡ抗体とＩｇＧ抗体を測定し、より目立たない食物に対する反応をピックアップする。

感染症の検査

医師は一般的に、感染症について抗体検査を行うが、新型コロナウイルス感染症の検出に用いられるようなＰＣＲ検査でない限り、これらの検査は過去の感染症を反映することが多く、活動中の感染症を測定することはできない。より新しい検査では、培養液のなかで白血球が感染因子にどのような反応を示すかを調べる。

私たちはこれらの検査を使って、エプスタイン・バーやサイトメガロウイルスのような特定のウイルスによる感染レベル、また自己免疫やそのほか多くの病気の原因となるダニ媒介感染症（ライム、エールリヒア、バベシア、バルトネラなど）の感染レベルを判定している。

図表13-3｜ミトコンドリアの不均衡スコアを調べよう

質問	回答欄
慢性的な疲労または長期にわたる疲労を抱えている。	
筋肉痛または不快感がある。	
睡眠の問題がある（ぐっすり眠れない、寝つきが悪い、早く目が覚めてしまう）。	
寝ても体調が回復しない。	
運動が苦手で、運動したあとにひどい疲労感に襲われる。	
筋力が弱い。	
集中力や記憶力に問題がある。	
イライラしやすく、不機嫌になる。	
疲労のせいでやりたいことができない。	
疲労が仕事、家庭、または社会生活に支障をきたしている。	
長引くストレスにさらされている。	
不調が始まったのは、極度のストレスにさらされた後、感染症の後、またはトラウマをこうむった後だ。	
慢性疲労症候群または線維筋痛症を抱えている。	
慢性感染症の病歴がある。	
食べ過ぎてしまう。	
環境有害化学物質（農薬、濾過されていない飲料水、非有機食品）にさらされたことがある。	
軍事活動に参加し、ネガティブな影響を被った。	
アルツハイマー病、パーキンソン病、ＡＬＳ（筋萎縮性側索硬化症）などの神経疾患の家族歴がある。	
自閉症ＡＤＨＤの家族歴がある。	
うつ病、双極性障害、統合失調症の家族歴がある。	

私が運営するクリニック、ウルトラウェルネス・センター（UltraWellness Center）では、基礎感染症の評価にインフェクトラボ・アメリカズ（Infectolab Americas）社の検査をよく使用している。

システム3　ミトコンドリアを調べるクイズ

図表13－3のクイズに答えて、エネルギーが失われていないかどうか調べよう。当てはまる場合は、「回答欄」に○を入れよう。

あなたの不均衡スコア

「○」を数え、質問数（20）で割って、100をかけよう。

・10％未満——健康的。

・10％以上～50％未満——中程度の不均衡。第17章に記載する「最強の不老長寿プログラム」のガイドラインに従おう。
・50％以上――重度の不均衡。機能性医学の専門医を見つけ、詳しい検査とサポートを受けよう（機能性医学研究所のウェブサイトifm.orgを参照）。

ミトコンドリアに関する臨床検査

従来の医学では、ミトコンドリアとエネルギーシステムについては、ほとんど何も評価できない。筋生検やｆＭＲＩスキャン（機能的核磁気共鳴画像法）などの一部の検査法であれば、ミトコンドリアの機能や健康状態を評価することができるが、それらは希少疾患を調べる専門医によってのみ使用されている。だが、ミトコンドリアの健康状態を評価する簡単な方法は他にもいくつかある。次に紹介するのは、それらの検査法だ。

酸化ストレス分析

従来の検査機関でも、Ｆ２－イソプロスタン、ミエロペルオキシダーゼ、酸化ＬＤＬなどの酸化ストレスマーカーは調べることができる。

ジェノヴァ・ダイアグノスティックス社の酸化ストレス分析２・０（Oxidative Stress Analysis 2.0）は、より包括的な評価を行うもので、尿中の８－ヒドロキシデオキシグアノシンを測定し、ＤＮＡへのダメージを明らかにする。検査対象の血液マーカーには、グルタチオン総抗酸化能、グルタチオンペルオキシダーゼ、スーパーオキシドジスムターゼ、過酸化脂質（酸化脂肪）が含まれる。

ジェノヴァ・ダイアグノスティックス社のニュートレヴァル栄養パネル検査（NutrEval nutritional panel）は、コエンザイム10、ビタミンEとA、ベータカロテンなどの抗酸化物質のレベルも測定する。

ノルディック・ラボラトリーズ社のＤＮＡヘルス・テスト（DNA Health test）は、抗酸化遺伝子のパネル検査を行い、抗酸化力の低下を特定することができる。

有機酸検査

ミトコンドリア機能を調べる最適な検査は有機酸検査だ。私はジェノヴァ・ダイアグノスティックス社のオーガニックス・プロファイル（Organix profile）検査を使用している。これはクレブス回路の代謝産物を測定することにより、食物と酸素を身体のエネルギー源であるＡＴＰに変えるプロセスの機能不全を特定するものだ。

最大酸素摂取量（VO_2 max）の測定

ミトコンドリア機能を評価するために一般的に使用されるもう１つの指標は、酸素とカロリーを燃焼する速度を測定するものだ。この最大酸素摂取量測定と呼ばれる検査の結果はフィットネスや長寿と高い相関関係があるため、多くのスポーツジムや、代謝装置のある病院で実施されている。

その方法は、消費された酸素と排出された二酸化炭素を測定するマスクを着用し、できる限り速く、できる限り長くランニングやサイクリングをするというものだ。

最大酸素摂取量は、1分間に消費される酸素のリットル数で測定される。1分間に燃やす酸素量が多ければ多いほど、1分間に燃やすカロリーが増え、代謝が速くなればなるほど、ミトコンドリアは健康になる。糖尿病患者の最大酸素摂取量の値は非常に低く、20以下であることが多い。一方、エリートアスリートの最大酸素摂取量の値は80を超える。

システム4　解毒システムを調べるクイズ

図表13－4のクイズに答えて、毒素の過負荷リスクを抱えていないかどうか調べよう。当てはまる場合は、「回答欄」に○を入れよう。

あなたの不均衡スコア

「はい」の答えを数え、質問数（20）で割って、100をかけよう。

・10％未満――健康的。
・10％以上～50％未満――中程度の不均衡。第17章に記載する「最強の不老長寿プログラム」のガイドラインに従おう。
・50％以上――重度の不均衡。機能性医学の専門医を見つけ、詳しい検査とサポートを受けよう（機能性医学研究所のウェブサイトifm.orgを参照）。

図表13-4｜解毒システムの不均衡スコアを調べよう

質問	回答欄
毎日、あるいは1日おきに、硬くて出にくい便を排出する。	
便秘症で、1日おきかそれ以上の間隔でしか排便しない。	
少量の濃くてにおいの強い尿を、1日に数回だけ排尿する。	
汗をたくさんかくことはほとんどない。	
次の症状が1つ以上ある。 ・疲労 ・筋肉痛 ・頭痛 ・集中力と記憶力の問題	
線維筋痛症や慢性疲労症候群の家族歴がある。	
ろ過していない水道水や井戸水、あるいはプラスチックボトルの水を飲んでいる。	
衣服をドライクリーニングしている。	
換気の悪い建物や窓の開かない建物で働いている。またはそのような建物に住んでいる。	
大都市か工業地帯に住んでいる。	
家庭用化学薬品、芝生や庭用の化学薬品を使ったり、家やアパートの害虫を駆除してもらったりしている。	
歯に1～2個を超える水銀アマルガム（詰め物）がある。	
大型魚（メカジキ、マグロ、サメ、アマダイ）を週に2回以上食べる。	
次のなかに、悩まされているにおいが1つ以上ある。 ・ガソリンやディーゼルの煙 ・香水 ・新車のにおい ・布地販売店 ・ドライクリーニングした衣類 ・ヘアスプレー ・そのほかの強いにおい ・石鹼 ・洗剤 ・タバコの煙 ・塩素水	
ＭＳＧ［グルタミン酸ナトリウム］、亜硫酸塩（ワイン、サラダバー、ドライフルーツに含まれる）、安息香酸ナトリウム（保存料）、赤ワイン、チーズ、バナナ、チョコレート、ニンニク、タマネギ、あるいは少量のアルコールを含む食品を摂取すると、ネガティブな反応が出る。	
カフェインを飲むと、神経がたかぶったり、関節や筋肉の痛みが増したり、低血糖症状（不安感、動悸、発汗、めまい）が起きたりする。	
次の物質や薬を定期的に摂取している。 ・アセトアミノフェン（タイレノールなど） ・アシッドブロッカー薬（タガメット、ザンタック［現在販売中止］、ペプシド、プリロセック、プレバシドなど） ・ホルモン調整薬（錠剤、パッチ、クリームなどを含む）（避妊ピル、エストロゲン、プロゲステロン、前立腺治療薬） ・イブプロフェンまたはナプロキセン［商標名はナイキサン］ ・再発性の頭痛、アレルギー症状、吐き気、下痢、消化不良用の薬	
黄疸（皮膚と白目が黄色くなる）の既往症がある。または、ジルベール症候群（ビリルビン値が上昇する）にかかっていると言われたことがある。	
家族歴に次の病気・症状がある。 ・乳がん ・喫煙による肺がん ・他のタイプのがん ・前立腺の問題 ・食物のアレルギー、過敏症、不耐症	
パーキンソン病、アルツハイマー病、ＡＬＳ（筋萎縮性側索硬化症）、他の運動ニューロン疾患、多発性硬化症の家族歴がある。	

解毒システムに関する臨床検査

「ヤングフォーエバー・ファンクション・ヘルス・パネル検査」には、腎臓と肝臓について、より重度の機能障害を調べる検査が含まれている。腎臓の検査で異常が出る頃には、腎臓の機能は50％失われている。肝臓の検査に異常が出た場合には、肝細胞はすでに死にかけている。従来の検査は、重篤な異常を発見することには長けていても、解毒システムの初期段階の不均衡は見逃してしまう。

肝臓検査の1つであるガンマ・グルタミル・トランスペプチダーゼ（ＧＧＴ）が、環境毒素への曝露や脂肪肝を特定できることは特筆に値する。ＧＧＴは、インスリン抵抗性、前糖尿病、2型糖尿病、薬物曝露、アルコールの過剰摂取、環境毒素への曝露がある人で上昇する可能性があるのだ。

微量アルブミン（「ヤングフォーエバー・ファンクション・ヘルス・パネル検査」にも含まれている）により測定される尿タンパク値は、高血圧、糖尿病、その他の腎臓病による腎臓障害の早期発見に役立つ。

２７８頁で紹介した酸化ストレス分析と有機酸検査も、解毒能力、特に体内の主要な解毒分子であるグルタチオンの状態の評価に役立つ。ＤＮＡヘルス検査と3Ｘ4ジェネティクス検査は、解毒遺伝子のプロフィールを測定することにより、解毒能力の低下を特定することができる。

重金属に関する検査

軽度の重金属毒性は、多くの病気における最も一般的かつ見過ごされている原因であり、これにより引き起こされる病気や症状には、心臓病、がん、糖尿病、認知症、自己免疫疾患、うつ病、不眠症、疲労など多くのものがある。鉛中毒については、塗料のかけらを口に入れてしまった子供の話や、ミシガン州フリントで起きた水危機［2015年に家庭の水道水が高濃度の鉛で汚染された問題］などで聞き覚えがあるだろう。ありがたいことに、有鉛塗料や有鉛ガソリンはすでに禁止されている。だが、鉛はまだどこにでも存在し、たいていの場合は無視されている。血中鉛濃度が2mcg／dLを超えると、心臓発作や死亡のリスクは、コレステロール異常の場合より高くなる。そして、血中鉛濃度が2mcg／dLを超えているアメリカ国民は40%近くにのぼっているのだ。[2]

従来の医療を行っている医師は、患者の職業上の曝露あるいは急性曝露のケースについて血中濃度を調べたり、24時間サンプルを検査したりすることはあっても、生涯にわたり筋肉、臓器、脳に蓄積されてきた金属を調べることはない。「ヤングフォーエバー・ファンクション・ヘルス・パネル検査」には血中濃度の測定が含まれているが、長期的な体内負荷量については、どのように検査しているのだろうか？

機能性医学専門医は、キレーション・チャレンジ試験を用いる。ジェノヴァ・ダイアグノスティックス社とドクターズ・データ（Doctor's Data）社は、この検査の優れたバージョンを提供しており、尿中の有害物質検査を通して有害重金属曝露の全体的な体内負荷量を調べることができる。これは重金属チャレンジ・テスト［重金属誘発試験］と呼ばれる検査で、DMSAと呼ばれるアメリカ食品医薬品局認可の化学キレート剤を用いて、6時間蓄尿した尿検体から金属を溶出する。通常、DMSAの用量は3mg／kgで、誘発用量としては約1500ミリグラムになる。

クイックシルバー・サイエンティフィック（Quicksilver Scientific）社は、有機水銀（主に魚の摂取による）

と無機水銀（歯の詰め物や環境汚染による）の両方を測定する「マーキュリー・トライテスト（Mercury Tri-Test）」というユニークな血液、毛髪、尿の検査を提供している。また、毛髪と尿を通して水銀解毒の効果も測定している。

カビの毒性

もう１つの、ほぼ無視されている毒素は、カビおよびカビが生成するマイコトキシンだ。アメリカでは、建物の30〜50％に水による損傷があり、ある程度のカビが発生している。人間や動物に深刻な健康被害をもたらすカビは２００種類もある。これらの有害な種はカビ毒産生菌として知られ、多くの疾患や症状を引き起こす可能性のある危険なマイコトキシンを生成する。カビ毒に対するＩｇＥおよびＩｇＧ抗体を調べるマイマイコラボ（MyMycoLab）社の検査は、カビ毒に対する曝露をスクリーニングすることができる。

脂肪肝スキャン

脂肪肝を抱えるアメリカ国民は約25％に及ぶ。つまり、８０００万人以上の人々が脂肪肝を抱えており、しかもほぼ全員がそのことに気づいていない。[3] 肝機能検査の結果が「正常」であっても、脂肪肝を抱えている可能性はある。脂肪肝は、心臓病、がん、２型糖尿病、認知症などの発症を促す。その原因は、食生活に含まれる糖分とデンプンだ。最良の検査は、肝臓ＭＲＩ検査である（これは、今や利用可能になった全身ＭＲＩ検査にも含まれている。３１４頁参照）。肝臓超音波検査やフィブロスキャン検査も脂肪肝の特定に役立つ。

システム5　コミュニケーションシステムを調べるクイズ

インスリン抵抗性

図表13－5のクイズに答えて、インスリンや血糖値が最適なレベルを下回っていないかどうか調べよう。当てはまる場合は、「回答欄」に○を入れよう。

あなたの不均衡スコア

「○」を数え、質問数（26）で割って、100をかけよう。

・10％未満――健康的。

・10％以上～50％未満――中程度の不均衡。第17章に記載する「最強の不老長寿プログラム」のガイドラインに従おう。

・50％以上――重度の不均衡。機能性医学の専門医を見つけ、詳しい検査とサポートを受けよう（機能性医学研究所のウェブサイトifm.orgを参照）。

性ホルモンの不均衡（女性の場合）

図表13－6のクイズに答えて、性ホルモンのバランスが崩れていないかどうか調べよう。当てはまる場合は、「回答欄」に○を入れよう。

図表13-5｜インスリン抵抗性の不均衡スコアを調べよう

質問	回答欄
甘いものが欲しくなって食べると、一時的にエネルギーと気分が高まるものの、そのあとシュガークラッシュが起こる［上昇した血糖値を急いで下げるためにインスリンが大量に分泌され、逆に血糖値が下がり過ぎて、気分不良、めまい、冷汗などの不快な症状が出る］。	
糖尿病、低血糖症、アルコール依存症の家族歴がある。	
一日中、イライラしたり、不安になったり、疲れたり、ビクビクしたり、頭痛が断続的に起きたりしているが、食事を摂ると一時的に気分が良くなる。	
食後２～３時間後にふらつく。	
低脂肪の食生活をしているのに、なかなか体重が減らない。	
食事を摂らないと、不機嫌でイライラしたり、力が入らなかったり、疲れたりする。	
炭水化物の朝食（マフィン、ベーグル、シリアル、パンケーキなど）を食べると、その日の食事量がコントロールできなくなるような気がする。	
甘いものや炭水化物を食べ始めると、やめられなくなるような気がする。	
魚や肉や野菜を食べたときには気分がよくなるが、パスタやパン、ポテト、デザートたっぷりの食事を摂ると、眠くなったり、ボーッとなったりするような気がする。	
レストランで、ブレッドバスケット（無料で出てくる籠に入ったパン）が出てくるといつも食べる。	
甘いものを食べると動悸がする。	
塩分に敏感な気がする（水分がたまって、むくむ傾向がある）。	
朝食を抜くと、午後にパニック発作が起きる。	
しょっちゅう不機嫌になったり、せっかちになったり、不安になったりする。	
記憶力と集中力が低下している。	
食べると気分が落ち着く。	
食べてから数時間後に疲労感に襲われる。	
寝汗をかく。	
たいていの場合、いつも疲れている。	
腹部に脂肪がついている。つまり、ウエスト対ヒップ比（おへその位置で計った胴まわりを、身体前部の腰骨が出っ張った位置で計った腰まわりで割る）が０・８を超える。	
毛髪が望まないところ（頭）で薄くなり、体毛が望まないところ（女性なら顔）で伸びる。	
多嚢胞性卵巣症候群または不妊症の家族歴がある。	
高血圧の家族歴がある。	
心臓病の家族歴がある。	
２型糖尿病の家族歴がある。	
慢性的な真菌感染症（いんきんたむし、膣内イースト菌感染症、乾燥したうろこ状のフケのようなものが皮膚からはがれ落ちる症状［乾癬］）を患っている。	

図表13-6｜性ホルモンの不均衡スコアを調べよう（女性）

質問	回答欄
月経前症候群を抱えている。	
毎月体重の変動がある。	
浮腫、腫れ、むくみ、水分貯留がある。	
膨満感がある。	
頭痛がする。	
気分に波がある。	
乳房に痛みがあり、腫れている。	
機嫌が悪い。	
やるべき普通のことができないように感じる。	
腰痛、関節痛、筋肉痛がある。	
生理前になると、特定の食べ物（とりわけ糖分量または塩分量が多いもの）が食べたくてたまらなくなる。	
月経周期が不規則だ。出血量が多い、または少ない。	
不妊症を抱えている。	
避妊ピルや他のホルモン剤を使用している。	
月経前に片頭痛に襲われる。	
乳房嚢胞、しこり、乳腺線維嚢胞症がある。	
乳がん、卵巣がん、子宮がんの家族歴がある。	
子宮筋腫の家族歴がある。	
更年期の症状、または更年期障害がある。	
ほてりがある。	
不安を感じる。	
寝汗をかく。	
不眠症を抱えている。	
性欲がなくなった。	
肌、髪、膣のいずれか、または複数の部位が乾燥している。	
動悸がする。	
記憶力または集中力に問題がある。	
腹部に膨満感または脂肪蓄積がある。	
顔に毛が生えている。	
農薬や重金属にさらされたことがある（食物、水、空気を介して）。	

あなたの不均衡スコア

「○」を数え、質問数（30）で割って、100をかけよう。

・10％未満――健康的。
・10％以上～50％未満――中程度の不均衡。第17章に記載する「最強の不老長寿プログラム」のガイドラインに従おう。
・50％以上――重度の不均衡。機能性医学の専門医を見つけ、詳しい検査とサポートを受けよう（機能性医学研究所のウェブサイトifm.orgを参照）。

性ホルモンの不均衡（男性の場合）

図表13－7のクイズに答えて、性ホルモンのバランスが崩れていないかどうか調べよう。当てはまる場合は、「回答欄」に○を入れよう。

あなたの不均衡スコア

「○」を数え、質問数（13）で割って、100をかけよう。

・10％未満――健康的。
・10％以上～50％未満――中程度の不均衡。第17章に記載する「最強の不老長寿プログラム」のガイドラインに従おう。
・50％以上――重度の不均衡。機能性医学の専門医を見つけ、詳しい検査とサポートを受けよう（機能

図表13-7｜性ホルモンの不均衡スコアを調べよう（男性）

質問	回答欄
性欲が減退し、活力も失った。	
勃起しにくい、または勃起状態が維持できない。	
不妊症である、または精子の数が少ない。	
筋肉が落ちた。	
腹部の脂肪が増えた。	
疲労感がある、または気力が出ない。	
人生の方向性や目的を見失っている、または無気力感を覚える。	
骨量が減少した、または骨折している。	
高コレステロール症の家族歴がある。	
インスリンや血糖値の問題の家族歴がある。	
体がだるい。	
機嫌が悪い。	
農薬や重金属にさらされたことがある（食物、水、空気を介して）。	

性医学研究所のウェブサイトifm.orgを参照）。

甲状腺の不均衡

図表13－8のクイズに答えて、甲状腺が最適に機能しているかどうか調べよう。当てはまる場合は、「回答欄」に○を入れよう。

あなたの不均衡スコア

「○」を数え、質問数（23）で割って、100をかけよう。

- **10％未満――健康的。**
- **10％以上～50％未満――中程度の不均衡。第17章に記載する「最強の不老長寿プログラム」のガイドラインに従おう。**
- **50％以上――重度の不均衡。機能性医学の専門医を見つけ、詳しい検査とサポートを受けよう（機能性医学研究所のウェブサイトifm.orgを参照）。**

図表13-8｜甲状腺の不均衡スコアを調べよう

質問	回答欄
皮膚と爪が厚い。	
乾燥肌だ。	
髪が薄くなった、抜け毛が増えた、または髪がゴワゴワする。	
寒さに弱い。	
手足が冷たい。	
筋肉疲労、痛み、脱力感がある。	
月経の出血量が多い、月経前症候群が悪化している、他の月経の問題がある、または不妊症である。	
性欲が減退した。	
体液が貯まる（手足がむくむ）。	
疲労感がある（特に朝）。	
血圧と心拍数が低い。	
記憶力や集中力に問題がある。	
眉毛の外側３分の１が薄くなっている。	
体重がなかなか減らない、あるいは最近体重が増えた。	
便秘している。	
気分が悪く、無気力だ。	
自己免疫疾患（関節リウマチ、多発性硬化症、全身性エリトマトーデス、アレルギー、イースト菌の過剰増殖）の家族歴がある。	
セリアック病またはグルテン過敏症の家族歴がある。	
放射線治療を受けたことがある。	
環境毒素にさらされたことがある。	
マグロや寿司をたくさん食べる、または銀歯（水銀）を複数装着している、あるいはその両方。	
甲状腺の問題の家族歴がある。	
塩素処理またはフッ素添加処理された飲料水を飲んでいる。	

コミュニケーションシステムに関する臨床検査

「ヤングフォーエバー・ファンクション・ヘルス・パネル検査」は、インスリン（およびび血糖値とヘモグロビンＡ１ｃ）、甲状腺機能、ストレスホルモン（ＤＨＥＡ－Ｓとコルチゾール）、性ホルモン（エストロゲン、プロゲステロン、テストステロン）を含め、ホルモン分析のほとんどをカバーしている。また、通常のコレステロール検査より高度な検査を含めた総合的な脂質パネル検査も行っている。これらの検査は、脂質粒子の数と大きさを測定することにより、通常の検査より、はるかに正確にインスリン抵抗性と心臓発作のリスクを特定することができる。

これらの検査にさらなる機能性医学的な検査を追加すれば、ホルモンバランスの乱れをより的確に特定できるだろう。

ジェノヴァ・ダイアグノスティックス社のアドレノコルテックス・ストレス・プロファイル検査（Adrenocortex Stress Profile）は、ストレスホルモンであるコルチゾールの唾液レベルを、1日を通して測定する。コルチゾールが高値であれば、ストレス過剰や概日リズムの乱れが示唆され、低値であれば、副腎疲労や燃え尽き症候群が示唆される。理想的なコルチゾールの検査は、1日のさまざまな時点で測定を行うものだ。それにより、コルチゾールの値が正常であるかどうか、またコルチゾール放出のパターンが正常であるかどうか（起床時に最も高く、寝る前に最も低くなる）が確認できる。副腎のバランス改善に役立つのは、生活習慣の改善やさまざまなサプリメントだ（第17章参照）。

ジェノヴァ・ダイアグノスティックス社のエッセンシャル・エストロゲン検査（Essential Estrogens）は、エストロゲンとエストロゲン代謝物を測定する24時間にわたる尿検査で、発がん性のある危険なエストロゲン化合物の特定に役立つ。これらの化合物は、不適切な食生活、遺伝的素因、栄養不足、環境毒素などにより作り出されることがある。エストロゲン代謝は、生活習慣の改善、ハーブ、栄養補助食品の摂取により改善可能だ。

図表13-9｜循環・輸送系の不均衡スコアを調べよう

質問	回答欄
心臓病（狭心症または心臓発作）を患っている。	
高血圧を患っている。	
足の血行が悪い。	
手足がむくむ。	
浮腫がある。	
勃起不全だ。	
筋肉がつる。	
手足が冷える。	
レイノー症［冷たい物に触ったり、冷たい外気にさらされたりすると指が真っ白になったり紫色になったりする症状］を患っている。	
頻繁に感染症にかかる。	
静脈瘤がある。	
四肢がしびれたり、ピリピリしたりする。	
傷がすぐに癒えない。	
血栓がある。	

システム6　循環・輸送系を調べるクイズ

図表13−9のクイズに答えて、循環・輸送系が効率よく働いているかどうか調べよう。当てはまる場合は、「回答欄」に○を入れよう。

あなたの不均衡スコア

「○」を数え、質問数（14）で割って、100をかけよう。

- 10％未満——健康的。
- 10％以上〜50％未満——中程度の不均衡。第17章に記載する「最強の不老長寿プログラム」のガイドラインに従おう。
- 50％以上——重度の不均衡。機能性医学の専門医を見つけ、詳しい検査とサポートを受けよう（機能性医学研究所のウェブサイトifm.orgを参照）。

循環・輸送系に関する臨床検査

血管の健康状態を評価することは重要だ。そして、ますます簡単に調べられるようになってきている。血圧は血管の健康状態を知る最適な指標で、自宅で測定可能だ。

革新的な新しい心臓スキャン、クリアリー（Cleerly）（315頁参照）は、人工知能を使って、高速CTスキャンで動脈の柔らかく傷つきやすいプラークを測定する。

首の動脈である頸動脈の超音波検査では、脳卒中の原因となる血管壁の肥厚やプラークを調べることができる。これは頸動脈内膜中膜複合体厚検査［頸動脈エコー検査］と呼ばれる。

全身MRI検査（314頁参照）は、心臓や脳の血管の健康状態の評価、および動脈瘤の有無を調べるために利用できる。

心拍変動は、スマートウォッチやスマートフォンのカメラ、オーラリングのようなデバイスで簡単に検査可能で、血管の健康に直接影響を与える自律神経系の健康状態を調べることができる。炎症や酸化ストレスの検査は、血管に対する潜在的な悪影響を間接的に示す。

システム7　構造系を調べるクイズ

図表13－10のクイズに答えて、身体の構造の健康状態を調べよう。当てはまる場合は、「回答欄」に○を

図表13-10｜構造系の不均衡スコアを調べよう

質問	回答欄
長年にわたり筋肉量が減ってきた。	
力を必要とする日常的な仕事をするのが難しくなった。	
筋力トレーニングはやっていない。	
ヴィーガン［動物由来の食品を一切食べない完全菜食主義者］だ。	
１食あたりのタンパク質量は25〜30グラム以下だ。	
魚は食べない。またはオメガ３脂肪酸のサプリメントを摂っていない。	
揚げ物を食べる。	
骨減少症または骨粗しょう症を抱えている。	
ビタミンD_3のサプリメントは飲んでいない。	
エネルギーもスタミナもない。	

入れよう。

あなたの不均衡スコア

「○」を数え、質問数（10）で割って、１００をかけよう。

・10％未満──健康的。
・10％以上〜50％未満──中程度の不均衡。第17章に記載する「最強の不老長寿プログラム」のガイドラインに従おう。
・50％以上──重度の不均衡。機能性医学の専門医を見つけ、詳しい検査とサポートを受けよう（機能性医学研究所のウェブサイトifm.orgを参照）。

構造系に関する臨床検査

構造系を調べるのは簡単ではない。だが、新たな全身ＭＲＩ検査を使えば構造系の健康状態を総合的に評価することができる。

オメガ・インデックス検査（「ヤングフォーエバー・ファンクション・ヘルス・パネル検査」に含まれている）は、脂肪酸の状態も調べる。オメガ３脂肪酸は、すべての細胞膜と脳を構成する必須成分だ。このレベルが低いと病気が引き起こされる。

とはいえ、構造系と代謝の総合的な健康状態を評価するための最も重要な検査はＤＥＸＡ《デキサ》スキャンだろう。これは、骨粗しょう症の骨密度の測定に使われる低強度のＸ線検査で、重要なスクリーニング検査だ。というのも、骨粗しょう症は、発見されれば回復できる可能性があるからだ。ＤＥＸＡ検査では体組成も測定する。しかも筋肉や脂肪の量だけでなく、その位置も特定できる。他の多くの体組成測定は、身体全体を調べる。だが、腕や脚がやせていて、お腹がぽっこり出ているような人は、測定値が平均されるために検査結果が正常値だとしても、急激な老化や病気の高いリスクを抱えている可能性がある。一方、ＤＥＸＡ検査では、病気や死亡の最も重要な予測因子の１つである、腹部の臓器につく内臓脂肪も調べる。

家庭で簡単にできる検査は、ウエスト対ヒップ比率だ。ヒップのいちばん太いところと、腹部のいちばん細いところ（通常はおへそのあたり）を測り、ウエスト値をヒップ値で割ればいい。ウエスト対ヒップ比が女性で０・８、男性で０・９を超えている場合には、危険な内臓脂肪を多く抱えている可能性がある。

栄養状態を調べるクイズ

アメリカ政府が行った大規模調査によると、１つまたは複数の栄養素不足がある人は90％以上に及んでいる。最も不足しがちなのは、オメガ３脂肪酸、ビタミンＤ、ビタミンＢ群、マグネシウム、亜鉛だ。これら

図表13-11｜必須脂肪酸の不均衡スコアを調べよう

質問	回答欄
爪が柔らかい、ひび割れる、または、もろい。	
肌が乾燥する、肌がかゆい、肌がかさつく、鱗屑《りんせつ》性皮膚疾患がある。	
耳垢が固い。	
毛孔性角化症（腕の内側や胴体にできる小さなブツブツ）がある。	
フケがある。	
関節に痛みやこわばりを感じる。	
いつも喉が渇いている。	
便秘症だ（排便回数が１日２回未満）。	
便の色が薄い、硬い、または悪臭がある。	
不機嫌で、注意力や記憶力の低下がある。	
高血圧を抱えている。	
乳房線維嚢胞症がある。	
月経前症候群がある。	
高ＬＤＬコレステロール、低ＨＤＬコレステロール、高中性脂肪の家族歴がある。	
北大西洋系の遺伝的背景がある（アイルランド系、スコットランド系、ウェールズ系、スカンジナビア系、あるいはアメリカ大陸沿岸部のネイティブ・アメリカン系）。	

の検査は、「ヤングフォーエバー・ファンクション・ヘルス・パネル検査」に含まれているが、次に記載する簡単なクイズを使って、栄養素欠乏のリスクを調べることができる。

必須脂肪酸の欠乏（オメガ3脂肪酸）

図表13－11のクイズに答えて、脂肪酸のバランスがとれているかどうか調べよう。当てはまる場合は、「回答欄」に○を入れよう。

あなたの不均衡スコア

「○」を数え、質問数（15）で割って、１００をかけよう。

- 10％未満——健康的。
- 10％以上～50％未満——中程度の不均衡。第17章に記載する「最強の不老長寿プログラム」のガイドラインに従おう。
- 50％以上——重度の不均衡。機能性医学の専門

図表13-12｜ビタミンD欠乏症の不均衡スコアを調べよう

質問	回答欄
季節性情動障害（ＳＡＤ）または冬季うつの家族歴がある。	
頭がぼんやりしたり、記憶を失ったりしたことがある。	
筋肉痛や筋力低下がある。	
骨に圧痛がある（すねの骨を押して痛いかどうか確かめる）。	
室内で仕事をしている。	
太陽光を避けている。	
たいていの場合、日焼け止めを塗っている。	
フロリダより北部に住んでいる。	
サバ、ニシン、イワシ（食事性ビタミンDの主な供給源）のような小さくて脂ののった魚は食べない。	
骨粗しょう症の家族歴がある。	
２回以上骨折したことがある、または股関節を骨折したことがある。	
変形性関節症がある。	
自己免疫疾患（多発性硬化症など）の家族歴がある。	
頻繁に感染症にかかる。	
前立腺がんの家族歴がある。	
肌の色が濃い（白人以外の人種である）。	
60歳を過ぎている。	

医を見つけ、詳しい検査とサポートを受けよう（機能性医学研究所のウェブサイトifm.orgを参照）。

ビタミンD欠乏症

図表13－12のクイズに答えて、ビタミンDのレベルが適切かどうか調べよう。当てはまる場合は、「回答欄」に◯を入れよう。

あなたの不均衡スコア

「◯」を数え、質問数（17）で割って、１００をかけよう。

・10％未満――健康的。
・10％以上～50％未満――中程度の不均衡。第17章に記載する「最強の不老長寿プログラム」のガイドラインに従おう。
・50％以上――重度の不均衡。機能性医学の専門医を見つけ、詳しい検査とサポートを受けよう（機能性医学研究所のウェブサイトifm.orgを参照）。

図表13-13｜マグネシウム不足の不均衡スコアを調べよう

質問	回答欄
不機嫌である。	
イライラする。	
集中するのが難しい。	
自閉症の家族歴がある。	
不安だ。	
寝つきが悪い、または熟睡できない。	
筋肉が痙攣する。	
月経前症候群を抱えている。	
足や手がつる。	
レストレスレッグス症候群（むずむず脚症候群）を抱えている。	
心臓がドキドキしたり、脈が飛んだり、動悸がしたりする。	
頭痛や偏頭痛が頻繁に起こる。	
嚥下障害がある。	
胃酸が逆流する。	
大きな音に敏感だ。	
疲れている。	
喘息の家族歴がある。	
便秘症だ（排便が１日２回未満）。	
過度のストレスを抱えている。	
腎臓結石がある。	
心臓病や心不全の家族歴がある。	
僧帽弁逸脱症の家族歴がある。	
糖尿病の家族歴がある。	
海藻、ふすま、アーモンド、カシューナッツ、ソバ、濃い緑色の葉物野菜の摂取量が少ない。	

マグネシウム不足

図表13－13のクイズに答えて、マグネシウムのレベルが適切かどうか調べよう。当てはまる場合は、「回答欄」に◯を入れよう。

あなたの不均衡スコア

「◯」を数え、質問数（24）で割って、１００をかけよう。

・10％未満――健康的。

・10％以上～50％未満――中程度の不均衡。第17章に記載する「最強の不老長寿プログラム」のガイドラインに従おう。

・50％以上――重度の不均衡。機能性医学の専門医を見つけ、詳しい検査とサポートを受けよう（機能性医学研究所のウェブサイト ifm.orgを参照）。

亜鉛不足

図表13－14のクイズに答えて、亜鉛が不足していないかどうか調べよう。当てはまる場合は、「回答欄」に◯を入れよう。

あなたの不均衡スコア

「◯」を数え、質問数（23）で割って、100をかけよう。

- ・10％未満——健康的。
- ・10％以上～50％未満——中程度の不均衡。第17章に記載する「最強の不老長寿プログラム」のガイドラインに従おう。
- ・50％以上——重度の不均衡。機能性医学の専門医を見つけ、詳しい検査とサポートを受けよう（機能性医学研究所のウェブサイトifm.orgを参照）。

メチル化機能の不均衡——ビタミンB群の状態（B_6、葉酸、B_{12}）

図表13－15のクイズに答えて、メチル化機能（ビタミンB_6、B_{12}、葉酸に依存する）が十分に働いているかどうか調べよう。当てはまる場合は、「回答欄」に◯を入れよう。

図表13-14｜亜鉛不足の不均衡スコアを調べよう

質問	回答欄
味覚障害がある。	
嗅覚障害がある。	
爪が弱い（薄い、もろい、剝がれやすい）。	
爪に白い斑点がある。	
頻繁に風邪や呼吸器感染症にかかる。	
下痢をしている。	
湿疹や皮膚発疹がある。	
ニキビがある。	
傷の治りが悪い。	
アレルギーがある。	
毛髪が減っている。	
フケがある。	
勃起不全の家族歴がある。	
前立腺の肥大や炎症がある。	
炎症性腸疾患（潰瘍性大腸炎、クローン病）の家族歴がある。	
関節リウマチの家族歴がある。	
硬水を摂取している（硬水は亜鉛を枯渇させる）。	
週に４回以上アルコール飲料を飲む。	
大量に汗をかく。	
腎臓病や肝臓病の家族歴がある。	
65歳を過ぎている。	
利尿剤を使っている。	
海藻、ショウガ、卵黄、魚、昆布、羊肉、豆類、カボチャの種の摂取量が少ない。	

図表13-15｜メチル化機能の不均衡スコアを調べよう

質問	回答欄
動物性タンパク質（肉類全般、乳製品、チーズ、卵）を週に６回以上食べる。	
水素添加脂肪を使った食品（マーガリン、ショートニング、加工食品、パッケージ食品）を週に１～２回を超えて食べている。	
１回の食事で４～６オンス［113～170グラム］を超える動物性タンパク質（手のひらサイズ）を摂っている。	
濃い緑の葉物野菜を１日１カップ［約125グラム］未満しか食べていない。	
１日に食べる野菜や果物の量は、５～９人前（１人前＝１／２カップ）未満だ。	
週に４回以上アルコール飲料を飲む。	
不機嫌だ。	
心臓発作または他の心臓病の既往歴がある。	
脳卒中の既往歴がある。	
がんの既往歴がある（特にがん、子宮頸部がん、乳がん）。	
パップテストの異常（子宮頸部異形成）の既往歴がある。	
子供に先天性異常（神経管欠損症またはダウン症）がある。	
認知症の既往症がある。	
バランス感覚や足の感覚が鈍くなっている。	
多発性硬化症または他の神経損傷を伴う病気の既往歴がある。	
手根管症候群の既往症がある。	
マルチビタミンは摂っていない。	
65歳を過ぎている。	

あなたの不均衡スコア

「○」を数え、質問数（18）で割って、１００をかけよう。

・10％未満――健康的。

・10％以上～50％未満――中程度の不均衡。第17章に記載する「最強の不老長寿プログラム」のガイドラインに従おう。

・50％以上――重度の不均衡。機能性医学の専門医を見つけ、詳しい検査とサポートを受けよう（機能性医学研究所のウェブサイトifm.orgを参照）。

栄養素の健康状態に関する臨床検査

オメガ3脂肪酸、ビタミンD、亜鉛、鉄分などといったアメリカで最も摂取不足になっている栄養素を含め、多くの栄養素のレベルは、従来の検査で簡単に測定することができる（「ヤングフォーエバー・ファンクション・ヘルス・パネル検査」にも含まれる）。

ジェノヴァ・ダイアグノスティックス社のニュートレヴァル・パネル（NutrEval Panel）検査は、アミノ酸、脂肪酸、ビタミンとミネラル、抗酸化物質、有機酸を測定し、栄養状態の全体像を把握する。この検査は、機能性医学の専門医を通して依頼する必要がある。

ストレスとメンタルヘルスの評価

精神状態とストレスによる健康リスクの評価に最適なスクリーニングテストは、「逆境的小児期体験（ACE）質問票」と「知覚されたストレス尺度（PSS）」だ。これらのテストは、時間を割いてやってみる価値がある。過去の有害な体験と知覚されたストレスレベルは、いずれも病気や死亡のリスクを予測する優れた因子だ。なぜだろう？　健康または害を作り出す最も強力な「薬局」は、あなたの両耳のあいだにあるからだ。

私たちが人生の出来事から直接経験するマイクロトラウマ［小さな嫌な経験が積み重なって生じる心の怪我］やマクロトラウマ［大きな心の怪我］、そして紛争や分断、人種差別、性差別、貧困、社会的孤立、健康や経済における大きな格差に満ちた世界で生きることによる軽度のストレスやトラウマは、私たちの健康を脅かしている目に見えない脅威だ。

一夜にして戦争や人種差別や貧困をなくすことはできないものの、ストレスとの関係を変え、重要な新しいツールを使って過去や現在のトラウマを癒すことは可能だ（第16章と第17章参照）。その人に備わるマインドセット、そして愛や安全に対する感覚は、健康を決定する重要な要素であり、幸福感やつながりのレベルから実際の生物学的機能（DNAのメチル化、テロメア、炎症、マイクロバイオーム、ホルモン、筋肉量、エネルギー産生をはじめ、実のところ身体のあらゆる機能）にまで影響を与えるため、精神や心にまつわる問題を癒すことは、健康や長寿の達成には欠かすことができない。

ぜひ時間をとって、逆境的小児期体験（ACE）質問票と知覚されたストレス尺度（PSS）のクイズをやってみてほしい。

知覚されたストレス尺度（PSS）

各質問への答えを、次の選択肢のなかから1つ選ぼう。[4]

0＝まったくない、1＝ほとんどない、2＝ときどきある、3＝かなりある、4＝非常にある

質問1 最近1カ月のあいだに、予想外の出来事にうろたえたことがどれくらいあるか？

質問2 最近1カ月のあいだに、人生の大事なことを自分の思うようにできないと感じたことがどれくらいあるか？

質問3　最近1カ月のあいだに、不安になったり、ストレスを感じたりしたことがどれくらいあるか？

質問4　最近1カ月のあいだに、自分の個人的な問題を自分で片づける能力に自信をもったことがどれくらいあるか？

質問5　最近1カ月のあいだに、いろいろなことが自分の思い通りに運んでいると感じたことがどれくらいあるか？

質問6　最近1カ月のあいだに、自分がしなければならないことすべてに応じきれていないと感じたことがどれくらいあるか？

質問7　最近1カ月のあいだに、生活のいらだたしいことを自分の思うようにすることができたと感じたことがどれくらいあるか？

質問8　最近1カ月のあいだに、自分がものごとを思うようにコントロールできていると感じたことがどれくらいあるか？

質問9　最近1カ月のあいだに、自分の思い通りにならない出来事に怒りを覚えたことがどれくらいあるか？

質問10　最近1カ月のあいだに、難しい問題が山積みになっていて，解決できないと感じたことがどれくらいあるか？

PSSスコアの算出

あなたのPSSスコアは、次の手順によって導くことができる。

・まず、第4問、第5問、第7問、第8問の得点を逆にする。つまり、この4問については、得点を次のように変更する。0＝4、1＝3、2＝2、3＝1、4＝0。

・各質問への答えの点数を合計して、合計点を出そう。私の合計点は〈　　〉点だ。

PSSスコアの解釈

PSSの個人得点は0点から40点の範囲で、得点が高いほどストレスが高いことを示す。

・0点から13点は、ストレスのレベルが低いと考えられる。

・14点から26点は、中程度のストレスを抱えていると考えられる。

・27点から40点は、高いストレスを抱えていると考えられる。

知覚されたストレス尺度が重要なのは、異なるストレス要因に対して起こる身体の反応は、人生で生じる物事に対するあなたの知覚に左右されるからだ。２人の人が人生においてまったく同じ出来事や経験をしたとしても、その人の知覚に応じて、片方のＰＳＳ合計得点は低ストレスのカテゴリーに入り、もう片方は高ストレスのカテゴリーに入るということがありうる。

逆境的小児期体験（ACE）質問票

18歳の誕生日に至る前に次の経験をしていたら、それぞれの設問について1点と数えよう。合計点数が、あなたの累積ACEになる。

質問1 親または家庭内にいたほかの大人が、しばしば、または非常に頻繁に、自分に対して悪態をついたり、侮辱したり、貶めたり、恥をかかせたり、肉体的な暴力をふるわれるかもしれないと心配になる行動をとったりしたことがある。

質問2 親または家庭内にいたほかの大人が、しばしば、または非常に頻繁に、自分を押したり、つかんだり、平手打ちをしたり、自分に何かを投げつけたりしたことがある。または、ひどく叩かれてあざができたり、怪我をしたりしたことがある。

質問3 大人または自分より少なくとも5歳以上年上の人が、自分に触れたり愛撫したり、相手の身体に性的な方法で触れさせたり、自分に対して口腔、肛門、または膣性交を試みようとしたり、そうされたりしたことがある。

質問4 家族の誰からも愛されていない、重要視されていない、特別な存在だとみなされていないと感じることがしばしば、または頻繁にあった。または、家族がお互いに気を配い合ったり、親しみを感じ合ったり、支え合ったりすることがなかった。

質問5 食べるものが十分にない、汚れた服を着なければならない、守ってくれる人がいないと感じることがしばしば、または頻繁にあった。または、両親が酔っ払っていたり、薬物でハイになっていたりして、面倒を見てくれなかったり、必要な場合に病院に連れて行ってくれなかったと感じることが、しばしば、または頻繁にあった。

質問6 両親が別居または離婚した。

質問7 母親または継母が、父親または家庭内にいた他の大人によって、しばしば、または頻繁に、押されたり、つかまれたり、平手打ちされたり、何かを投げつけられたりすることがよくあった。またはときどき、または、しばしば、あるいは頻繁に、蹴られたり、噛まれたり、拳で殴られたり、硬いもので殴られたりすることがあった。あるいは、少なくとも数分間にわたって繰り返し殴られたり、銃やナイフで脅されたりしたことがあった。

質問8 酒癖が悪い人またはアルコール依存症の人、あるいは街角で手に入る違法薬物をやっている人と一緒に暮らしていた。

質問9 家族にうつ病や精神病の人、または自殺未遂をした人がいた。

質問10 家族に服役した人がいた。

このACE質問票は、アメリカ疾病管理予防センター（CDC）の研究者が実施したオリジナルのACE研究で尋ねられた質問のバリエーションである。

CDCの研究では、研究参加者の3分の2が1点以上のスコアを持ち、そのうちの87％に2点以上のスコアがあった。ACEスコアが高くなるにつれて、病気や社会的・感情的問題を抱えるリスクも高くなる。

ＡＣＥスコアが４点以上になると、事態は深刻になり始める。たとえば、うつ病のリスクは４６０％、自殺のリスクは１２２０％も上昇する。ＡＣＥスコアが６点以上の人の平均余命は、最大で20年短くなる可能性がある。

私たちはみな、ある程度のトラウマのリスクを背負っている。子供の頃に（あるいは大人になってからも）、十分に愛されず受け入れられなかったということさえ、マイクロトラウマの一種だ。

ＡＣＥ研究で評価されていないもの（これも重要なストレッサーだ）には、次の要因がある。

ＡＣＥ研究で評価されていないものの、重要なストレッサー要因であるもの

・家庭外のストレス要因（暴力、貧困、人種差別、他のタイプの差別、孤立、混沌とした環境、社会的サービスの欠如など）

・保護因子の欠如（援助関係、コミュニティサービス、技能向上の機会の欠如など）

・個人差（つまり、複数の逆境的小児期体験を持つすべての子供が悪い結果に陥るわけではないし、逆境的小児期体験がまったくないすべての子供が悪い結果に陥らないわけでもない。ＡＣＥの高スコアは、単にリスクがより大きいことを示すものにすぎない）

これらの要因は、さらなるトラウマを生み出して、それが身体の生物学的仕組みに埋め込まれる可能性がある（**図表13−16**）。これらのスコア、自分のストレスレベル、逆境的小児期体験を理解することは、絶望すべき理由を探すためのものではなく、それらに対処して、癒すきっかけを手にするためのものだ。

図表13-16｜幼少期のトラウマとウェルビーイングの関係

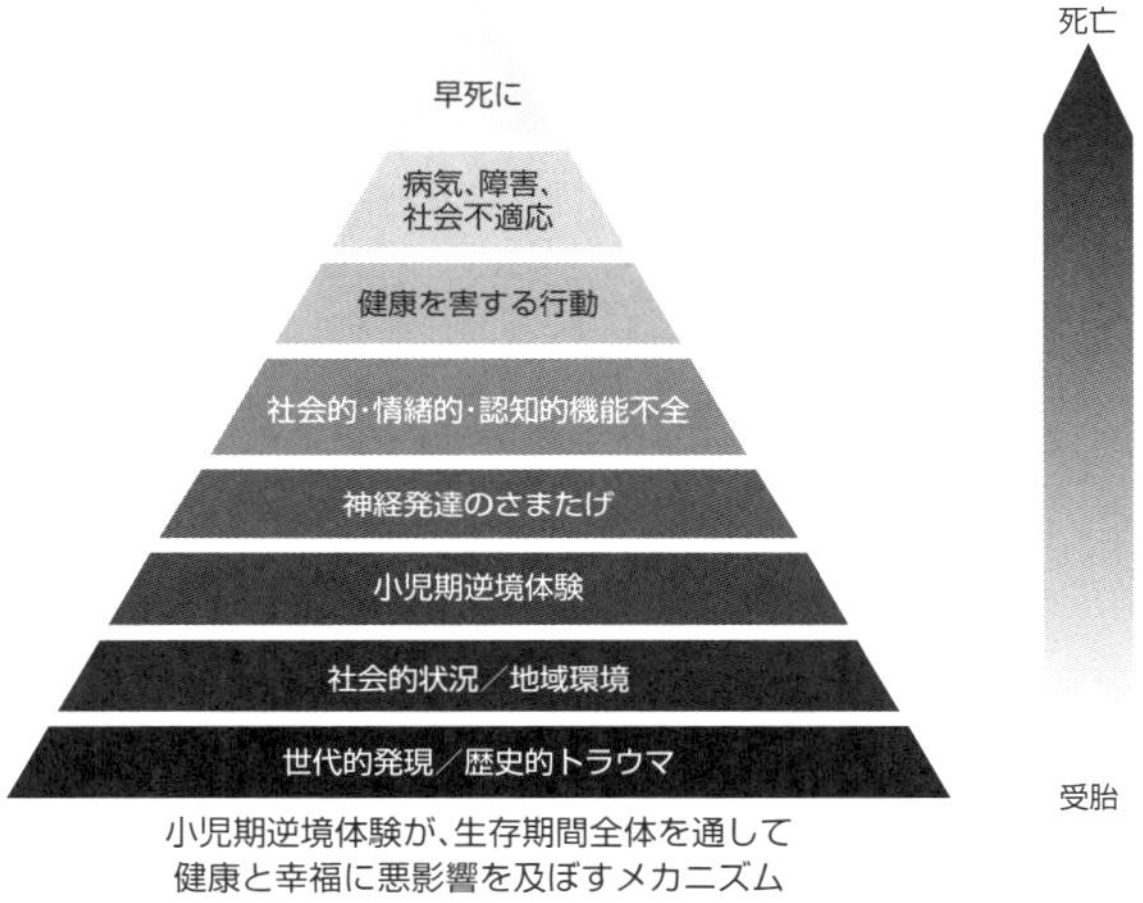

出典：Centers for Disease Control and Prevention. “About the CDC-Kaiser ACE Study.” 最終更新2021年４月６日。cdc.gov/violenceprevention/aces/about.html

第16章と第17章では、知覚されたストレスのレベルをリセットし、トラウマを真に癒すための強力な新戦略を学ぶことになる。

生物学的な実年齢を調べる6つの先端的な検査

老化研究の多くは、生物学的な実年齢を追跡する優れた指標や検査がないために妨げられてきた。ありがたいことに、こうした状況は変わりつつある。第3章で見てきたように、今では老化速度を追跡する検査が可能になった。これらの検査はあまり普及しておらず、従来の医療を行っている医師がオーダーすることはまずないだろうが、家庭用の検査キットは医師の処方箋なしで注文することが可能で、採取した検体を検査会社に送ることができる。また、検査機関に持ち込んで、そこで血液や体液を採取してもらえるキットも注文できる。

ファンクション・ヘルス社では、そうした検査を提供しており、それらには、がんスクリーニング用のガレリ・リキッド・バイオプシー（Galleri liquid biopsy）、トゥルーダイアグノスティック社のＤＮＡメチル化生物学的年齢診断検査（TruDiagnostic DNA methylation biological age test）および免疫学的年齢検査のアイエイジ（iAge）などが含まれる。

私はこれらの検査を自分自身にも患者にも使ってきた。臨床医学への応用方法はまだ研究途上だが、私はこれらの検査が、現在の生物学的年齢の評価、テロメアの状態や炎症性老化の速度の測定、初期段階の病気のスクリーニング、病気を治す戦略の立案、長期にわたる介入のモニタリングに役立つと感じている。

では、それぞれについて、ざっと見ていこう。

検査1　DNAメチル化検査——生物学的年齢を測定する

私はトゥルーダイアグノスティック社が市販しているＤＮＡメチル化検査を行った。この検査を受けたとき、私の暦年齢は62歳だったが、生物学的には43歳だった！　ファンクション・ヘルス社でもこのＤＮＡメチル化検査を提供している（**図表13－17**）。

検査2　テロメア検査——染色体年齢を測定する

テロメアの長さを調べる検査が可能になったことにより、生物学的年齢を間接的に測定する手段がもう１つ増えた。生物学的年齢を測定する方法についてさらに知りたい方は、youngforeverbook.com/resourcesにアクセスされたい。

テロメアの長さの測定は、老化速度を知るにはよいバイオマーカーだが、それ自体は、追跡すべき最も重

図表13-17｜DNAメチル化検査

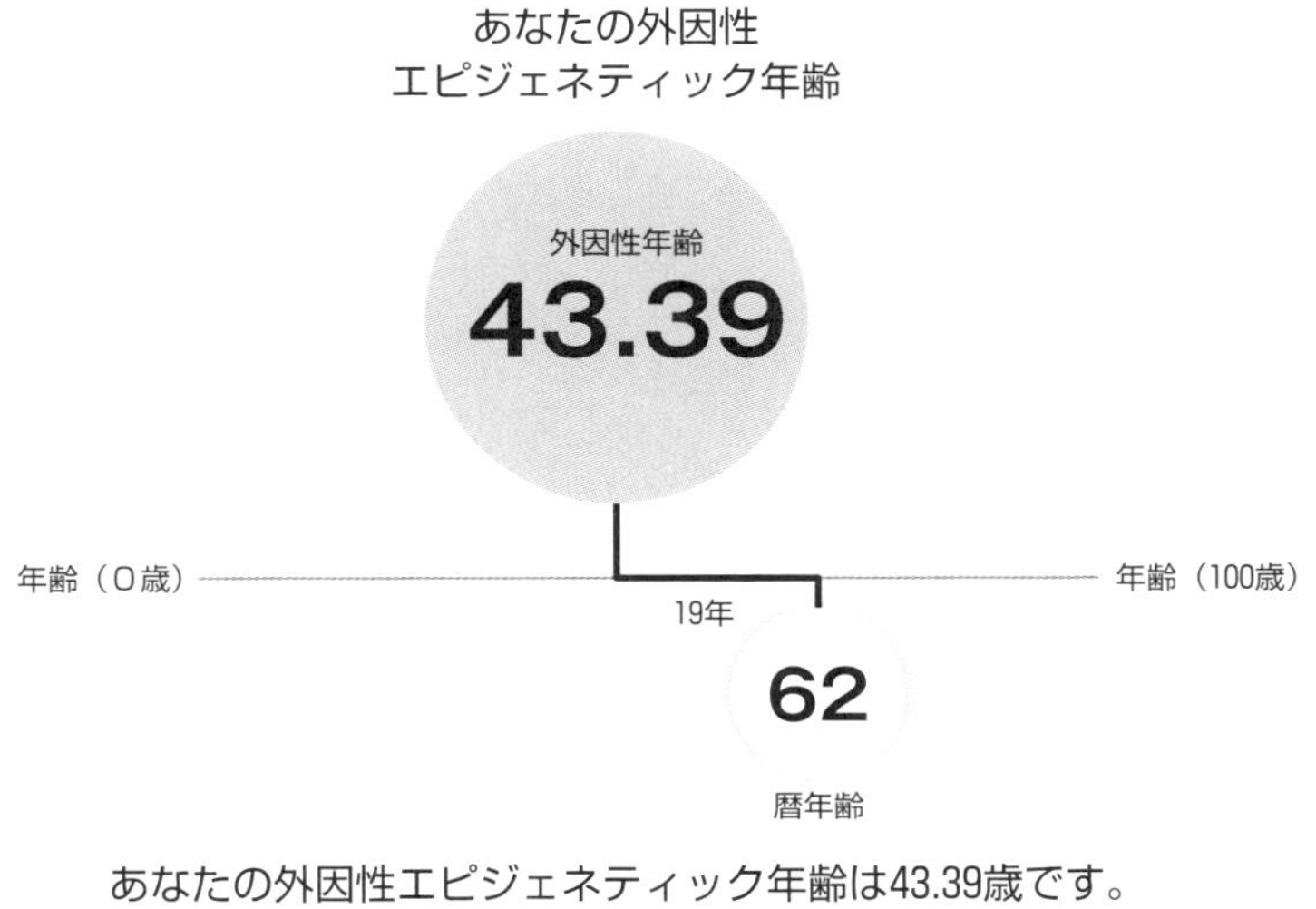

要なものではないかもしれない。とはいえ、テロメアの長さを、DNAメチル化、炎症マーカー、およびコア生物学的システムの健康状態や機能を評価する他のバイオマーカーと組み合わせれば、生物学的な健康状態や老化の速度をしっかりと把握することができる。

さらに重要なのは、テロメアを長期にわたってモニターおよび追跡すれば、長寿のために行う生活習慣、サプリメント、薬物の介入効果が評価できることだ。

検査3　iAgeと全身性慢性炎症指数――炎症年齢を測る

第4章『10の「老化の典型的特徴」』で見てきたように、炎症は老化の中核をなす特徴だ。実際、炎症は他のすべての老化の典型的特徴を促す原動力になっている可能性がある。にもかかわらず、一般に使われている典型的な炎症測定指標（たとえばC反応性タンパク質）は、炎症性老化と相関する炎症を評価するための最良のマーカーとは言えない可能性がある。

血液中には文字通り何百万もの分子が浮遊している。そのうち、健康状態や病気、あるいは生物学的年齢を評価するうえで最も重要なのはどれなのか？　スタンフォード大学のドクター・デビッド・ファーマンと共同研究者たちは、アメリカ国立衛生研究所（NIH）が資金を拠出した10年間にわたる「1000イミュノームズ・プロジェクト（1000 Immunomes Project）」の一環として、不可知論的なアプローチ［あらかじめ的を絞ることをせずに、すべてを調べるアプローチ］をとることに決め、8歳から96歳までの1000人以上の人々を対象に、約50種類のサイトカインについてスクリーニングを行った（そのほとんどは、従来の医療において今までまったく検査されてこなかったものだった）。[5]

研究者たちは、これを「イミュノーム」と名付けた。そしてパワフルな人工知能技術を駆使することにより、コレステロール、血圧、血糖値などといった医師が通常使用するバイオマーカーより、死亡や病気をよりよく予測できるいくつかの炎症性マーカーを相関させることができたのだった。

研究者たちは、これらの血中炎症マーカーのパネル検査を市販化した。それが、iAge検査（アイエイジ検査、炎症年齢検査）である。この新たな指標は、複数の慢性疾患を予測し、加齢による免疫機能の低下を測定することができる。朗報は、この免疫機能障害と炎症の測定値は、食生活、生活習慣、サプリメント、さらには薬によって改善させることが可能で、長期にわたって追跡できることだ。次に示すのは、炎症のレベルと免疫系年齢を評価するために開発された2つの重要な指標である。

炎症のレベルと免疫系年齢を評価するための2つの重要指標

指標1　全身性慢性炎症指数（SCI指数）――スタンフォード大学の1000イミュノームズ・プロ

ジェクトに参加した人々の免疫タンパク質のレベルに比較することにより導き出される。

指標2　炎症性老化時計（iAge）——暦年齢に比較して、どれだけ老けて見えるか、あるいは若く見えるかを示す。

ファンクション・ヘルス社では、iAge検査および全身性慢性炎症指数検査も提供している。

検査4　ガレリ検査——がん特有のDNAメチル化パターンを見つける

大部分の人は、乳がんのマンモグラフィ、結腸がんの結腸内視鏡検査、子宮頸がんのパップテスト［膣に膣鏡を挿入し、柄の長いヘラやブラシなどで子宮頸部の表面の細胞をこすりとって検査する］、前立腺がんのPSA［前立腺特異抗原］検査などといった代表的ながん検診について耳にしたことがあるだろう。これらは、最も治癒の可能性が高い早期の時点でがんを発見できる可能性が高い重要な検査である。だが、がんによる死亡の70％以上は、推奨されるスクリーニング検査がないがんによるものだ。

とはいえ、そうした状況は変わろうとしている。科学者たちは、次世代遺伝子シークエンシング（がんDNA用）や機械学習などの高度な技術を用いて、発症のかなり前の時点で、血液中の50種類以上のがんから無細胞DNAと呼ばれるDNAの断片を見つけることができるようになった。この検査では、個々のがんに特有のDNAメチル化パターンを測定する。がんは早期に発見できれば、90％以上が治癒可能だ。[6]

この検査はすでに市販されており、ガレリ（Galleri）検査と呼ばれている。すべてのがんが検出できるわけではないので、通常のがん検診と併用することが必要だ。この検査は完璧ではないが、非常に特異的だ。

つまり、がんがなければ陽性にはならない。また、スクリーニングされる50種類以上のがん検診のうち、約76％のがんを見つけることができる。ガレリ検査が調べるがんは、がんによる死亡全体の63％をカバーしている。

ガレリ検査は、がんが何であるか、どこから由来しているかを教えてくれ、その後の診断検査の指針となる。この種の検査は時間の経過とともに改善されるものの、ガレリ検査は、早期発見されなければ致命的なものになりうるがんをスクリーニングする強力な方法だ。ファンクション・ヘルス社が提供している年１度のこの検査は、がんで死亡することを防ぐためのよい保険だと言えるだろう。

検査5　全身ＭＲＩ検査――フードの下を見る

画像診断の技術革新は、がんや病気を治癒可能な早期の時点で発見することにも役立っている。スタートレックの医師がトリコーダーを使って人体で起こっていることすべてを診断する能力にはまだ達していないものの、私たちは今、それに近づきつつあるのだ。従来の医療は、個人が自分の健康データを知り、所有し、自分で検査をオーダーするという需要にまだ追いついていないが、以前は医師を通してしか受けられなかった検査をセルフケア診断検査でみずから行うことを通して消費者が自分の健康について深く知ることを可能にする企業が数多く登場している。

私は、初期のがんや動脈瘤などを調べるために、全身ＭＲＩ検査を受ける機会があった。当時は高額だったが、それは素晴らしい体験となった。というのも、姉も父も悪性腫瘍で亡くなっていたため、がんに対する不安があったのだが、それを取り除いてくれたからだ。全身ＭＲＩ検査は、プレヌーヴォ（Prenuvo）社（医師によるオーダーは不要）やファウンテン・ライフ（Fountain Life）社などが提供している。今後数年間で、費用は1回2500ドルから300ドルに下がり、定期的に検査を受けることが一般的になるものと期待される。

これらの新しいMRI装置は、標準的なMRI装置に比べて、はるかに高い解像度で、最大10倍の画像を撮影する。この検査で発見できる病態は、500種類以上を超える。最近、私の友人が50歳の若さで脳動脈瘤により亡くなったが、それはMRI検査を受けていれば防げたかもしれない死だった。

大部分の人にとって今は手が届かない検査であるものの、全身MRIは近い将来標準的な医療となり、予防可能ながん死やそのほかの疾患にかかる医療費を何十億ドルも節約できるようになる可能性がある。

恐ろしい不治の病が見つかるのを恐れて、何が起こっているのか知りたくないと言う人もいるだろうが、医療科学、システム医学、長寿科学の進歩によって、スキャンで見つかるものを治療したり、逆転させたり、さらには完治させたりすることさえできるようになるかもしれない。すべてが順調なふりをするより、知っていたほうが得策だ。

検査6　クリアリー心臓スキャン——AIとCTスキャンの組み合わせ

心臓発作を起こした人の50％が最初に経験する症状は？　突然死である。これまで何十年ものあいだ、医師はコレステロールなどの間接的あるいは代用的なマーカーを測定したり、心臓負荷試験などのスクリーニング検査を使ったりして心臓病のリスクを評価しようとしてきた。残念ながらこれらの検査では、心臓の動脈にどれだけの損傷が起きたか（もし起きたとすれば、だが）わからないし、将来心臓発作が起こりうる個人的なリスクレベルも判定できない。

一部の医師は冠動脈カルシウムスキャンを行って石灰化プラークを調べている。これは有用ではあるが、心臓発作が起きるかどうかを正確に予測することはできない。血管造影や、侵襲的で非常に高価な血管内超音波法と呼ばれるより高度な方法を除けば、動脈のプラークの種類を詳しく調べることはこれまでできなかった。

それは、「不安定プラーク」なのか、それとも「安定プラーク」なのか？　不安定プラークはソフトプラークとも呼ばれ、動脈に大きな狭窄がなくても心臓発作を引き起こす可能性が高い。心臓発作の原因となる病変の最大75％は動脈に軽度の狭窄しか起こさず、従来の心臓負荷検査では見逃されている。

新しい人工知能ツールと高解像度ＣＴスキャンを組み合わせることにより、クリアリー社はソフトプラークを評価する方法を生み出した。不安定なソフトプラークは、生活習慣や医学的治療によって石灰化した安定プラークに変えることが可能で、心臓発作のリスクを軽減することができる。このような検査は現在、アメリカ国内全土でますます利用できるようになってきており、先見の明のある心臓専門医は心臓病の最良のスクリーニング検査として利用している。この検査は医師によるオーダーが必要だ。

さて、クイズとテストを通して、身体の生物学的な機能状態を把握する方法を学んだところで、いよいよ「最強の不老長寿プログラム」を活用して私たちの健康を最適化し寿命を延ばす方法を探ることにしよう。まずとりあげるのは、最も重要な柱。つまり「食物」だ！

第14章
最強の不老長寿プログラム——食事術編

食生活が正しくなければ、薬は役に立たない。食生活が正しければ、薬は必要ない。

——アーユルヴェーダのことわざ

最も強力な薬は、薬瓶の底にではなく、フォークの先にある。食べ物は薬箱の中にあるどんなものより強力だ。

——ドクター・マーク・ハイマン

「正しい食事術」には普遍性がある

30年にわたり、食物を薬とみなす栄養学と機能性医学を実際の患者において実践してきた医師として、私は人体の生物学的仕組みの多様性に身の引き締まる思いを抱くとともに、推奨する栄養をその人に合わせて個別化する必要性を切に感じている。それでも、普遍的な原則というものはいくつか存在する。次に挙げる原則は、あなたにとって、正しい食生活をおくる指針になるだろう。

正しい食生活のための3つの原則

原則1　品質にこだわること。

原則2　口に入れるすべてのものについて、食物を薬にすることを指針にすること。

原則3　自分自身の代謝、遺伝、嗜好に合わせて食事法を個別化すること（第17章参照）。

人間と地球の健康を再生する最強の食事法

ある学会でパネルメンバーを務めたとき、同じくメンバーとしてパネルに参加していたパレオ・ダイエット（Paleo Diet）の医師とヴィーガン（Vegan）の心臓専門医が言い争った。私はそのダイエット戦争をからかい、私が勧める食事法のことを冗談で「ピーガン・ダイエット（Pegan Diet）」と呼んだ。「あなたがヴィーガンで、あなたがパレオなら、私はピーガンだ」と言ったのだ。

あとで振り返って考えてみると、パレオ・ダイエットとヴィーガン・ダイエットは、タンパク質を何から得るか（動物からか、それとも穀物と豆からか）という点を除けばほぼ同じものであることに気づいた（**図表14－1**）。

ピーガン・ダイエットは、「質」「食物は薬」「個別化」の原則に基づく包摂的かつ柔軟な食事法で、低血糖（デンプンと糖分が少ない）、豊富な良質の脂肪、抗炎症、解毒、ホルモンバランス、エネルギー増強、腸の治癒を目的にデザインされている。この食事法は栄養豊富で、長寿をもたらすファイトケミカル、ポリフェノール、抗酸化物質、マイクロバイオームを癒す繊維が豊富に含まれている。ピーガン・ダイエットは、

図表14-1｜ドクター・ハイマンのピーガン・フードピラミッド

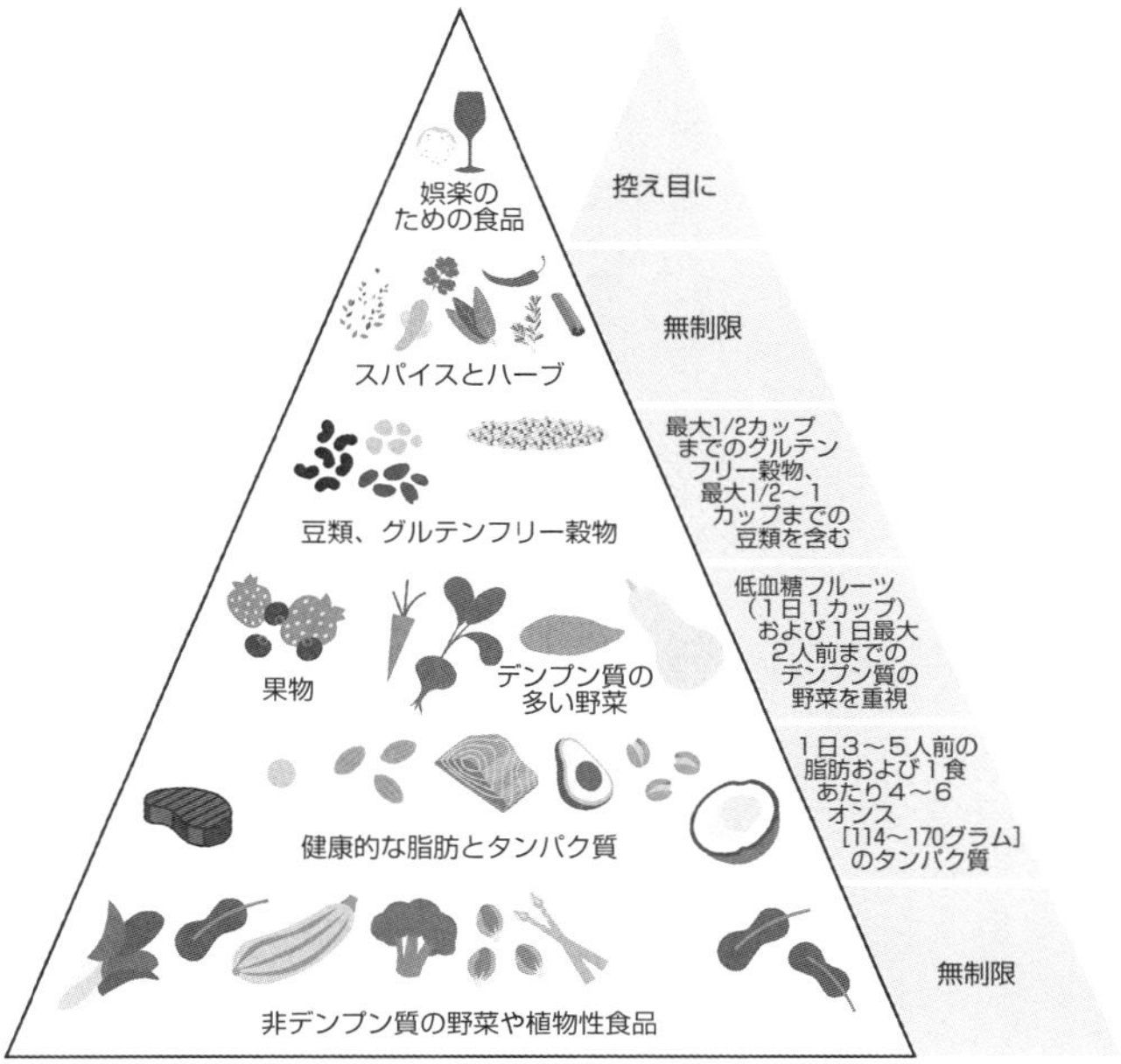

切っても切れない関係にある人間と地球の両方の健康を再生するようにデザインされた食事法だ。

最強の不老長寿食事術 14のルール

ルール1 植物をたくさん食べよう

お皿の4分の3を野菜で覆うようにしよう。色の濃いものを食べるように心がけ、デンプン質の少ない野菜を中心に摂ろう。冬カボチャやサツマイモは、量が多くなければ食べてもかまわない。可能な限りオーガニックかつリジェネラティブに［環境再生型農業により］栽培されたものを選ぼう。エンヴァイロンメンタル・ワーキング・グループ［アメリカの非営利環境団体、略称EWG］（ewg.org）の「汚染された12の作物（Dirty Dozen）」と「クリーンな15の作物（Clean

Fifteen)」を参考にして、汚染の少ない野菜や果物を選び、費用を節約しよう。

ルール2　果物については手加減しよう

低血糖の果物がベストなので、ベリー類、キウイ、スイカを中心に食べよう。より甘い果物（ブドウやメロン、他のグリセミック指数［GI値］の高い果物）はたまにしか食べないように。果物は必ず丸ごと食べるようにして、ジュースは避けよう。ドライフルーツはキャンディーのようなものと考えて、最小限にとどめること。食べていいかどうかわからない場合は、持続血糖モニターを用意して、さまざまな果物に対する自分の身体の反応をトラッキングしよう。

ルール3　健康的な脂肪を含む食品をたくさん摂ろう

ナッツ類、種子類、オリーブオイル、アボカドなどの自然食品、および放牧卵、脂の多い小型の天然魚（イワシ、サバ、ニシン、カタクチイワシ、天然サケなど）はみな良質な脂肪を含んでいる。油脂については、エキストラ・バージン・オリーブオイル（弱火または非加熱で使用）、アボカドオイル（強火調理用）、有機バージン・ココナッツオイルを使おう（人によって合う油脂とそうでない油脂がある理由については、325頁の「ピーガン油脂」リストを参照されたい）。

ルール4　ナッツや種子を加えよう

これらは、減量、糖尿病、心臓病に効果があるうえ、ミネラル、タンパク質、良質な脂肪、食物繊維などが摂れる。アーモンド、クルミ、ピーカンナッツ、ヘーゼルナッツ、マカダミアナッツ、カボチャの種、麻の実、チアシード、ゴマなどはみな、優れた食品だ。

ルール5　肉や動物性食品は薬味（コンディメント）とみなそう

あるいは私の好きな呼び方で言えば「コンディミート」だ。これらはメインディッシュ（それは色とりどりの野菜であるべき）にせず、量は手のひらサイズにとどめよう。ベジタリアンやヴィーガンなど、植物性の食生活を送っている人は、加工されたパウダーやプロテインバー、肉に似せた食品などからではなく、自然食品からタンパク質を摂れば問題ない。ただし、年齢を重ねるにつれ、筋肉合成のためのタンパク質を十分に摂取するには、動物性タンパク質またはアミノ酸あるいはその両方のサプリメント、あるいはアミノ酸を添加したヴィーガン用プロテインパウダーを補う必要がある。

ルール6　可能な限り、リジェネラティブに飼育された動物性食品、または牧草やオーガニックな飼料で育てられた動物性食品を買おう

これらは栄養学的に優れているうえ、地球にも優しい。また、動物が食べるさまざまな野生植物由来の植物性栄養素も豊富に含まれている。

ルール7　放牧卵を選ぼう

放牧卵は、手の届く価格で摂取できるタンパク質とビタミン（ヴィーガンの食事からは摂取できないB_{12}も含

まれる）、ミネラル、抗酸化物質の源だ。

ルール8　水銀や毒素の含有量が少なく、良質な脂肪を多く含む、天然魚または持続可能な方法で飼育された魚を食べよう

イワシ、ニシン、カタクチイワシ、サバ、サケはみな、オメガ3脂肪酸を多く含み、水銀レベルは低い。シートピア（seatopia.fish）やエンヴァイアロンメンタル・ワーキング・グループの「消費者のための魚介類ガイド（Consumer Guide to Seafood）」（ewg.org）で、持続可能な方法で収穫・養殖された、有害物質含有量の少ない魚介類をチェックしよう。

ルール9　全粒穀物（全粒粉ではない）だけを食べるようにし、グルテン、特にアメリカ産の矮性小麦のグルテンは避けよう

あらゆる穀物は血糖値を上昇させるので、１日に食べる量は１／２カップから1カップまでにとどめ［アメリカの１カップは約２３５cc］、黒米、キヌア、テフ、ソバ、アマランサスなどの低血糖でグルテンフリーの穀物を選ぼう。ヒマラヤ韃靼ソバのような先祖伝来の穀物や、ヒトツブコムギ、エンマーコムギ、ファッロコムギ［スペルト小麦とも言う］などの古代小麦も試してみよう。

ルール10　豆類を食べよう

ベストな豆はレンズ豆だ。デンプン質の多い大きな豆は主食にしないようにしよう。豆には食物繊維、タンパク質、ミネラルが含まれているが、消化に問題をきたす人もいる。また、豆に含まれるレクチンやフィチン酸はミネラルやタンパク質の吸収を阻害する可能性がある。ただし、豆の消化に問題がない場合は、1日1カップまでなら食べてかまわない。

ルール11　糖分を避けよう

また、糖分と同様に血糖値やインスリンを急上昇させる小麦粉、精製デンプン、炭水化物などの食品も避けよう。どのような形であれ、糖質は、たまに口にするおやつとして扱おう。食品がいちど首から下にくだったら、身体は、ベーグルと砂糖の違いがわからない。液体の糖のカロリー（清涼飲料水、エナジードリンク、加糖紅茶、フルーツジュースなど）は、空腹感を促し、肥満の原因になる。近寄らないようにしよう。

ルール12　大部分の穀物油、豆油、種子油を排除しよう

排除すべき油には、特にコーン油と大豆油をはじめ、キャノーラ油、ひまわり油、グレープシード油が含まれる。ゴマ油、マカダミア油、クルミ油のような堅果油や種子油のうち、連続圧搾機で搾取されたもの、またはコールドプレスされたものは、調味料や風味付けに少量使う分には問題ない。アボカドオイルは高温調理に優れている。

ルール13　乳製品は避けるか制限しよう

従来の乳製品は環境にとって有害であるうえ、大部分の人はうまく消化できない。牧草で育てられた牛の

乳で作ったヨーグルト、ケフィア、グラスフェッドバター、ギー、さらに（身体に問題が出なければ）チーズをたまに食べる以外は、乳製品を避けることをお勧めする。

牛乳から作られる乳製品の代わりに、ヤギやヒツジの乳製品を試してみよう。なぜなら、これらの家畜は牧草を食べて育ち、その乳には炎症や消化不良を起こしにくいA2カゼインが含まれているからだ。

また、常にオーガニック、牧草飼育、そしてできるならリジェネラティブに製造されたミルクを選ぼう。今では、一部の企業がリジェネラティブに育てた牛のA2牛乳を販売しており、こちらのほうが、ふつうの牛乳より忍容性が高い可能性がある。

ナッツミルクの中には問題ないものもあるが、腸に害をもたらす増粘剤や糖分が添加されているものや、高血糖のオーツミルク（オーツミルクはグルテンも含む）などには注意しよう。ナッツを水に浸して自分でナッツミルクを作ってみよう。

ルール14　農薬、除草剤、抗生剤、ホルモン剤で汚染された食品を減らし、できれば遺伝子組み換え食品を避けよう

可能であれば、リジェネラティブな方法（地球にも人間にもよい方法）で飼育または栽培された食品を探そう。ラベルを見て、化学物質、添加物、保存料、色素、人工甘味料などの食品以外の成分が含まれていないかどうか調べよう。調理に使うためにキッチンに置いてあるもの以外の物質は、口に入れるべきではない。

図表14-2｜「ピーガン油脂」リスト

楽しんで使おう	ＬＭＨＲでない人は楽しんで使おう	排除しよう
有機エキストラ・バージン・オリーブオイル	牧草を食べて育った放牧牛や放牧ヤギの乳で作ったバター	植物油
有機アボカドオイル	グラスフェッド・ギー	大豆油
クルミオイル	有機的かつ人道的に飼育された家畜の獣脂、ラード、アヒル脂、または鶏脂	キャノーラ油
アーモンドオイル	ココナッツオイルまたはMCT（中鎖トリグリセリド）オイル	コーン油
マカダミアオイル	持続可能パーム油（「持続可能なパーム認証」［ＲＳＰＯ認証］を得ているものを探そう）	グレープシード油
未精製のゴマ油		サフラワー油
タヒニ		ヒマワリ油
亜麻仁油		ピーナッツ油
ヘンプオイル		植物性ショートニング
アボカド、オリーブ、その他の植物性脂肪源		マーガリンおよびバターの代用品
ナッツオイルとシードオイル		「水素添加」または「部分水素添加」と記載されている油脂
		すべての揚げ物

摂りたい脂肪・摂りたくない脂肪

飽和脂肪酸に有害な反応を示す人たちがいる。医学用語では、これらの人々のことを「リーンマス・ハイパーレスポンダー（ＬＭＨＲ）」［「過剰に反応する、脂肪の少ない人」の意］と呼ぶ。一般的に、このような人たちは運動能力が高く、痩せた体型をしており、身体活動も活発で、低炭水化物・高脂肪食を摂っている。

ＬＭＨＲの人が飽和脂肪酸を多量に摂取すると、通常とは異なるコレステロールのパターンが生じることがある。[1] このような意外なパターンは懸念を抱かせるものであるため、脂質の粒径と数をモニターすることが必要だ。ふつうの人にとっては健康的な油脂でも、ＬＭＨＲの人にとっては除いたほうがいい場合があるため、私は「ピーガン油脂」リストを作成した（**図表14―2**）。

自分がＬＭＨＲであるかどうかを判断するには、コレステロール・コード（cholesterolcode.com）にアクセスして詳細を確認されたい。また、医師にＮＭＲ（核磁気共鳴スキャン）やカーディオＩＱ脂質検査（Cardio IQ lipid test）を依頼したり、「ヤングフォーエバー・ファンクション・ヘルス・パネル検査」を受けたりすれば、自分の脂質レベルやリスクについてより精密に調べることができる。

私はまた、自分の身体の声に耳を傾けることが大事だと考えている。ココナッツオイルや他の飽和脂肪酸を摂って驚くほど体調が良くなる人もいれば、アボカドオイルやオリーブオイルのような油脂でなければ問題が生じる人もいる。あなたの最も賢い主治医は、あなたの身体だ。

長寿のスーパーフード一覧表

私が考案した「最強の不老長寿食事術」は、活力、栄養、滋養を与えてくれる食品だけを摂り、そうでない食品は排除することに基づいている。こと長寿に関しては、光輝くスーパースター食品が存在する。あなたは、いくつになっても若々しくいたいだろうか？　そうであれば、植物性栄養素を頻繁に摂ろう（**図表14―3**）。

不老長寿のための４つの食べ方

長寿科学分野において確実に証明されている現象の1つは、食べるカロリーを減らして体内で飢餓反応を

図表14-3｜不老長寿の鍵となるファイトケミカル一覧

植物性栄養素	摂取源	ベネフィット
ルテインとゼアキサンチン	茹でたホウレン草 ケール カブラ菜 タンポポの若葉 コラード カラシ菜	酸化防止作用 抗炎症作用 黄斑による選択的取り込み作用 視覚の健康増進作用 ブルーライトをフィルターする作用[2]
リコピン	トマト スイカ	がん予防作用 Ｎｒｆ２活性化作用 抗炎症作用[3]
アルファカロテンとベータカロテン	オレンジ色、赤、黄色の色素を持つ植物 特に、 ・ニンジン ・カボチャ ・サツマイモ ・茹でたホウレン草 ・パパイヤ	抗酸化作用 がん予防作用 心臓保護作用[4]
クルクミン	ウコン（ターメリック）	抗炎症作用 神経保護作用 抗腫瘍作用 抗酸化作用 Ｎｒｆ２活性化作用 グルタチオン生合成作用[5]
イソチオシアネート	アブラナ科の野菜 特に、 ・芽キャベツ ・ガーデンクレス ・カラシ菜 ・ケール ・カブ	抗炎症作用 抗酸化作用[6]
スルフォラファン／グルコラファニン	ブロッコリーの芽 ブロッコリー	抗炎症作用 抗酸化作用 アンチエイジング作用[7]
アントシアニン	青、赤、紫の色素を持つ植物 特に、 ・ブルーベリー ・ブラックラズベリー ・紫イモ ・ブラックベリー ・チェリー ・カランツ	抗酸化作用 抗糖尿病作用 心臓保護作用 視力の健康増進作用 神経保護作用[8]

植物性栄養素	摂取源	ベネフィット
フラバノール（カテキン、エピガロカテキンガレート[EGCG]）	黒茶 緑茶 烏龍茶 白茶 ダークチョコレート	抗酸化作用 アンチエイジング作用 ＤＮＡ損傷の修復作用 心臓保護作用[9]
フラバノール（ケルセチン、フィセチン、ルチン、ケンペロール）	タマネギ ホウレン草 ディル ケール ルッコラ クレソン 黒目豆 チリペッパー イチゴ リンゴ	抗酸化作用 ＡＭＰＫ活性化作用 ｍＴＯＲ抑制作用 グルタチオン生合成作用[10]
フラボン（アピゲニン）	パセリ セロリ タマネギ オレンジ カモミール タイム オレガノ バジル ハーブティー	抗炎症作用 認知機能サポート作用 抗糖尿病作用 抗がん作用の可能性[11]
フラバノン（ヘスペリジン）	レモン オレンジ	抗酸化作用 抗炎症作用 神経保護作用 Ｎｒｆ２経路強化作用[12]
イソフラボン（ゲニステイン）	大豆 豆腐 納豆 豆類	酸化防止作用 抗炎症作用 抗がん作用の可能性[13]
5-O-カフェオイルキナ酸	コーヒー	抗酸化作用 抗糖尿病作用 認知機能サポート作用 解毒作用
レスベラトロール	ベリー類 赤ブドウ ブルーベリー 赤ワイン	抗酸化作用 心臓保護作用 ＡＭＰＫ活性化作用 終末糖化産物（ＡＧＥ）に対する保護作用[14]

植物性栄養素	摂取源	ベネフィット
安息香酸と桂皮酸	キノコ類 特に、 ・冬虫夏草 ・霊芝 ・ヒラタケ ・シイタケ ・ヤマブシタケ ・マイタケ ・チャーガ（カバノアナタケ） ・アガリクス（カワリハラタケ） ・牛《ぎゅう》樟《しよう》芝《し》（ＡＣ、ベニクスノキタケ）	抗酸化作用 Ｎｒｆ２経路活性化作用 サーチュイン活性化作用 ミトコンドリア保護作用 抗糖尿病作用[15]
オレウロペイン	オリーブ オリーブオイル	抗酸化作用 心臓保護作用 抗炎症作用 神経保護作用[16]
オメガ３脂肪酸 ドコサヘキサエン酸（ＤＨＡ）と エイコサペンタエン酸（ＥＰＡ）	藻類 藻類を食べる魚 特に、 ・脂ののった魚 ・サーモン ・イワシ ・魚油 ・魚卵 ・オキアミ ・オキアミ油	抗炎症作用 心臓保護作用 認知機能サポート作用
ラウリン酸	未精製ココナッツオイル ＭＣＴオイル（中鎖脂肪酸トリグリセリド油）	抗炎症作用 マイクロバイオーム・サポート作用 神経保護作用[17]
カプリル酸	未精製ココナッツオイルＭＣＴオイル パーム油（「持続可能パームなパーム認証」［ＲＳＰＯ認証］を得ているもののみ）	抗炎症作用 神経保護作用 心臓保護作用 血糖バランス作用[18]

引き起こすと、健康や長寿に長期的かつ大きな効果が生まれることだ。[19] 空腹で惨めな思いをしたり、筋肉や骨密度を減らしたり、性ホルモンや性欲が減退したり、傷の治りが遅くなったりすることなく、長期的にカロリー制限をハックする方法を求めるなかで、科学者たちはローマへの道をたくさん見つけてきた［「すべての道はローマに通ず」より。同じ目的を遂げる方法はさまざまある、という意味］。

ありがたいことに、飢えなくてもカロリー制限が真似できる方法は存在する。このあと、長寿経路を活性化するための方法をいくつか紹介しよう。リストの順は、最もシンプルで実行しやすいものから、より高度な戦略へと並べられている。まずは、食事時間制限食から始めて、自分に合う他の方法を試してみるとよいだろう。

食べ方1　食事時間制限食

食事時間制限食とは、食物を摂る時間を1日のうち、8〜12時間に制限するダイエット法だ。健康状態や体重に応じて、毎日行ったり、週に3、4回行ったりすることができる。たとえば、午後7時に夕食を済ませ、午前9時に朝食を摂れば、14時間のファスティングになる。1日のうちの夕食から次の日の朝食までのあいだは、少なくとも12時間のファスティング間隔をとろう。

食べ方2　間欠的ファスティング

24時間から36時間に及ぶ間欠的ファスティング、あるいはときおり、3日間から1週間に及ぶ定期的なファスティングを行うのも、もう1つの選択肢だ。週1回、24時間のファスティングを行うだけでも、ディープクリーニング機能を活性化させることができる。

食べ方3　断食を模した食事法

長寿研究の第1人者である南カリフォルニア大学のドクター・ヴァルター・ロンゴは、断食を模した食事療法[20]を開発し、動物モデルでの延命、およびヒトでの体重減少、インスリン抵抗性、コレステロール、認知症、自己免疫の改善、がん患者の化学療法や放射線療法に対する反応の改善などに効果があることを示した。[21] これは、1日800キロカロリーの食事法を5日間にわたって続けるもので、1カ月に1度、または四半期ごとに1度行う。詳しくはプロロンFMDのウェブサイト（prolonfmd.com）を参照されたい。

食べ方4　ケトジェニック食事法

長寿経路を活性化させる可能性を秘めたもう1つの方法は、ケトジェニック食事法だ。これは、脂質70〜75%、タンパク質20〜25%、炭水化物5%からなる食事法である。2型糖尿病のような重度の代謝性疾患を抱えている人では、長期的なケトジェニック食事法により、60%の人が2型糖尿病から完全に回復し、90〜100%の人が薬物療法とインスリン療法から解放されている。インスリン抵抗性のある人（アメリカ人の約10人に9人）は、短期間あるいは長期間、ケトジェニック食事法を実践することによって、代謝機能障害から速やかに回復し、コレステロール値を改善させることができる。その後、長期的に「最強の不老長寿食事術」に移行すれば、健康維持が可能になる。

ドクター・ハイマンのヘルシーエイジングシェイク

このシェイクは、12〜16時間に及ぶファスティング後の朝食に最適だ。また、運動、とりわけ筋力トレーニングを行った後、1時間以内に飲むのもいい。このシェイクは、筋肉の合成、ミトコンドリアの健康増強と修復、マイクロバイオームのサポート、解毒のサポート、ホルモンと副腎のサポートを提供するだけでなく、健康的な老化をサポートする化合物も含まれている。

私はこのシェイクのおかげで、バランスがとれ、活動的になれる。重要なのは、ワークアウト後に適切な量と質のタンパク質（通常30グラムの動物性タンパク質か、筋肉合成に必要な分岐鎖アミノ酸を補ったヴィーガン用タンパク質）を摂取することだ。

私がリジェネラティブに飼育されたヤギの乳清（ホエイ）を使うのは、それが最もクリーンであり、しかも使いやすいからである。残りの材料は任意だが、できるだけ多く取り入れよう。

準備時間　5分

1〜2人前

■材料

・オーガニックまたはリジェネラティブに飼育されたヤギの乳清（推奨ブランドはマウント・カプラ（Mt. Capra）とネイキッド・ゴート（Naked Goat））30グラム（2スクープ）。ヴィーガンの場合はガーデン・

オブ・ライフ（Garden of Life）社のスポーツ・有機植物ベースタンパク質（Sport Organic Plant-Based Protein）42グラム（2スクープ）（これに、タンパク質合成のための分岐鎖アミノ酸を加える）。

・タイムライン・ニュートリション（Timeline Nutrition）社のミトピュア（Mitopure）（ザクロ由来）1包（マイトファジーと筋肉増強のため）。

・ソーン（Thorne）社のクレアチン5グラム（1スクープ）（筋肉合成のため）。

・ファーマシー（Farmacy）社のガットフード（Gut Food）9グラム（1スクープ）（腸の癒しとサポートのため）。ガットフードには、広範に研究されたプロバイオティクス、ポリフェノールが含まれており、いわば腸のためのマルチビタミンだ。gutfood.comで購入できる［2024年8月現在、日本では購入不可］。

・MCTオイルまたはビュレット・プルーフ（Bullet Proof）社のブレイン・オクタン・オイル（Brain Octane oil）大さじ1杯（エネルギー補給と脳機能向上のため）。

・ホスト・ディフェンス（HOST DEFENSE）社のスタメッツ7マッシュルーム・パウダー（Stamets 7 Mushroom Powder）大さじ1杯（エネルギー、免疫、ストレス回復力向上のため）。これは、強壮効果のあるキノコ菌糸体パウダーで、霊芝、チャーガ、ヤマブシタケ、冬虫夏草などが含まれている。

・無糖マカダミアミルク、または乳化剤や甘味料が添加されていないナッツミルクやシードミルク（エルムハースト（Elmhurst）社の製品をお勧めする）8〜12オンス（約227〜340グラム）。

・冷凍ベリー、1つかみ

■追加のオプション

・アスレチック・グリーンズ（Athletic Greens）社のAG1を1さじまたは1パック（ビタミンとミネラルを含む植物性パウダー）。

・レイクウッド（Lakewood）社の有機ザクロ（Organic Pomegranate）とクランベリー濃縮液（Cranberry Concentrate）各大さじ1（健康的なマイクロバイオームをサポートするポリフェノール）。

・ナビタス（Navitas）社の抹茶パウダー（matcha powder）小さじ1（健康なマイクロバイオームの成長をサポートするエピガロカテキンガレート［EGCG］を含む抹茶）。

■手順

ミキサーにすべての材料を入れ、なめらかになるまでまぜる。出来上がったら早速飲んで、より若々しくなった気分を味わおう。

こうしたアプローチに加えて、科学界はカロリー制限を模倣する有望な化合物を発見している。それらには、レスベラトロール、フラボノールのケルセチン、ミリセチン、ケンペロール、ブテイン、イチゴのフィセチン、ルバーブのヘスペリジン、緑茶のエピガロカテキン、リンゴのポリフェノール、黒米抽出物、ブルーベリー抽出物、柿のプロアントシアニジン、タンニン酸（TA）、没食子酸《もっしょくしさん》（GA）、エラグ酸（EA）、クルクミン、オメガ3脂肪酸などが含まれる。[22] これからさらに多くの発見があるに違いない。

私たちは、これらの化合物を含むサプリメントから力を得て、食べることで長寿への道を歩むことができる。これらのファイトケミカルは、リンゴ、タマネギ、緑茶、ルバーブ、柿、ブルーベリー、黒米、赤ブドウ、ヒマラヤ韃靼ソバ、ウコン、イワシなど、数多くの食品、香辛料、飲料に含まれている。

これらの物質があれば、わざわざカロリー制限をしなくても、長寿スイッチの調整は可能かもしれない。それでも、ファイトケミカルを食事時間制限食や間欠的ファスティングというシンプルな戦略と組み合わせれば、素晴らしいスタートを切ることができるだろう。

健康と長寿の基本は食生活だ。運動し、瞑想し、睡眠をとり、世界中のサプリメントを摂ることはできても、自分のニーズや嗜好に合わせた、高品質で栄養豊富な自然食品に焦点を合わせない限り、健康も長寿も手に入れることはできない。食べ物を薬として重要視しよう。そして、一口ごとに、食生活と身体の生物学的ソフトウェアをアップグレードしよう。あなたのフォークは、あなたの健康と人生を変える最も強力なツールだ。賢く使おう。

第15章 最強の不老長寿プログラム——サプリメント編

身体の生物学的仕組みは遺伝子によってコントロールされているとはいえ、その遺伝子は、栄養豊富な食品の一形態——つまり欠けている前駆物質に対処する標的サプリメント——およびライフスタイルの改善という、かなりシンプルで薬物を使わない処方によって永続的な「修復」モードに保てることを科学は証明している。

——ドクター・サラ・ゴットフリード

サプリメント選びは「地雷原」

栄養補助食品やハーブのサプリメントに関するトピックは、混乱、誤った情報、不完全な研究、相反するデータに満ちている。さらには、製造における品質基準や、純度、効能に関する規制が不十分なため、サプリメント選びは地雷原になりかねない。

「バランスの取れた食事」をしていれば栄養補助食品は必要ないという長年の議論は、これからも必ず続いていくだろう。ビタミンは高価な尿を作るだけのものだと信じている医師は今でも多い。だが、もしそれが本当なら、私たちは水を飲むのをやめるべきだろう。どうせ尿となって排泄されてしまうのだから！

明らかに、私たちは必要なものを使い、その残りを排泄しているのだ。実のところ、大部分の人は、壊血病やくる病のような欠乏症を除けば、体内で生じる基本的な生化学的プロセスに対する栄養素の役割を理解していない。体内では毎秒、何兆回もの化学反応が起きている。その1つひとつにヘルパーとしての酵素が必要であり、それぞれの酵素もまた、ヘルパーとしての補酵素を必要とする。ビタミンとミネラルは、私たちの膨大な代謝経路の歯車に油を差すために欠かせない補酵素なのだ。

ビタミンD研究の祖父とみなされるドクター・ロバート・ヒーニーは、「長期間の潜在性栄養欠乏による疾患」と彼自身が名付けた病気について説明している。[1] ビタミンDの急性欠乏症が起こると、くる病になる。ビタミンDの長期にわたる軽度の欠乏や不足は、骨粗しょう症、がん、うつ病、筋力低下、心臓病、認知症などを引き起こす。現在のRDA（1日あたりの推奨摂取量）は、欠乏症を避けるために最低限必要なビタミンの摂取量であり、最適な健康のために必要な量ではない。くる病を予防するために必要なビタミンDの量は、1日約30単位だ［国際単位（IU）のことで、0・025を乗算するとマイクログラムが求められる］。

では、最適な健康のために必要なビタミンD_3の量は？　それは、1日あたり2000〜5000単位である。このことは、大部分の栄養素についても当てはまる。

私は、30年以上にわたり1万人の患者の栄養状態を検査してきた。そして、そのほとんどが健康意識の高い人々だったことから、栄養不足は蔓延していると断言できる。

アメリカ政府が行った国民健康栄養調査（NHANES）によると、RDAレベルの栄養素が1種類以上欠乏しているアメリカ人は90％以上におよぶという。[2] 信じがたいことだが、アメリカ人の10％がビタミンC

の欠乏により、実際に壊血病にかかっているのだ。アメリカ国民のオメガ3脂肪酸の不足は90％以上、ビタミンDの不足は80％、マグネシウムと鉄分の不足は45％におよび、葉酸と亜鉛の不足もそれに続いている。これらの栄養素の不足は、人々を病気と老化への道に急速に進ませている。

サプリメントは必須ではないが「保険」になる

人類が20万年もサプリメントなしで進化してきたのに、なぜ今ビタミンが必要なのかと不思議に思う人がいるかもしれない。もしあなたが祖先のように暮らし、野生の食物をみずから狩ったり採ったりしているなら、もちろん、栄養補助食品のサプリメントは必要ない。

だがあなたは、オメガ3脂肪酸、植物性栄養素、ビタミン、ミネラルを豊富に含むキノコや800種類もの野生の植物を摂っているだろうか？　内臓肉や骨髄、野生の魚を食べ、毎日裸に近い状態で太陽の下で過ごしているだろうか？　環境毒素や慢性的なストレスにさらされることなく、一晩に8～9時間眠り、太陽が昇るとともに目覚め、沈むとともに眠っているだろうか？

もしそうしているなら、サプリメントは必要ない。だが、それ以外の人にとってサプリメントは、栄養不足の食生活、有害な環境、ストレスの多い生活を送るうえで欠かせない保険なのだ。

私は、サプリメントには2つの役割があると考えている。それはまず、すべての人が生きていくために必要な基礎的栄養素補給源としての役割だ。2つめは、その人独自のニーズ（遺伝、年齢、生活習慣、検査結果、コア生物学的ネットワークやコア生物学的システムの不均衡）に基づき、特定の目的にターゲットを絞った栄養補助食品としての役割である。

良質なマルチビタミンとミネラル、ビタミンD_3、オメガ3脂肪酸、マグネシウム、およびメチル化のサポート（特別な形の葉酸、B_6、B_{12}、そのほかのメチル化栄養素）は、誰にとっても欠かせない栄養素だ。また、現代人は腸を破壊する生活をしているため、良質なプロバイオティクスも重要である。

だが、すべてのサプリメントが同じように作られているわけではない。**サプリメントは規制されていないため、優良製造規則に従って厳格に製造され**［アメリカ食品医薬品局が定めるGood Manufacturing Practice（GMP）の文字がラベルに記載されているもの］、**独立した第三者機関による純度と効能の検査を受けていること、最も生物学的利用能が高く、活性の高い形態の栄養素を含んでいること、そして充填物、添加物、着色料、保存料を使用していないことを確認したうえで選ぶことが重要だ。**青い染料を使ったビタミン剤など、ほんとうに必要だろうか？

ウェブサイト、youngforeverbook.com/resourcesでは、私が推奨する特定の製品、ブランド、用量の完全なリストを提供している。私が患者に対して最もよく使うのは、ピュア・エンキャプシュレーションズ（Pure Encapsulations）、ザイモジェン（Xymogen）、デザインズ・フォー・ヘルス（Designs for Health）、メタジェニックス（Metagenics）、ビッグ・ボールド・ヘルス（Big Bold Health）、ソーン（Thorne）、ナチュラル・ファクターズ（Natural Factors）といった企業の製品だ。

長寿のためのサプリメント　基本のリスト

このコア・プランでリストアップするのは、推奨するサプリメントと、私のお気に入りのブランドおよび製品だ。同等の製品を提供しているブランドはほかにもあり、それらのオプションについては、youngforeverbook.com/resourcesで探すことができる。これらはすべての人にとって、ベーシックなサプリメントとなるべきものだ。

サプリメント・プランをさらにアップグレードしたい方は、長寿経路を活性化するためのデータをまとめた、「先端的な長寿サポートサプリメントリスト」に挙げる栄養素を追加するといいだろう。また、ミトコンドリア機能を最適化するには、「追加の栄養サポート」に挙げる栄養素の追加を検討されたい。

ベーシックなサプリメント

・**ビタミンD_3、1日2000〜5000IU**およびビタミンK_2（MK—7［ビタミンK_2の一種］を含む）。デザインズ・フォー・ヘルス（Designs for Health）社のビタミンDシュプリーム（Vitamin D Supreme）など。

・**EPA／DHA（オメガ3サプリメント）、1日1〜2グラム。**ビッグ・ボールド・ヘルス（Big Bold Health）社のダッチ・ハーバー・オメガ（Dutch Harbor Omega）は、コールドプレス［材料に熱を加えずに、強い圧力をかけてすりつぶす製法］で製造されており、これにより、脂肪の酸化が防がれ、レゾルビンと呼ばれる抗炎症活性化合物が保たれている（1日ソフトカプセル2錠摂取）。

・**マルチビタミンとミネラル。**代謝機能を最適化するためには、微量栄養素のビタミンとミネラルをすべて摂取することが重要だ。これには、葉酸ではなく5メチル葉酸、ヒドロキソコバラミンではなくメチルコバラミン、B_6ではなくピリドキサールリン酸というように、メチル化に適した形でのビタミンB群が含まれていなければならない。ピュア・エンキャプシュレーションズ（Pure Encapsulations）社のマルチt／d（Multi t/d）（1日2錠摂取）、または同社のポリフェノール・ニュートリエンツ（Polyphenol Nutrients）（1日3錠摂取）をお勧めする。

・**メチル化の追加サポート。**「ヤングフォーエバー・ファンクション・ヘルス・パネル検査」でホモシステイン値が高い（10mcmol／L以上）と指摘された場合は、メチル化の追加サポートが必要かもしれない。メチル化の追加サポートには、デザインズ・フォー・ヘルス社のホモシステイン・シュプリーム（Homocysteine Supreme）（1日2カプセル摂取）をお勧めする。

・**グリシン酸マグネシウムまたはクエン酸マグネシウム、1日200～600ミリグラム。**安眠、リラクセーション、筋肉機能をサポートするため（マグネシウムが不足している人は45％におよぶ）[3]。便秘症状を抱えていない人にはグリシン酸マグネシウムを、便秘がちな人にはクエン酸マグネシウムをお勧めする。どちらもピュア・エンキャプシュレーションズ社から販売されている（1日2～4カプセル摂取）。

・**プロバイオティクス。**健康的なマイクロバイオームをサポートするため。ピュア・エンキャプシュレーションズ社のプロバイオティック50B（Probiotic 50B）は、ベーシックなプロバイオティクスとして最適だ（1日1カプセル摂取）。人によっては、より特化したプロバイオティクスが必要になる場合もある。

先端的な長寿サポートサプリメントリスト

ここに挙げる化合物は安全かつ効果があることが研究により裏付けられているもので、mTOR、AMPK、インスリンシグナル伝達、サーチュイン、抗炎症系、抗酸化系など、長寿を促進するさまざまな経路に作用する。またセノリティクス（炎症を引き起こすゾンビ細胞を殺す化合物）としても作用する。

これらの化合物の多くは、複数の経路に対して働く。たとえば、フィセチン、レスベラトロール、ケルセチンはみな、サーチュイン活性化物質だ。Nrf2活性化物質は、グルタチオンをはじめとする主要な抗酸化システムを調整し、ミトコンドリア機能を最適化する。

さらには、解毒もサポートし、炎症も抑える。これらのNrf2活性化物質には、スルフォラファン（ブロッコリーからの抽出物）、プテロスチルベン（より生物学的利用能が高いレスベラトロールの一形態で、ベリー類、アーモンド、ブドウに含まれる）、クルクミン、緑茶抽出物（EGCG）などがある。

次に挙げるのは、毎日摂取することをお勧めする先端的な長寿サポートサプリメントだ。ここでは基本的な用量を記載したが、年齢、健康状態、遺伝素因によっては、より高用量または低用量に変える必要があるため、理想的には、機能性医学専門医に相談のうえ、あなたの現在のレベルと推奨用量を判断することが望ましい。

長寿サポートサプリメント

・NMNまたはNR、1日1000ミリグラム。NAD＋の産生と機能をサポートする。メトロ・インターナショナル・バイオテック（Metro International Biotech）社が開発したMIB-626（MIB-626）は医薬品グレードのNMNで、現在臨床試験が行われており、他の製剤より効果が高い可能性がある。[4] エリシウム（Elysium）社のシグナル（Signal）とリニュー・バイ・サイエンス（Renue by Science）社のNMN（NMN）およびワンダーフィール社（WonderFeel）のヤンガー（Younger）は、現在入手可能なNMN製品だ。他の企業も、異なる形態のNAD＋増強化合物を提供しており、エリシウム社のトゥルー・ナイアジェン（Tru Niagen）とベイシス（Basis）、およびNAD3（Wasabia japonica［ワサビの学名］由来の栄養補助食品で、一部のサプリメントに配合されている）も、NAD＋増強のために使用されている。NAD＋はまた、皮下注射による投与（通常1日100ミリグラム）または静脈内投与（通常500ミリグラム）も可能だ。最良の投与形態と投与経路を見極めるには、さらなる研究が必要である。動物モデルでは、NAD＋が試験管内で一部のがんの増殖を促進する可能性があるという初期の証拠がいくつかある。そのため、がんに罹患している場合は、より多くのデータが得られるまで、この療法は控えたほうがいいだろう。［現在日本では、玉石混交のNMNサプリメントが販売されている。NMNサプリメントには明確な基準や規定がないため、NMNの含有量が少ないもの、まったく配合されていないもの、生体に存在しない不純物が含まれている製品もある。また美容クリニックで点滴療法も行われているが、経口投与以外の安全性は確認されていない。NMNサプリメント利用の際には、科学データを公表している信頼できる製品を選ぶよう留意されたい］

・**フィセチン、1日500〜1000ミリグラム。**イチゴ、リンゴ、柿由来のフィセチンは最も強力な老化細胞除去作用を持つフラボノイドであるとともに、オートファジーを刺激し、サーチュインとAMPKを活性化する。[5] これは、生物学的加齢を逆転させることにおいて、ケルセチンとダサチニブ（がんの化学治療薬）を組み合わせたものより効果が高い可能性がある。デザインズ・フォー・ヘルス（Designs for Health）社のセノリティック・シナジー（Senolytic Synergy）には、クルクミン、ケルセチン、赤ブドウパウダー、フィセチン、朝鮮人参などのファイトケミカルが配合されている（1日2回、各2カプセル摂取）。

・**ケルセチンと他のフラボノール類。**ビッグ・ボールド・ヘルス（Big Bold Health）社のHTBリジュヴァネート（HTB Rejuvenate）には、ヒマラヤ韃靼ソバ由来のケルセチン、ルテオリン、ヘスペリジン、および他のビオフラボノイド［水溶性の植物色素］が高濃度で含まれており、免疫機能の健康と長寿をサポートする。（1日1回2錠、または1日2回、2錠ずつ摂取）。これは免疫機能の若返りに独特の効果を発揮する製品で、私も愛用している。

・**プテロスチルベン、100ミリグラムを1日1回または2回摂取。**これは、サーチュインを活性化させることにおいて、レスベラトロールより効果がある。[6] ソーン（Thorne）社のポリレスベラトロール－SR（PolyResveratrol-SR）は、プテロスチルベン、ケルセチン、クルクミン、EGCGの優れた組み合わせだ（1日2回、各2錠摂取）。

・**クルクミン、1日500〜1000ミリグラム。**これはスパイスのウコン（ターメリック）に由来する化合物で、黒コショウによって活性化されるため、クルクミン製剤には黒コショウもよく配合されている。ピュア・エンキャプシュレーションズ（Pure Encapsulations）社のバイオペリン（黒胡椒由来）配合クルクミン（Curcumin with bioperine）がよい摂取源だ（1日2回、1〜2カプセル摂取）。

・**エピガロカテキンガレート（EGCG）、1日500〜1000ミリグラム**。緑茶由来の栄養素。他の栄養素と組み合わせて摂取することも（その例は、ソーン（Thorne）社のポリレスベラトロール-SR、PolyResveratrol-SR）、あるいはデザインズ・フォー・ヘルス（Designs for Health）社のEGCGのように単一成分として摂取することもできる（1日1〜2カプセル摂取）。

・**グルコラファニン**。ブロッコリーの種子から抽出され、体内でスルフォラファンに変換されるこの栄養素には、強力な解毒作用と抗酸化作用があり、遺伝子の発現も調節する。よく研究されているブランドは、ザイモジェン（Xymogen）社のオンコプレックス（OncoPLEX）だ（30ミリグラムを1日2回摂取）。

・**ウロリチンA**。タイムライン・ニュートリション（Timeline Nutrition）社からミトピュア（Mitopure）という製品名で発売されている（1日1包または2カプセル摂取）。

サルコペニア・サポートのためのサプリメント

・**分岐鎖アミノ酸（BCAA）**。分岐鎖アミノ酸（ロイシン、イソロイシン、バリンの総称）は、筋肉合成に欠かせない。[7] ソーン（Thorne）社のアミノ酸コンプレックス（Amino Acid Complex）（1日1スクープ、食間に摂取）は、よく研究された高濃度のロイシンとすべての必須アミノ酸が含まれており、スポーツ、フィットネス、トレーニングに関連する活動をサポートし、高齢者を含め、筋肉量を維持する必要がある人の筋肉の成長を促進する。特に菜食主義者にとっては重要なサプリメントだ。ピュア・エンキャプシュレーションズ（Pure Encapsulations）社のBCAAを、1日3000ミリグラムまたは1スクープ摂取するのもよい。

・**クレアチン、1日5〜10ミリグラム。**エクササイズと筋力トレーニングに組み合わせると、筋肉の合成とミトコンドリア機能を高める。[8] ソーン（Thorne）社のクレアチン（Creatine）がお勧めだ（1日5グラム（1スクープ）〜10グラム（2スクープ）摂取）。

追加の栄養サポートのためのサプリメントリスト

あなたの健康状態や目標、栄養補給に対する意欲に応じて、ミトコンドリア機能、エネルギー産生、解毒、炎症を抑えるために摂ることのできる重要なサプリメントを次に紹介する。これらは一緒に摂取しても、個々に摂取してもかまわない。

その他のサプリメント

・**ナチュラル・ファクターズ（Natural Factors）社のリジェネライフ（RegeneLife）、1日1スクープまたは4カプセル。**この製品は、アセチル-L-カルニチン、コエンザイムQ10、L-グルタチオン、スーパーオキシドジスムターゼなどの標的栄養素、およびミトコンドリア機能をサポートし酸化ストレスと炎症を軽減する特殊な製法のATPを含んでいる。

・**アセチル-L-カルニチン、1日500〜1000ミリグラム。**ミトコンドリア機能をサポートする。

- **N－アセチルシステイン、600ミリグラムを1日2回。**グルタチオンの生成をサポートする。
- **コエンザイムQ10の誘導体であるPQQ、1日100～200ミリグラム。**ミトコンドリアの機能を助ける。
- **α－リポ酸、1日300～600ミリグラム。**抗酸化作用と解毒作用があり、インスリン感受性と血糖値コントロールをサポートする。ザイモジェン（Xymogen）社のアラマックスCR（ALAmax CR）（1日600ミリグラム）がお勧めだ。

column

ブテイン——有望な長寿ファイトケミカル

ブテインには、抗酸化作用、抗炎症作用、抗がん作用、抗糖尿病作用、血圧降下作用、神経保護作用などの幅広い生物学的特性がある。このファイトケミカルは、複数の分子標的に影響を与えることが示されており、その中には、中心的な転写因子で、炎症の主な原因となるNF-κB《エヌエフ・カッパー・ビー》も含まれている。[9]近いうちに、サプリメントとして入手可能になるだろう。

現在研究が進められているサプリメント

長寿薬の創薬パイプラインは急速に加速しており、mTOR、AMPK、サーチュインなどの長寿経路を最適化する薬や、セノリティクス（老化防止薬）として作用する薬を探す研究に、何十億ドルもの巨額が投じられている。「最強の不老長寿プログラム」は、食生活と生活習慣の改善、ホルミシス、栄養素やファイトケミカルを活用することにより、大部分の薬と同じ効果（多くの場合には、それらより優れた効果）を得るものだが、健康と老化を最適化できる既存の薬や新しい薬も利用価値があるかもしれない。とはいえ、**より多くのデータが得られるまで、あるいは医師との相談なく、これらの薬を服用することはお勧めしない。**

現在研究が進められているサプリメント

・**メトホルミン、500ミリグラムを1日2回。**この薬剤の長寿効果を試している人たちがよく使っている投与計画は、昼食前と夕食前に服用するというものだ（第4章参照）。現在行われている「TAME臨床試験」（メトホルミンによる加齢抑制研究）は、近いうちに、どれだけ効果があるかを示すことになるだろう。だが、現在までのところ、インスリン抵抗性に対しては、生活習慣の改善のほうが、メトホルミンよりはるかに効果があると示されている。

・**ラパマイシン、2ミリグラムを週3回、5週間にわたって服用し、8週間休薬する。**寿命の延伸に熱意を燃やす人たちは、この投与計画をよく用いているが、最も安全で効果的な服用量とスケジュールを見極めるには、まだまだ研究が必要だ（第4章参照）。長寿ハッカーたちは今、さまざまな服用量とタイミングを試している最中である。ラパログ（ラパマイシンの誘導体）は、ラパマイシンより副作用が少なく、同等かそれ以上の効果を持つことが判明する可能性がある。マウスでは、ラパマイシンは中年期の平均余命を60％延ばし、あらゆる加齢性機能障害を逆転させることが示されている。これはかなりエキサイティングなデータだが、ヒトで再現できるかどうかを確認する必要がある。

「最強の不老長寿プログラム」の基礎は食事法だが、エビデンスに基づいた栄養補助食品を慎重に利用すれば、健康と幸福を強力に後押しすることができる。また、ラパマイシンやメトホルミンなど、長寿の秘訣となる可能性のある薬の研究も進められており、あらゆる人の長寿薬となる日も近いだろう。次は、シンプルな生活習慣の改善が健康と寿命に及ぼす強力な影響について見ていくことにしよう。

第16章 最強の不老長寿プログラム——ライフスタイル編

将来の医師は薬を与えるかわりに、食生活や病気の原因・予防に注意を払って身体をケアするよう患者に説くことになるだろう。

——トーマス・エジソン

不老長寿のためのライフスタイルは安価に実践できる

健康増進と長寿経路の活性化に役立つシンプルで安価な生活習慣はたくさんある。運動、ストレス解消、睡眠を最適化する方法を学ぶことは、健康で長生きするための鍵となる。人生の意義や目的を見出す方法を探求することは、自分自身や家族、仕事とのつながりを深めて、長生きに役立つ！　それに簡単にできるホルミシスをいくつか常に加えれば、若々しく、強く、健康な体を保つことができるだろう。

不老長寿のための最適化された運動

「身体を動かさなければ、死んで動けなくなる」というジョークがある。健康と長寿において最も劇的な効果が得られるのは、まったく何もしない状態から、1日30分のウォーキングのような運動を始めたときであることは、グッドニュースだ。だが、最大限の効果を得たいのであれば、フィットネスにおける次の3つの重要な局面に焦点を合わせる必要がある。

フィットネスにおける重要な3つの局面

局面1 有酸素能力（最大酸素摂取量を最適化する）
局面2 筋力と筋肉量とその機能
局面3 柔軟性と敏捷性

ありがたいことに、身体を動かし続けるための選択肢はたくさんあり、中には「エクササイズ」というよりも、楽しみで行う活動のようなものもある。たとえば、サイクリング、水泳、ダンス、スキー、テニスなどがそういったものだ。

では、重要な点は何なのだろうか？

それは、**有酸素能力を鍛える**ことだ。

もしまったく運動をしていないなら、ウォーキングを始めるだけでもいい。

最大酸素摂取量とフィットネスを最適化したければ、ジョギング、サイクリング、テニス、ダンス、ボート漕ぎ、またはトレッドミルやクロストレーナーを使うといった、より激しい運動を週に3日以上行うといい。そうすれば、リンパ系が活発に働くようになる。

さらなる最適化を目指したければ、高強度インターバル・トレーニング（HIIT）を始めよう。HIITとは、45秒から60秒間、トラに襲われたときのように全速力で走ったあと、3分間のゆっくりしたウォーキングや軽いジョギングを行い、これを繰り返すものだ。HIITを週に3回、各30分間行うと、代謝が上がり、体重が減り、最大酸素摂取量が上がって劇的な効果が期待できる。

運動を習慣にするための6つのアイデア

健康的な習慣を身につけるためのプログラムやアプリ、ツールはいくらでもある（Youngforeverbook.com/resourcesを参照）。ここでは、身体を動かし始めるための基本的なアイデアをいくつか紹介しよう。

運動を習慣にするための6つのアイデア

アイデア1 朝一番に20分間散歩する。

アイデア2 スポーツを楽しむ。子供とキャッチボールをしたり、フリスビーゴルフを始めたり、ピックルボール［テニスに似たスポーツ］をしたり、バスケットボールを楽しんだりするのもいい。

アイデア3 立ち机、トレッドミルデスク、アンダーデスク・エリプティカル［机の下に置いて使うエクササイズマシン］に投資する。立っている状態を増やすだけで、死亡リスクは減る。[1]

アイデア4 アウトドアの趣味を始める。ガーデニング、造園、ハイキング、バードウォッチング、写真撮影、釣り、狩猟、カヌー、カヤックなどを楽しもう。

アイデア5 友達を誘ってグループで行うエクササイズ・クラスに参加する。健康づくりはチームスポーツだ。ほとんどのジムやフィットネス施設では、スピンクラス［サイクリングマシンを使ったグループエクササイズ］からズンバ［ダンス系エクササイズ］、チェアヨガまで、さまざまなグループレッスンが用意されている。「アカウンタビリティ・バディ」［進捗状況を報告し合う友人］がいれば、エクササイズが継続できる可能性はずっと高まる。

アイデア6 楽しもう！ 日常的に身体を動かすことはジムに通わなくてもできる。

筋トレはいつ始めてもいい

若さの泉への鍵は、筋肉を維持・増強し、その機能を最適化することにある。[2] では、どうすればいい？ 筋肉を働かせればいいのだ。

ウェイトリフティング、レジスタンスバンド、自重運動を試してみよう。私がウェイトトレーニングを始めたのは60歳を過ぎてからだ。それまで、サイクリング、テニス、ヨガをやっていれば十分だと思い込んでいたのだ。だが私は間違っていた。筋トレを始めたあとでは、全体的な健康状態、筋肉量、バランス、敏捷性、筋力、そして腰痛（2度の手術の後）が劇的に改善した。私の身体は、20歳のとき、30歳のとき、40歳のとき、50歳のときより、63歳の今のほうが、より引き締まって筋肉質になっている。

自分に合う筋トレを見つけよう。私自身について言えば、ジムに行くのは好きではない。そこで自宅でできるTB12スポーツ（tb12sports.com）というトム・ブレイディ［元フットボール選手］が主催するバンドワークアウトと柔軟性プログラムでトレーニングを始めた。今では、週に3～4回、各30分間、高強度のバンドトレーニングをしている。バンドは少額の投資で済むうえ、アプリが包括的なワークアウトプログラムを手ほどきしてくれる。私は旅行に行くときもバンドを携帯して、どこでも使えるようにしている。バンドワークアウトは、ウェイトトレーニングより怪我をしにくい。

筋トレを始めて行う人は、トレーナーのような経験豊富な人と一緒にトレーニングするのがベストだ。そうすれば、エクササイズの正しいやり方を学んで、怪我を防ぐことができる。始めるのに遅すぎるということはない。私は、椅子から立ち上がるのに苦労していた89歳の父に筋トレを始めさせた。老人ホームに入所する理由の多くは、サルコペニアのため、そして日常生活に欠かせないことができなくなるためだ。

理想的なのは、毎週3日間筋トレを行って、筋肉を増強・維持し、ミトコンドリアを増やすことだ。そうすれば、エネルギーと脂肪燃焼量が増加し、長寿が促進される。

ヨガで痛みのない身体を維持しよう

『オズの魔法使い』に登場するブリキの木こりのように、私たちは年齢を重ねるにつれて錆びつき、潤滑油が必要になってくる。柔軟性と敏捷性は、活動的で痛みのない身体の状態を維持するための鍵だ。高齢者にとって、機能的で痛みのない状態を維持する最も効果的な手段はヨガである。[3]

古典的なヨガのポーズ、呼吸法、瞑想を取り入れた12週間の介入は、損傷を受けたDNAが生成する8-ヒドロキシデオキシグアノシン（8-OH2dG）を含む細胞老化のバイオマーカー、酸化ストレスマーカー、およびテロメアのレベルによい変化をもたらすことと関連づけられている。また、神経結合、記憶、炎症も改善する。ちょっとしたストレッチがもたらす結果としては、悪くない！

オンラインの教室やスタジオが至るところにあるヨガは、柔軟性と幸福感を保つことができるシンプルな手段だ。私のお気に入りはホットヨガで、ストレッチ、筋力アップ、有酸素能力の鍛錬、ストレス解消、温熱療法という五重の効果をもたらしてくれる。

ストレスをリセットする10の方法

20世紀と21世紀の大部分のあいだ、精神、心、魂を癒す手段は、さまざまな心理療法や精神科の薬物療法に限られていた。だが今では、一流の研究機関でさえ、栄養と代謝の健康が精神衛生や精神障害にどのように影響するかを研究するための専門部門を設けており、栄養不良や栄養不足、環境有害物質、ホルモンバランスの乱れ、マイクロバイオームのディスバイオーシス（腸内菌共生バランス失調）、炎症の根本原因などといった、対処すべき生物学的原因に重点を置いて研究を行っている。

現在、精神疾患、トラウマ、ストレスの治療に革命が起きている。これは、メンタルヘルスや疾患の根底にある心理的な源に新たな方法で焦点を合わせるものだ。トラウマというレンズを通してメンタルヘルスを再考することに生涯を捧げてきた医師のドクター・ガボール・マテは、心理的・感情的機能障害に対するアプローチを見直すきっかけをもたらした。

第二次世界大戦末期、赤ん坊だった彼をナチスから守るために、母親から見知らぬ人に託されたマテは、母親に放棄されたというトラウマを負うことになった。彼は、大小にかかわらず、人生で経験したトラウマに目を向けるよう、すべての人に呼びかけている。

トラウマは、両親から十分に愛されなかったり、ネグレクトされたり、ストレスの多い有害文化の中で生活するなどといった「マイクロトラウマ」とマテが呼ぶものである場合もあるだろうし、性的・身体的虐待やそれより深刻なマクロトラウマである場合もあるだろう。

マテは、その著書『正常という神話――有害な文化のもとでのトラウマ、病気、癒し』[2022年刊、未邦訳]のなかで、完全で充実した人生を送る能力を妨げるトラウマを、古い条件付けに振り回されることなく癒すための新たなロードマップを提供している。

第17章では、サイケデリック療法を用いたトラウマや精神疾患の新たな治療法を探ることになるが、ここでは基本的なストレス対処法として、セルフケアを優先してストレス反応をリセットするためのシンプルな方法をいくつか紹介しよう。

ストレス反応をリセットする10の方法

方法1

「テイク5」のような簡単な呼吸法を実践しよう。これは、起床時、毎食前、就寝時に、ゆっくりと5回深呼吸をするというものだ。

方法2 瞑想の仕方を学ぼう。瞑想は私の人生を大きく変えてくれた。ジヴァ瞑想（zivameditation.com）を試して、どこでもできる簡単な20分の瞑想法を学んでみよう。

方法3 誘導瞑想［ガイド付きの瞑想］やヨガニドラ（ヨガ的な眠り）の練習を、毎日10分でもいいからやってみよう。もし1日のあいだに、ほんの10分も時間が割けないというのなら、自分の生活を根本から見直したほうがいい！

方法4 定期的なヨガを始めよう。すでに始めている人はそれを続けよう。1日15分の呼吸法とストレッチでさえ、神経系をリセットすることができる。

方法5 森林浴（かつては森の中の散歩と呼んでいた！）をしよう。

方法6 毎日、自分の中にある最も深い感情や考えを日記に書きつけよう。この行為は、炎症を抑え、総合的なウェルビーイングと健康を向上させることが証明されている。[4]

方法7 ベッドのそばにノートを置き、毎朝目覚めたときに、感謝していることを3つ書きとめよう。同じことは繰り返さないように！　ドクター・マーティン・セリグマンは著書『ポジティブ心理学の挑戦 〝幸福〟から〝持続的幸福〟へ』［宇野カオリ監訳、ディスカヴァー・トゥエンティワン、2014年刊］の中で、感謝の科学と、それが健康と幸福に及ぼす影響について解き明かしている。これは、間違ったことや悪いことにではなく、正しいことやよいことに注意が向かうようにするためのシンプルな方法だ。

方法8 親しい友人のネットワークを築こう。対面式またはズームによるサポートグループを立ち上げて、自分のための安全な癒しの環境を作り、いいことも悪いことも含めて自分の人生を分かち合おう。知ってもらうこと、見てもらうこと、愛してもらうことは最高の薬だ。

方法9 パートナーや友人とマッサージをやりあおう。そして可能であれば毎週プロによるマッサージを受けよう。

方法10 運動や筋トレの習慣をつけよう。運動は、気分をよくする神経伝達物質のセロトニンやドーパミンを分泌させるだけではない。[5] 筋トレは、加齢に伴うテストステロンの減少緩和に役立つことが判明している！[6] 筋トレはセルフケアとホルモンサポートの一形態なのだ！

不老長寿のために睡眠を最適化する方法とは

ここでは、自然な睡眠リズムを取り戻す方法を紹介しよう。数週間から数カ月かかるかもしれないが、これらのツールを組み合わせて使えば、最終的に生体リズムがリセットできるはずだ。

自然な睡眠リズムを取り戻す23の方法

方法1 規則正しい睡眠のリズムを作ろう。毎日同じ時間に寝て起きるようにしよう。

方法2 ベッドは睡眠とロマンスのためだけに使い、読書やテレビ鑑賞用には使わないようにしよう。

方法3 睡眠を促す美的環境を整えよう。落ち着いて安らげる色づかいに整え、物であふれる状況を避け、気が散るものは排除しよう。

方法4 寝室は真っ暗で静かな場所にしよう。アイマスクや耳栓を使うことを考えよう。

方法5 就寝時は寝室に閉じこもろう。電磁波は睡眠を損なう可能性があるため、Wi-Fiをオフにし、すべての電子機器をベッドから遠ざけることをお勧めする。家の共有スペースに充電ステーションを作り、寝る前に自分のデバイスを「チェックイン」するよう家族全員に促そう。

方法6 就寝2〜3時間前からブルーライトを避けよう。パソコン、スマートフォン、タブレット、テレビの使用も就寝2時間前には終わらせよう。日没後にブルーライトを避けると、脳が睡眠に向けてリセットされ、メラトニンが増える。日没後にブルーライトカット眼鏡を使うのが理想的だ。これはシンプルなハック方法だが、睡眠と健康という配当金がもらえる。

方法7 カフェインは避けよう。日中の眠気覚ましにはいいかもしれないが、睡眠には妨げになる。

方法8 アルコールは避けよう。アルコールは眠りを誘うが、睡眠の中断や質の低下を引き起こす。これについては、私自身もオーラリングによって確認している。

方法9 毎日最低20分以上、日光を浴びるようにしよう。目に入った太陽光は、脳を刺激して、睡眠、気分、健康的な加齢に不可欠なメラトニンなどのホルモンや特定の化学物質の分泌を促す。

方法10 就寝3時間前までには食事を済ませるようにしよう。寝る前にたっぷり食べると安眠できなくなる。

方法11 夕食後は激しい運動をしないようにしよう。身体が興奮して寝つきが悪くなる。

方法12 心配事を書き出そう。就寝1時間前に、心配の元になっていることを書き出し、その不安を軽減するため翌日に何をすべきか計画を立てよう。そうすることによって、心とエネルギーが解放され、深く安らかな眠りにつくことができる。

方法13 エプソムソルト（硫酸マグネシウム）とラベンダーオイルを入れたアロマテラピーのお風呂に入ろう。寝る前に体温を上げると眠りが誘われる。また、温浴は筋肉をリラックスさせ、肉体的・精神的緊張を和らげる。エプソムソルト2カップとラベンダーオイルを10滴入れれば、皮膚から吸収されるマグネシウムが筋肉をリラックスさせる効果と、ラベンダーによるコルチゾール低下効果が得られる。

方法14 寝る前にマッサージやストレッチをしよう。これにより身体がリラックスし、眠りにつきやすくなる。

方法15 身体の芯を温めよう。湯たんぽや温熱パッドなどで身体を温めると効果がある。これにより中核体温［体内深部の体温］が上がり、睡眠に必要な化学反応が起こりやすくなる。

方法16 睡眠を妨げる薬を避けよう。これらの薬には、鎮静剤（不眠症の治療に用いられるが、最終的には依存を招き、正常な睡眠リズムや睡眠構造を阻害する）、抗ヒスタミン剤、興奮剤、風邪薬、ステロイド、カフェインを含む頭痛薬（たとえばフィオリセット［日本では販売されていない］）などがある。

方法17 薬草療法を使おう。トケイソウ（パッションフラワー）100～200ミリグラム、または0・2％の吉草酸を含むように標準化したセイヨウカノコソウ（Valeriana officinalis）の根エキス320～480ミリグラムを、就寝1時間前に飲もう。

方法18 就寝前に、クエン酸マグネシウムまたはグリシン酸マグネシウムを200～400ミリグラム摂取しよう。マグネシウムは神経系と筋肉をリラックスさせる強力なミネラルだ。

方法19 就寝前に0・5〜2ミリグラムのメラトニンの摂取を試してみよう。

方法20 他のサプリメントやハーブも、眠りにつくのに役立つ。カルシウム、L－テアニン（緑茶由来のアミノ酸）、GABA、5－HTP、マグノリアなどを試してみよう。

方法21 ガイド付きリラクセーション、ヨガニドラ、瞑想、誘導イメージ法などをオンラインで探し、寝る前に聞こう。どれも入眠に役立つ可能性がある。

方法22 脳波を同調させて深い眠りにいざなうバイノーラル・ビートサウンド（両耳性うなり）瞑想を試してみよう。ユーチューブで動画を見つけることができる。就寝前に使うことも、夜中に目覚めたときに使って、再び眠りにつくのに役立てることもできる。

方法23 私がdrhyman.com/sleepで提供している無料の「Sleep Master Class（睡眠マスタークラス）」を試してみよう。

これらの方法を試してもまだ眠れない場合は、食物過敏症、甲状腺の問題、更年期障害、線維筋痛症、慢性疲労症候群、重金属中毒、ストレス、うつ病などが眠りを妨げていないかどうかを判断できる機能性医学の専門医に診てもらおう。専門医は、機能性医学研究所のウェブサイトifm.orgで見つけることができる。睡眠時無呼吸症候群などの睡眠障害の検査を受けることも検討しよう。質のよい睡眠は、健康と長寿に欠かせない。

人生の意義と目的を見つける10の方法

自分自身の目的とつながれる方法には、どのようなものがあるだろうか？

人生の目的を見つける10の方法

方法1　成長のマインドセットを身につける。 自分自身と世界について知り、好奇心を募らせる方法を探ろう。自分自身や自分の人生でうまくいっていないと思われる局面に取り組み、自己啓発の道を探ろう。

方法2　ビジョン・ステートメントを作成する。 あなたにとって大切なこととは何だろうか？　あなたの個人的な目標は？　あなたの夢は？

方法3　利他主義と他者への奉仕を実践する。 コカインやヘロインでハイになる脳の回路は、利他主義によっても刺激される。これはハイになるための、ずっと安全で健康的な方法だ！　自分にとって重要な大義を見つけ、世界をよりよい場所にする一翼を担おう。インドの有名な導師、ニーム・カロリ・ババは、悟りに至る道をとてもシンプルな形で教えた。つまり、「すべての人を愛し、すべての人に尽くしなさい」と言ったのだ。そしてこうも付け加えた。「みんなに食事を与えなさい！　ボランティアに参加し、自分の暮らすコミュニティに恩返しする方法を見つけなさい」と。無差別の親切を実践しよう。

方法4　葛藤や痛みを目的に変える。私たちの大部分は、人生の中でマイクロトラウマかマクロトラウマのいずれかを経験してきている。そうした経験を人助けに生かすことは、ウェルビーイングと幸福に至る強力な道だ。私は30代半ばのとき、水銀中毒とライム病により慢性疲労症候群を発症した。そして、機能性医学で自分自身を治したことが、不必要に苦しむ人々を救いたいと思うきっかけになった。自分自身の痛みを通して、私は人生の目的を見つけることができた。

方法5　自分の情熱を発見する。好きなこと、喜びを感じられることに時間を費やそう。時間を割いて、自分の情熱を掘り起こそう。それは、自分に対する社会からの期待に埋もれてしまっているかもしれない。私たちは往々にして、すべきだと思うことに従って生きており、自分の夢を追いかけたり、探求したりしていない。人生は何歳になっても改革することができる。時間をかけて自分の人生を検証し、情熱と喜びを得るために必要な変化を起こそう。

方法6　コミュニティとつながる。健康を維持し、自分の目的とつながるための最も強力な方法は、何らかのコミュニティに参加することだ。読書会でもボウリング仲間でもいい。他人とつながっている人は長生きする。新型コロナウイルス感染症が蔓延していた時期、私は親しい男友達に声をかけてグループを立ち上げた。毎週ズームで2時間出会って話をしたことは、私の人生を深く豊かにしてくれた。

方法7　自分を鼓舞してくれる友人や同僚とつながる。あなたが健康でいられる程度は、あなたが最も長い時間を一緒に過ごす人の程度と同じだ。友達がヨガに通って健康的な食生活を送っていたり、成長や自己啓発に集中していたりすれば、ジャンクフードを食べながらネットフリックスをダラダラ見ている友達と時間を過ごすより健康的になれる。

方法8　読書で精神を育む。世界について、そして自分自身について学ぼう。ノンフィクションや小説を読んで、自分自身より偉大な何かとつながるための、さまざまな見方、在り方、知り方を探求しよう。

方法9　自分を愛し、優しく接することを学ぶ。これは言うほど簡単なことではない。自分自身に話しかけるやり方で友人に話しかけたら、友人はみな去ってしまうだろう。精神的指導者のラム・ダスは、自分を一方的に批判することなく、愛に満ちた方法で自己認識をするように勧める。否定的な内なる対話、つまり第一線で活躍する精神科医のドクター・ダニエル・エイメンがANT（否定的自動思考）と呼ぶものを認識し、それを雨雲のように通り過ぎさせることを学ぼう。

方法10　セルフケアの時間を作る。自分のウェルビーイングを育めば、あなたは自分自身と他者のためのエネルギーと光の源となる。私たちは、心や魂を満たすものよりも生産性が重視される文化に生きている。自分を取り戻し、精神と心と身体の健康をサポートするためのシンプルな習慣を身につける時間をとろう。

「小さなストレス」を安全に取り入れるための6つの習慣

私たちはストレスの募る環境で進化してきた。それは、室温が摂氏20度にこまめに調節されるようなこともなく、食べ物がいつでもどこでも手に入るようなこともなく、生き延びるために重い物を持ち上げたり身体を曲げたり走ったりせざるを得ないような環境だった。現代の暮らしは、私たちの進化的祖先が経験していた肉体的苦難のほとんどから私たちを遠ざけている。ここでは、ストレスを安全に加えることにより、身体のシステムを、より強く、より幸せで、より回復力に富み、より若々しくするための簡単な方法をいくつか紹介しよう。

習慣1 カロリー制限ハック

カロリー摂取を減らしたり、短期間のファスティングをしたりすると、健康寿命と寿命の双方が延ばせることはすでに証明されている。[7] 食事時間制限食、間欠的ファスティング、断食を模倣する食事法、およびケトジェニック食事法（飢餓状態を模倣する食事法）に関する詳細については、第14章を参照されたい。まずは12～14時間の夜間ファスティングを行って、ものを食べる時間を10～12時間内に制限することから始めよう。第14章で紹介したカロリー制限を模倣するファイトケミカルも試してみよう。

習慣2 長寿をハッキングするエクササイズ

もし長寿の丸薬があるとしたら、それには運動が詰まっていることだろう。すでに見てきたように、ある種の運動は、健康、代謝、長寿を最適化するうえで特に効果的だ。有酸素能力、筋力、筋肉量、柔軟性、敏捷性などは、健康で長生きするために欠かせない要素である。運動が若さを保つのにこれほど効果がある理由の1つは、運動のホルミシス効果だ。ホルミシスについては第15章で詳しく見てきたが、ここでは運動によってホルミシスを活性化させるベストな方法を紹介しよう。

運動でホルミシスを活性化させる3つの方法

方法1　**最大酸素摂取量を高める。** 最大酸素摂取量は、代謝、ミトコンドリア、フィットネスのレベルを示す指標だ。この値が高ければ高いほど、長生きすることができる。[8] 最大酸素摂取量を高めるには、シンプルだが強力なトレーニングである高強度インターバル・トレーニング（HIIT）が最適だ。

方法2　**筋肉を増やす。** 健康的な加齢の通貨は、引き締まった高性能の筋肉だ。これは厳然たる事実であり、週に3回、30分ずつの運動を行うだけで手に入る。自分に合った筋トレを見つけて、継続的に行おう。

方法3　**柔軟性を保つ。** 筋肉、腱、靭帯をしなやかで柔軟な状態に保つことは、可動性、敏捷性、バランス、そして年齢を重ねても痛みのない生活を送るための鍵となる。**年齢を重ねてもしなやかで機敏な身体を保つための最良の手段はヨガだ。**

習慣3　温冷療法

温度調節された快適な環境の外に出ることは、健康と長寿を達成するための強力な刺激になる。寒冷療法や温熱療法は、ほぼすべての人が無料または低額で利用できる手段だ。冷水に身体を浸す際には呼吸がしづらくなるため、適応しやすくするために、呼吸法を加えよう。たとえば次に示す「ヴィム・ホフ呼吸法」のような手段を試してみよう。

ヴィム・ホフ呼吸法の5つのステップ

ステップ1 横になる。または、ゆったりと座る。

ステップ2 30〜40回深呼吸をする。（鼻か口から息を吸い、口から受動的に吐くようにする［無理やり吐かずに、自然に息を排出する］。吸うときには、腹部と胸を息で満たす。）

ステップ3 最後に息を吸った後に、息を止める。（最後に深呼吸したあと、息を吐き出し、呼吸を再開しなければならないと感じるまで息を止める。）

ステップ4 呼吸再開の必要を感じたら、深呼吸してふたたび15秒間息を止める。

ステップ5 冷たい水に浸かる前、または活力が得られるシンプルな呼吸法として、1〜4の手順を3〜4回繰り返そう。

習慣4 寒冷療法

寒冷療法は新陳代謝を活発にするだけでなく、集中力、注意力、幸福感などをもたらす報酬系の神経伝達物質であるドーパミンを刺激する。毎日1〜4分間、寒冷療法を行おう。次にいくつかの方法を紹介する。

毎日の寒冷療法の5つの方法

方法1 寒冷療法の前に、前項で紹介したヴィム・ホフ呼吸法を行う。

方法2 毎朝1〜2分間、冷水シャワーを浴びる。

方法3 浴槽に水を張り、1〜4分間浸かる。

方法4 さらに冷たくしたい場合は、水を張ったバスタブに氷を入れる。

方法5 温度調節可能なコールドプランジ専用タブ（浴槽のような形をしている）を用意する。最適なコールドプランジ製品についてはyoungforever.com/resourcesを参照されたい。

習慣5 温熱療法

体温を上げると、ウェルビーイング、気分、心臓血管の健康、長寿に効果があることは、よく立証されている。熱ストレスは、気分を良くし、長生きするための簡単なハッキング手段だ。

温熱療法の3つの方法

方法1 定期的に（週に3～4回）熱いお風呂に入る。エプソムソルト2カップとラベンダーオイル10滴を入れると、睡眠、筋肉回復、コルチゾール低減に効果がある。

方法2 家庭で使えるサウナ機器を入手する。サウナブランケット、小型のポータブル一人用赤外線サウナ、大型のサウナなど、今では多くの選択肢がある。また、ほとんどの家庭のシャワーには、簡単にスチームシャワーを取り付けることができる。これは健康にとって最高の投資の1つかもしれない。また、お近くのYMCAやジムにサウナがあるかどうか調べてみよう。週に4～5回、各30分間サウナに入るのが理想的だ。

方法3 ホットヨガや高強度のエクササイズも体温を上げる手段だ。

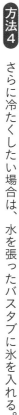

習慣6　ファイトホルミシス——長寿のために母なる自然を活用する

ストレスを受けた植物を食べると、健康になり、長生きすることができる。現代の農作物は、肥料、除草剤、殺虫剤などによって甘やかされているだけでなく、収穫量を増やし、デンプンを多くするために品種改良されている。その結果もたらされたのが恐ろしい副作用だ。私たちは、品種改良により、食生活から治癒効果のあるファイトケミカルの大部分を取り除いてしまった。

タンパク質やビタミン、ミネラルの含有量も減少している。山菜、野生のキノコ、海藻類、タンポポの若葉、先祖伝来の野菜など、野生食品や風変りな食品を食生活に取り入れよう。

ファイトケミカルの貯蔵庫として次に優れているのは、リジェネラティブな方法で栽培された作物、その次が有機農作物だ。先祖伝来の品種を探したり、ファーマーズ・マーケットで買い物をしたりしよう。あらゆる長寿スイッチを活性化させることが証明されているファイトケミカルを含む次のような食品を重点的に摂ろう。

ファイトケミカルを含む食材

・レスベラトロール（赤ブドウ）
・アリシン（ニンニク）
・カプサイシン（トウガラシ）
・スルフォラファン（ブロッコリー）
・クルクミン（ウコン）

・アントシアニン（ベリー類と黒米）
・ケルセチンとフラボノイド（ヒマラヤ韃靼ソバ、タマネギ、リンゴ）
・エピガロカテキンガレート（EGCG）（緑茶）
・オレウロペイン（エキストラ・バージン・オリーブオイル）
・フェノール酸（シイタケ、マイタケ、ヤマブシタケなどのキノコ類）

これらの強力なファイトホルミシス作用のあるファイトケミカルのうち、最高品質のものを毎日の食事に取り入れよう。たとえば、朝には緑茶を。ブロッコリーはニンニクと玉ねぎと合わせて。ヒマラヤ韃靼ソバ粉のパンケーキとリンゴ。エキストラ・バージン・オリーブオイルを使った濃い緑色の葉物野菜のサラダ。マッシュルームのロースト。ターメリックが入った自家製カレーなどを作って楽しもう。

4つの先端的なホルミシス療法

有望なホルミシス治療の中には、見つけるのも使うのもやや難しいものがあるが、時間とお金があれば使ってみる価値はある。これらの療法は毎日行う必要はなく、月単位または週単位で行えばよい。

療法1　高圧酸素療法――高気圧のもとでの酸素療法

定期的に高圧酸素室を利用することの効果に関するデータには胸が躍る。アメリカの多くの都市には「F

ＡＤ認可外」の治療を提供するセンターがある。高額につくこともあるが、年に1回、30〜60分、この治療を受けることは、先端的な長寿セラピーを補完する素晴らしい手段になる。家庭用の高圧酸素治療器も入手可能で、センターと同じレベルの圧力をかけることはできないものの、それでも健康と長寿に大きな効果がある。

療法2　低酸素療法——エベレストに登る

低酸素状態は、古いミトコンドリアを掃除して細胞の浄化作用を高めるパワフルな手段だ。コロラド州やワイオミング州のような標高の高い場所に住んでいない限り、低酸素状態を体験するのは難しいかもしれないが、エベレスト登頂がシミュレートできる「セルジム」（Cellgym）などの家庭用機器がある。また、酸素の流れを制限する低酸素マスクを、日中や運動中に定期的に使用すれば、低酸素状態がシミュレートできる。このマスクは、トレーニングのためにアスリートが使用することも多い。お勧めの低酸素マスクについては、youngforever book.com/resourcesを参照されたい。ただし、心臓や肺に疾患がある場合は、この療法を試す前に医師に相談しよう。

療法3　オゾン療法

オゾン療法と聞くと奇妙な治療法に思われるかもしれないが、第10章で見てきたように、これは健康全般を改善する強力な若返り法になりうる。オゾン療法を提供する医師はますます増えており、誰でも安全に使える家庭用機器も販売されている（youngforeverbook.com/resourcesを参照）。

次に紹介するのは、オゾン療法の代表的な選択肢だ。

代表的なオゾン療法の4つの選択肢

選択肢1 **家庭用オゾン発生器の使用**。この機器では、肛門または膣を通して通気を行う。1日200ccから1000ccまで使用可能だ。直腸用チューブにつないだ小さな袋にオゾンを貯め、10～15分かけてゆっくりと袋を絞り、できる限り長く体内に保持した後、トイレに排泄する。この療法は自宅で安全に行うことができる。手頃な価格の家庭用オゾン装置については、youngforeverbook.com/resourcesを参照されたい。

選択肢2 **大量自家血浄化療法（MAH）［血液クレンジング療法とも呼ばれる］**。重力によって血液をガラス瓶に取り出し、オゾンと酸素の混合ガスに曝露させたあと、体内に再注入する。このオゾン療法と、このあと紹介するマルチパス・オゾン療法は、医師によって行われることが必要だ。

選択肢3 **マルチパス・オゾン療法（高圧オゾン療法）**。この療法は、真空アシストによって採取した血液を、オゾンと酸素に曝露させたあと、圧力下で体内に戻すもの。各サイクルは、通常1時間かかるMAH療法1回分に相当するが、高圧オゾン治療では、1時間以内に10サイクル以上の注入を行うことができる。

選択肢4 **オゾン透析**。これはより高度な技術で、採取した血液を透析フィルターにかけて洗浄とオゾン処理を行い、それをふたたび体内に戻す。

療法4　赤色光（レッドライト）療法

治癒、痛みの緩和、筋肉の回復、リンパの流れの改善、免疫機能、コラーゲンの生成、肌の健康、ミトコンドリアの健康と細胞エネルギーに対する赤色光照射の利点を証明する研究が増えつつある。毎日、あるいは都合のいいときに使える家庭用機器もたくさんある。お勧めの機器については、youngforeverbook.com/resourcesを参照されたい。

ここまで、ヤングフォーエバー長寿食事法、適切なサプリメント、最良の生活習慣について学んできたあなたは、健康と寿命を延ばす基本的な方法をすべてカバーしてきたことになる。次はいよいよ、7つのコア生物学的システムにおけるあなた独自の不均衡に対処することにより、健康と長寿に対するアプローチを個別化する方法について見ていこう。

第17章
最強の不老長寿プログラム――根源是正編

さまざまなレベルにおける生物学的情報の相互作用を研究するシステム生物学は、複雑な病気の治療を可能にするだけではない。システム生物学の応用によって可能になる予防医療や個別化医療は、個人の健康状態や寿命を予測可能にするだろう。これは医療のシフトを表すものであり、私たちの人生のさまざまな局面に影響を与えることになるはずだ。

――ドクター・リロイ・フッド。ラスカー賞、京都賞、レメルソンMIT賞受賞者、システムズバイオロジー研究所(Institute for Systems Biology)創設者

7つのコア生物学的システムの不均衡を是正する

「最強の不老長寿プログラム」を活用すれば、7つのコア生物学的システムの不均衡の大部分を修正することができるが、より深刻な健康問題に対処するには、より多くの助けが必要になる人もいる。第6章では、コア生物学的ネットワークの不均衡が、老化の典型的特徴の根源にあることを見てきた。では、その不均衡を是正するにはどうすればいいのだろうか？　その鍵は、特定の食事法、生活習慣、サプリメント、薬物療

法、ホルミシス療法によって、生物学的ネットワークを最適化することにある。

次に紹介するのは、健康と長寿プランをあなたの状況に合わせて個別化するための本章の利用法だ。

最強の不老長寿プログラムをあなた用にカスタマイズするための本章の使い方

ステップ1 第13章のクイズに答えて、自分のコア生物学的システムのどれが不均衡に陥っているのかを知ろう。不均衡スコアが10％以上～50％未満のシステムについては、この章で推奨する適切な戦略に従って、そのシステムを改善しよう。スコアが50％以上のシステムの場合も、この章の原則が適用できるが、戦略を実行してもスコアが50％未満にならない場合は、機能性医学の優れた医師を探して、修正できていない不均衡を修正するための支援を求めよう。

ステップ2 ロードマップのベースラインとするために、「ヤングフォーエバー・ファンクション・ヘルス・パネル検査」を受けよう。

ステップ3 スコアが50％以上のシステムの不均衡を診断するために、第13章に説明のある追加検査を検討しよう。これらの検査のほとんどは、機能性医学専門医を通して受ける必要がある。

ステップ4 バランスの崩れたシステムの治癒をサポートするために、推奨される食事法、生活習慣、サプリメントを生活に取り込もう。

ステップ5 システム1（腸）とシステム2（免疫系）の改善から始めよう。この2つのシステムを改善すれば、他のすべてのシステムの不均衡が是正されることがよくある。

ステップ6 それでも体調がすぐれなかったり、スコアが10％未満にならなかったりする場合は、機能性医学専門医（機能性医学研究所のウェブサイト、ifm.orgで探せる）に相談することが大切だ。

この章の残りの部分は、あなたが抱える7つのコア生物学的システムの不均衡是正を助けるためのものだ。大部分については自分で行うことができるが、完全に治すには機能性医学専門医の助けが必要になる場合もある。

システム1 消化器系とマイクロバイオームの最適化

内なる庭の手入れをすること、つまり腸を癒やすことは、多くの人々にとって健康を取り戻す道となる。健全な腸は健康的な加齢と長寿に不可欠だ。実際、私が患者の治療を行う際にも、多くの場合、腸の治療から始めている。腸を治すにはどうすればいいのだろうか？　基本的なステップを紹介しよう。私はこのステップを「雑草除去、種まき、施肥のプログラム」と好んで呼んでいる。つまり、悪玉菌を取り除き、プロバイオティクスの種をまき、善玉菌に栄養を与えて腸内環境を回復させ、リーキーガットを修復するのだ。

腸を手入れする10のステップ

ステップ1　アレルゲンとなる可能性のある食物や炎症を起こす可能性のある食物を除く。これは通常、除外食と呼ばれる食事法だ。主な犯人はグルテン、乳製品、糖分、アルコール。次いで、穀類、豆類も多くの人にとって問題だ。食品添加物、特に乳化剤や増粘剤、糖アルコール、人工甘味料は最悪だ。

ステップ2 **腸を刺激する薬をやめる。**これらには、イブプロフェンやアスピリンなどの非ステロイド性抗炎症薬（NSAID）、抗生剤、ステロイド剤、アシッドブロッカー薬などが含まれる。これらの薬は、短期的な症状の緩和にはときおり必要となることがあるが、長期的に服用すべきではない。

ステップ3 **寄生虫や悪玉菌・イースト菌の過剰繁殖について検査および治療を行う。**第13章参照。

ステップ4 **消化酵素を補給する。**消化酵素の錠剤やカプセルを服用しよう。

ステップ5 **プレバイオティクスのサプリメントを摂取し、プレバイオティクス食品を食べる。**プランテーン［甘くない料理用バナナ］、アーティチョーク、アスパラガス、海藻、ヒーカマ［中米原産のクズイモ］、タンポポの若菜、タマネギ、ラディッキオ［トレビス］などを食べよう。

ステップ6 **プロバイオティクスでマイクロバイオームをサポートする。**腸の健康と病気治療のさまざまな面をサポートする重要なプロバイオティクスは多々ある。プロバイオティクスの選択肢についてはyoungforeverbook.com/resourcesを参照されたい。また、味噌、納豆、テンペ、キムチ、ザワークラウト、ヨーグルト、ピクルスなどのプロバイオティクス食品の摂取量を増やすことにも効果がある。

ステップ7 **ポリフェノールの摂取を増やす。**マイクロバイオームをサポートする代表的なポリフェノールには、ザクロ、クランベリー、緑茶、クルクミン、オリーブオイル、ウチワサボテンなどがあるが、カラフルな植物性食品にはみなポリフェノールが豊富に含まれている。

ステップ8 **ウシの免疫グロブリン（ウシの初乳に含まれる）の摂取を検討する。**この目的は、腸の治癒をサポートするため。乳製品を使わない製品も入手可能だ。

ステップ9 **「ガットフード（Gut Food）」を試す。**これは、健康的なマイクロバイオームを長期的にサポートするために私が開発したもので、高度に研究されたプロバイオティクス、プレバイオティクス、ポリフェノールを含んでいる（gutfood.comを参照されたい）。

ステップ10　便微生物移植（FMT）は、多くの疾患の治療や、加齢が進むにつれて健康なマイクロバイオームを維持するために、近い将来日常的に行われるようになるかもしれない。だが、この治療法を安全かつ効果的に行うには、まだ多くの研究が必要だ。

システム2　免疫系の最適化

炎症性老化は、老化の典型的特徴の1つであるとともに、他の多くの老化の典型的特徴の根本原因でもある。炎症の根本原因に対処する最も強力な方法は、「最強の不老長寿プログラム」を実践することだ。つまり、腸を癒し、食物アレルゲンや食物過敏症を最小限に抑え、環境有害物質を減らすか除去し、潜伏している感染症を治療し、生活のバランスを取り戻してストレスを軽減する方法を身につけよう。

さらに、ある種の療法は慢性的な炎症や自己免疫疾患にも有効だ。このあと紹介するのは、根本的な原因に対処して最適な免疫機能を回復させるために機能性医学で用いる主な手段である。

免疫機能を回復させるための10のステップ

ステップ1　炎症を防ぐ除去食療法を実践する。炎症を劇的に抑える最大の手段は、最も一般的な炎症性食品を除くことだ。私はこのことについて幅広く執筆し、炎症に対処するために、臨床的な効果が得られる短期間の食事療法を考案した。これについては拙著『血糖ソリューション──10日間デトックス・ダイエット』［未邦訳］に詳しい説明があるが、簡単に言うと、糖分、デンプン、加工食品、グルテン、乳製品、穀物、豆類、コーヒー、アルコールを除く食事療法である。10日間この食事法を実践すれば、素晴らしい結果を手にすることが可能だ。私たちは、たった10日間であらゆる病気の症状が平均70％軽減したことを確認している。この食事療法は3カ月間続けるのが理想的だが、症状や病気を和らげる効果が確認できれば、無期限に続けてかまわない。

ステップ2　免疫パレオ・ダイエットを実践する。この食事法もまた、ナッツ類、種子類、卵、ナス科の野菜を除去するもので、自己免疫疾患の改善に効果がある可能性がある。だが、「10日間デトックス・ダイエット」は、免疫パレオ・ダイエットより制限が少なく、ほとんどの人に効果がある食事療法だ。

ステップ3　感染症を治療する。私たちの大部分は、数多くのウイルス、細菌、寄生虫と共存しており、免疫系がそれらを管理している。だが、免疫システムが抑制されると、このバランスが崩れることがある。ヘルペスウイルスの感染によるヘルペスを思い浮かべてみよう。このウイルスは通常は潜伏しているが、ストレス下で再活性化する。慢性炎症の最も一般的な原因は、診断のついているもの、または診断されていないものにかかわらず、ライム病などのダニ媒介感染症だ。これらについては処方薬や漢方薬の抗菌剤による治療が必要になるかもしれない。とはいえ、オゾン療法、高圧酸素療法、温熱療法などの治療法（このリストの後半を参照）も、耐性感染症の治療において、従来の抗菌薬による治療と同等またはそれ以上の効果を示すことが多い。

ステップ4　カビ毒を治療する。診断されていないカビへの曝露とその毒性による疾患は非常によく見られるもので、カビ毒性に精通した機能性医学専門医の支援を通して治療可能だ。

ステップ5　セノリティクスを使う。ゾンビ細胞は、病気や老化を早める炎症のカスケードを引き起こす。ケルセチン、フィセチン、クルクミンなどの植物性化合物や開発中の新薬は、ゾンビ細胞を標的にして殺す。

ステップ6　ペプチドを試す。ペプチドは、免疫機能もサポートする。感染症の対処に役立つだけでなく、健康的な加齢のさまざまな側面をサポートする（第11章参照）。

ステップ7　オゾン療法は、現在利用可能な殺菌・抗炎症療法のなかで、最強のものの一つであり（第16章参照）、慢性感染症、自己免疫疾患、炎症性老化の治療に役立つ場合がある。[1]

ステップ8　高圧酸素療法（HBOT）は、慢性感染症の治療に役立つもう一つの効果的な戦略だ（大部分の微生物は酸素を嫌う）。高圧酸素療法は、ゾンビ細胞を死滅させる最も強力なセノリティクス療法の一つであることが判明している。

ステップ9　温熱療法は、ヨーロッパとラテンアメリカで使用されているが、米国ではまだ利用できない医療処置だ。だが、ダニ媒介感染症を含む慢性感染症の治療に非常に有効である。[2] 私たちの身体は、感染性病原菌を殺すために、自然に発熱するようにできている。身体を高温（摂氏41・7度まで）に加熱すると同時に抗菌薬を使用することは、治療抵抗性の感染症に有効だ。この治療法は、がん治療にも使われている。[3]

ステップ10　エクソソームの利用を検討する。エクソソームとは、幹細胞を含む細胞によって産生される分子の詰まった小胞のことで、自己免疫疾患、感染症、がん、炎症性老化などの治療に有望視されている。[4] いまだに研究途上の物質ではあるが、さまざまな疾患、ひいては老化自体に対する重要な治療薬になる可能性が大きい。私は、腰痛の治療や新型コロナウイルス感染症からの回復にエクソソームを使用して、大きな効果を得た。第11章を参照されたい。

システム3　ミトコンドリアの最適化

糖分、デンプン、加工食品を多量に含む現代の食生活が、ミトコンドリアにとって致命的であり、長寿スイッチをオフにすることは、もうおわかりだろう。座りがちで筋力トレーニングをしない生活は、ミトコンドリアに有害な影響を与えて、確実に老化を加速する。これから紹介する手段を通じてミトコンドリアを復活させ、その数と機能を増やし、エネルギーと長寿を増強しよう。

ミトコンドリアを復活させる9のステップ

ステップ1　「最強の不老長寿食事法」を実践する（第14章参照）。これは、デンプンと糖分が少なく、良質の脂肪とファイトケミカルを多く含む食事法だ。

ステップ2　環境有害物質を除去または削減する（本章の「解毒システムの最適化」を参照）。

ステップ3　ホルミシスを毎日実践する（第16章参照）。食事時間制限食、間欠的ファスティング、ケトジェニック食事法、ファイトホルミシス食品とスパイス、筋力トレーニングとHIITトレーニング、冷温療法、高圧酸素療法、低酸素療法、呼吸法、オゾン療法はみな、ミトコンドリアをサポートする。これらをできるだけ多く取り入れよう。

ステップ4 「最強の不老長寿サプリメント」を摂取する（第15章参照）。

ステップ5 追加のミトコンドリア療法を検討する。 あなたの健康状態や検査結果に応じて、機能性医学専門医との相談のうえで行おう。これらには、コエンザイムQ10またはPQQ、α－リポ酸、アセチル－L－カルニチンなどの先端的な長寿サポートサプリメントが含まれる（第15章）を参照されたい。

ステップ6 NMN、プテロスチルベン、ウロリチンA（ミトピュア）の摂取についても検討する（第15章参照）。

ステップ7 赤色光療法を使用する（第10章参照）。これにより、ミトコンドリアのエネルギー産生能力を高めよう。

ステップ8 ペプチド療法を検討する。 これらには、SS31、ヒューマニン、MOTs－Cなどが含まれる。ペプチドは小さなタンパク質で、ミトコンドリアを含め、身体の生物学的仕組みにおける大部分の局面を調節する。現在では、主に皮下注射により利用できる（第11章参照）。

ステップ9 カロリー制限を模倣する療法を検討する。 これらには、ラパマイシンやメトホルミンを使う療法がある（私はこれらの物質をルーチン的には処方しておらず、医療現場における使用を推奨するには、ヒトに関するより多くのデータが必要だと考えている。だが、これらの物質が、食事を減らさなくても、カロリー制限と同じ効果をミトコンドリアにもたらすことが判明する可能性はある。第15章を参照されたい）。

システム4　解毒システムの最適化

残念なことに、口にする食べ物から、飲む水、呼吸する空気、家庭用洗剤やパーソナルケア製品に至るまで、私たちの世界は有害物質にあふれている。ここでは、有害物質への曝露を減らし、蓄積された毒素を排出するデトックス・システムをサポートする簡単な戦略をいくつか紹介しよう。

解毒システムをサポートする5つの戦略

戦略1　有害物質への曝露を減らす。

・できるだけ、オーガニック食品、あるいはリジェネラティブな方法で育てられた食品を食べるように努めよう。

・果物や野菜のうち、最も汚染されているもの、または最も汚染されていないものを知るには、エンヴァイアロンメンタル・ワーキング・グループの「汚染された12の作物（Dirty Dozen）」と「クリーンな15の作物（Clean Fifteen）」を参考にしよう（ewg.org）。

・飲料水は濾過して飲むようにし（理想的には逆浸透膜フィルターで濾過する）、空気にはエアフィルターを用意しよう。私のお勧めは、drhyman.com/filterで見つけることができる。

・水銀含有量の高い魚を避けよう。エンヴァイアロンメンタル・ワーキング・グループの「消費者のための魚介類ガイド（Consumer Guide to Seafood）」を利用しよう。

・有害な家庭用洗剤やパーソナルケア製品を使わないようにしよう。エンヴァイアロンメンタル・ワーキング・グループのガイド（ewg.org）を利用しよう。

戦略2　身体に備わる解毒システムを強化する。

・濾過した水を1日8〜10杯飲もう。

・1日1〜2回は排便しよう。便秘の場合は、クエン酸マグネシウム、緩衝化ビタミンC、プロバイオティクス、亜麻仁やチアシードなどの食物繊維を試してみよう。それでも便秘が改善しない場合は、機能性医学の専門医に診てもらおう。

・運動、サウナ、蒸し風呂、温浴などで毎日汗をかこう。

戦略3　解毒経路を上方制御する。

・解毒作用のある食品を毎日摂る。アブラナ科の野菜［ダイコン、キャベツ、ブロッコリー、小松菜など］、ニンニク、タマネギ、アーティチョーク、クレソン、ビーツ、アボカド、レモン、緑茶、ショウガ、ローズマリー、ウコンなどの食品を毎日1〜2カップ摂取しよう（食品と解毒作用の詳細については第7章を参照）。

・解毒をサポートするサプリメントを摂る。肝臓には解毒のための多くの経路があり、それらはビタミン、ミネラル、アミノ酸を必要とする。最も重要なのは、ビタミンB群（特に葉酸、B_{12}）、セレン、亜鉛、マグネシウムだ。

・グルタチオンをサポートする。グルタチオンは、体内で、アミノ酸のグリシン、システイン、グルタミンから作られる最も重要な解毒分子だ。ヤギの乳清やリジェネラティブに育てられたA2牛［β-カゼインA2A2遺伝子を持つ牛］の乳清（ホエイ）、アブラナ科の野菜、ニンニク、タマネギはグルタチオンの生成を促進する。解毒作用の増強に効果があるサプリメントやハーブには、n-アセチルシステイン、α-リポ酸、オオアザミ、クルクミンなどがある。

・グルタチオンの静脈内投与は、定期的に解毒をサポートする手段になる。

戦略4 金属負荷を治療する。

魚の摂取や歯のアマルガム充塡などによる金属汚染のリスクが高い場合、または汚染された環境で生活している場合には、重金属キレーション・チャレンジ試験を行って、全身負担を評価することが重要だ。金属を除去するには、DMSAやEDTAなどのキレート剤を使用する必要がある場合がしばしばある。機能性医学専門医の指導のもとに、高レベルの有害物質負荷の評価と治療を行おう。

戦略5 カビ毒素に対処する。

カビへの曝露の疑いがある場合は、機能性医学専門医の指導のもとにカビ毒素を検査し、抗真菌薬や結合剤で治療しよう。また、カビの発生源を特定して除去することも重要だ。それにはカビの専門家に自宅を診断してもらい、除去作業を依頼する必要があるかもしれない。

システム5　コミュニケーションシステムの最適化

グルコースとインスリンの代謝を最適化する

病気を予防し、治し、健康寿命を延ばすためにできる一番重要なことは、インスリンのレベルを低く保ち、血糖値のバランスを保つことだ。では、どうすればよいのだろうか？

インスリンレベルを低く保つための10の方法

方法1　食べるものに注意を払う。 精製度の低い炭水化物、質の良い脂肪、高繊維質、植物性栄養素に富む食生活を送ろう。

方法2　拙著を読むことを考える。『血糖ソリューション――10日間デトックス・ダイエット』［未邦訳］を読んで、糖分への依存に対処し、身体の生物学的仕組みをリセットしよう（youngforeverbook.com/resourcesを参照されたい）。

方法3　ケトジェニック食事法の実践を考慮する。 2型糖尿病を抱えている場合には、糖尿病が治るまでこの食事療法を行おう。

方法4　エクササイズを行う。 筋肉をつけて、最大酸素摂取量を最適化しよう。

方法5　コアサプリメント・プラン（第15章参照）を実践する。 このプランに含まれるマグネシウム、クロム、ビオチン、ビタミンD、オメガ3脂肪酸は、みな最適なグルコース・コントロールをサポートする。

方法6　先端的な長寿サポートサプリメント（第15章参照）を加える。これらのサプリメントは、インスリンシグナル伝達、サーチュイン経路、AMPKに有益な影響を与えて、インスリン感受性とグルコースのコントロールを改善する。

方法7　α-リポ酸を加える。α-リポ酸600ミリグラムを1日2回、ベルベリン1グラムを1日1回摂ろう。オーソ・モレキュラー・プロダクツ（Ortho Molecular Products）社のCMコア（CM Core）などをお勧めする。

方法8　炎症の原因に対処する。これには、ディスバイオーシスや環境有害物質への対処も含む。

方法9　メトホルミンの服用を検討する。昼食前と夕食前に500ミリグラムずつ摂取する。ただし血糖値が理想的な人については、メトホルミンの長寿効果はまだ証明されていない。

方法10　持続血糖値モニターを使う。食事に対する自分の反応をトラッキングしよう。お勧めは、血糖値と回復の経過がトラッキングできるレベルズ・ヘルス（Levels Health）社の製品だ（levelshealth.com/）。

ホルモン最適化療法

現代の生活は、ホルモン、とりわけ性ホルモン、甲状腺ホルモン、副腎ホルモン（ストレスホルモン）にとって災難である場合が多い。「最強の不老長寿プログラム」を実践すれば、大部分のホルモンを最適化することができる。とはいえ、年齢を重ねるにつれて、さらなるサポートが必要になる人もいる。

女性も男性も、暦年齢を重ねるにしたがって、ホルモンの変化を経験することになる。つまり、女性のメノポーズ（女性の更年期）と男性のアンドロポーズ（男性の更年期）だ。

糖分とデンプン、アルコール、カフェイン、座りがちなライフスタイル、ストレス、環境有害物質などはみな、男女を問わず、ホルモンバランスの乱れとして現れる。

健康的なライフスタイルを送っている女性は、ほてり、気分の変化、睡眠障害、性欲減退、膣の乾燥といった、更年期特有の症状がほとんどないことが多い。男性におけるホルモンバランスの乱れは、インスリン抵抗性、ストレス、運動不足、特に筋力トレーニング不足などによるテストステロンの低下から生じる。その症状には、筋肉の減少、疲労、意欲低下、性欲低下、勃起不全などが含まれる。

最優先にすべきなのは、原因に対処することだ。そして、症状が続くようであれば、ホルモン療法を検討しよう。ホルモン療法の基本的なルールは次の通りだ。

ホルモン最適化のための5つのルール

ルール1　バイオアイデンティカル・ホルモン（体内で作られるホルモンと化学構造が同じもの）のみを使用する。

ルール2　可能な限り低用量を使用する。

ルール3　できるだけ短期間に限って使用する。

ルール4　局所での使用、または注射による投与にする。

ルール5　理想的には、ホルモン療法に精通した機能性医学専門医の指示のもとに治療を行う。

女性におけるホルモンの最適化

女性におけるホルモン療法の科学は、かなりの紆余曲折を経てきた。一般的なホルモン補充療法で使用されているのは、プレマリン（ウマのエストロゲン）とプロベラ（合成プロゲステロン）だ。プレマリンには、心筋梗塞、炎症、脳卒中、女性特有のがんのリスク上昇といった重大な副作用があり、プロベラは、体重増加、顔のムダ毛、うつ病を引き起こす。だが、バイオアイデンティカル・ホルモン療法では、それらのリスクは生じない可能性がある。この療法では、ヒトのホルモンまたはバイオアイデンティカル・ホルモンを使用するため、通常の場合、副作用やリスクが少なく、忍容性もはるかに優れている。

私の一般的なアプローチは、数年後に落ち着く更年期障害の症状に対して短期療法を用いることだ。80歳の女性の大部分は、ほてりを抱えていないのだから！　持続する症状に対する低用量の長期療法は、乳房、子宮、子宮頸部、卵巣の健康状態を慎重にモニターすれば安全に行うことができる。どの治療を開始するにあたっても、事前に婦人科を受診し、乳房検診、マンモグラフィ、パップテスト、膣内超音波検査を受けること、および1年ごとに評価を受けることが重要だ。治療が必要な場合は、次に挙げるものが最良の選択肢である。

女性のホルモンを最適化するための5つのポイント

ポイント1　局所用バイオアイデンティカル・エストラジオールおよびプロゲステロンの使用（クリーム、ゲル、点滴剤、パッチ）。

ポイント2　膣用のエストラジオールの使用。膣の乾燥に対処するためのクリームまたはバギフェム［日本では未承認］などの膣錠。

ポイント3 **低用量のテストステロンの使用。**性欲減退を改善するために使用するもので、調合されたクリーム、ジェル、点滴剤に加える。

ポイント4 **クリトリス用のテストステロン点滴剤の使用。**調剤薬局から処方される薬で、毎晩、5mg／mLを2滴使用する。継続的に服用すれば、性欲減退改善に優れた効果を発揮する。

ポイント5 **ペプチド療法を行う。**ブレメラノチドとしても知られるPT－141は、男女ともに性欲と性機能を高める効果がある。

男性におけるホルモンの最適化

テストステロンは、テストステロン値が非常に低い（500ng／dL未満）肥満男性に対し、筋肉をつけ、体重を減らし、運動の利益を最適化するのを助ける暫定療法として使用可能だ。性欲や勃起機能が低下している高齢男性やサルコペニアの男性も、テストステロン療法が有効な場合がある。テストステロンを自然に増加させる最善の方法は、飽和脂肪を含む良質の脂肪を摂ること（あらゆる性ホルモンはコレステロールから作られる）、瞑想などのストレス軽減手段を実践すること、筋力トレーニングを行うことだ。

テストステロン療法のリスクには、コレステロールの上昇、血液の濃縮、前立腺潜伏がんの刺激などがある。あなたにとって安全かどうかを確認するためには、医師による慎重な評価と検討が重要だ。治療が必要な場合は、次に挙げるものが最良の選択肢である。

男性のホルモンを最適化するための4つのポイント

ポイント1 **テストステロンの筋肉内注射。**テストステロン値を500〜1000ng／dLに向上させるために、通常、1週間に80〜100mgを投与する。

ポイント2 **局所に塗布するテストステロンジェルまたはクリーム。**アンドロジェル（AndroGel）やテストスティム（Testostim）などがある［いずれも日本では未承認］。

ポイント3 **埋め込み型のテストステロンペレット。**

ポイント4 **ペプチド療法。**ブレメラノチドとしても知られるPT-141は、男性の性欲や勃起力を高める効果があり、バイアグラやシアリスなどの薬と併用することができる。

甲状腺ホルモン補充療法

女性の5人に1人、男性の10人に1人が甲状腺機能の低下をきたしている。その結果は、心臓病、記憶力の低下、うつ病、疲労、筋肉の減少、性欲減退、脱毛、便秘、肌や髪の乾燥などのリスク上昇だ。甲状腺機能障害のよくある原因は、グルテンや環境有害物質である。

この障害を診断された人々の多くは、適切な治療が施されていない。というのも、大部分の医師は不活性型の甲状腺ホルモンであるレボチロキシン（T4）を処方しているためで、これは万人に効くとは限らない。医師のほとんどは甲状腺刺激ホルモン（TSH）をチェックするだけで甲状腺機能障害の多くを見逃してしまうため、正しい検査を行うことが重要だ（第13章参照）。私は電子ブック『ウルトラ・サイロイド・ソリューション』を作成し、そのなかで、甲状腺機能障害の評価のしかた、原因の特定方法、および甲状腺を最適に治療する方法について詳しく説明した。これはdrhyman.com/ty-thyroidから無料でダウンロードできる［英語版のみ］。甲状腺ホルモンの補充が必要な場合は、次をお勧めする。

甲状腺ホルモンを補充するための3つのポイント

ポイント1 バイオアイデンティカルな甲状腺補充剤を使用する。

ポイント2 不活性型ホルモンのレボチロキシン（T4）と活性型ホルモンのリオチロニン（T3）を組み合わせて使用する。投与量は、医師の診断を受けて個別に調整する必要がある。

ポイント3 乾燥ブタ甲状腺を使うのが理想的だ。これは、T4、T3、T2をはじめ、最適な甲状腺機能をサポートするすべての化合物を適切なバランスで含んでいる。お勧めのブランドには、アーマー・サイロイド（Armour Thyroid）やネイチャー・スロイド（Nature-Throid）などがある。

副腎サポート

年を重ねるにつれ、私たちはストレスに弱くなる。糖分、デンプン、アルコール、ストレス、睡眠不足、カフェイン、遅い時間の食事などは、すべて副腎に負担をかける。副腎は、コルチゾールとアドレナリンを分泌することによってストレスへの対応を助けている。長期にわたる慢性的なストレスは、まず副腎を過剰に刺激して、コルチゾールとアドレナリンを大量に分泌させる。だが、時間が経つにつれて、副腎はついていけなくなって「疲弊」し、ストレスに反応してコルチゾールを分泌することができなくなってしまう。

その結果、副腎は燃え尽き状態に陥る。副腎機能を回復させる鍵は、健康的な生活習慣の実践に注意を払うことだ。栄養補助食品やハーブのサプリメントも役立つことがある。まれにではあるが、副腎ホルモンのサポートが必要になる場合もある。副腎の燃え尽き状態を回避し、副腎機能を最適化するための重要な戦略は次のとおりだ。

副腎機能を最適化するための9つの戦略

戦略1　毎日同じ時間に起床・就寝する。

戦略2　朝日を浴びる。1日20分行おう。

戦略3　夜間のブルーライト曝露をなくす。ブルーブロッカー眼鏡および赤色電球を使おう。

戦略4　運動する。ただし、過度な運動はしないこと（マラソンをしない限り、運動のしすぎは問題ない）。

戦略5　糖分とデンプンを避ける。コルチゾールとアドレナリンの上昇を避けるため。

戦略6　毎日、ストレス軽減手段を実行する。これには、呼吸法、ヨガ、瞑想、マッサージ、温浴やサウナなどが適している。

戦略7　「最強の不老長寿コアサプリメント・プラン」を実践する。ビタミンC、ビタミンB群、マグネシウムはみな、副腎機能を助ける。

戦略8　ハーブによるサポートを検討する。冬虫夏草や霊芝のような、ストレスへの適応力を高める効能を持つキノコ類、およびロディオラ（イワベンケイ）、エゾウコギ、朝鮮人参、アシュワガンダなどのハーブを摂取しよう。

戦略9　低用量のDHEA（副腎ホルモン）を摂取する。エネルギーと総合的なウェルビーイングの改善が期待できる。女性は10ミリグラムから始めて50ミリグラムまで、男性は25ミリグラムから始めて50ミリグラムまで摂取可。ＤＨＥＡにはアンドロゲン（男性ホルモン）作用があり、女性の場合は顔のムダ毛、男性の場合は抜け毛の原因になることがある。

column

成長ホルモン

ヒト成長ホルモン（ＨＧＨ）は、身体の成長と適切な体重を保つために欠かせない物質だ。脳下垂体前葉で分泌されて脳に存在し、子供では成長の制御に、大人では体格の維持に役立つ。ＨＧＨは、トリグリセリドの分解を促して余分な脂肪が蓄積されないようにするためや、タンパク質や筋肉の形成を助けるために重要なホルモンで、血糖値を正常に保つ役割も果たしている。

ＨＧＨは加齢とともに減少する。その結果起こるのが、筋肉量、性欲、エネルギーの減少、そして脂肪蓄積の増加だ。血糖値のバランスをとる、運動する、間欠的ファスティングを実践するといった生活習慣は、ＨＧＨの産生向上に役立つ。

長年にわたり、アンチエイジングの専門医は、長寿とパフォーマンス向上のために成長ホルモンを使うことを奨励してきた。成長ホルモンは年齢を重ねるにつれて減少していくとはいえ、副腎機能のサポート（本章で前述）、睡眠の最適化、ウェイトトレーニング、さらにはペプチド療法（第11章参照）などによって、自然に増やすことが可能だ。成長ホルモンを直接投与すると、糖尿病のリスクが高まったり、がんのリスクが高まったりする可能性がある。健康寿命と寿命を延ばすための選択肢は他にもたくさんあるため、私は、安全で効果的な治療法として推奨するリストに成長ホルモンの補充は入れていない。

システム6　循環・輸送系の最適化

体内で物質が正常に流れることは、細胞間のコミュニケーションと解毒にとって重要だ。血液循環とリンパ系の機能を正常に保つことは、健康と最適な加齢の礎である。

循環系・リンパ系の機能を正常に保つ7つのポイント

ポイント1　「最強の不老長寿食事術」を実践する。 この食事法には、血管とリンパの健康増進に役立つ食品が数多く含まれている。

ポイント2　運動する。 運動は、その種類にかかわらず、循環系とリンパ循環の健康をサポートする。

ポイント3　定期的なヨガを始める。 深い呼吸とストレッチの組み合わせは、最も強力なデトックス効果のあるトレーニングの一つで、リンパの流れをサポートし、腸、肝臓、腎臓を刺激する。ホットヨガには発汗作用という付加利益もある。また、第16章で紹介したヴィム・ホフの呼吸法を毎日行うことも検討しよう。これは、リンパの流れを心臓に戻す主な筋肉である横隔膜を動かす（鍛える）ことになる。

ポイント4　サウナ療法や温浴を定期的に行う。 これは、血行を促進して、神経系をリセットすることにより、全身の健康と長寿を促進する。

ポイント5　温熱療法のあとにコールドプランジを行う。冷やすことで、リンパの循環がよくなる。

ポイント6　できれば定期的にマッサージを受ける。とりわけリンパマッサージがよい。筋肉が圧迫されて、リンパの流れがよくなる。

ポイント7　筋肉回復器具を試す。空気圧で下肢を圧迫することによりリンパの流れを受動的に増やすもので、ハイパーアイス（hyperice.com）社の製品などがある。

システム7　構造系の最適化

年齢を重ねるにつれて私たちの身体は傷つき、慢性的な痛みに悩まされて、活動や運動が制限されるようになる。痛みが強ければ強いほど、身体を動かさなくなり、動かなければ動かないほど、老化は早まる。機能を改善し痛みを和らげる治療法の進歩は、筋骨格系をケアする方法に革命をもたらした。これはしばしば再生医療と呼ばれる。

何十年にもわたって慢性的な痛みを抱えてきた私は、自分の身体のリハビリを行う必要にかられた。そして、整体、ヨガ、ＴＢ12スポーツの理学療法とトレーニングプログラム、再生医療専門医の診察を組み合わせた結果、この30年間で最も強く、引き締まり、痛みのない身体を手にすることができた。次に紹介するのは、あなたの身体を良好な状態に保ち、助けが必要なときに修復・治癒するための最良の方法だ。

身体を良好に保つための8つの方法

方法1　定期的にエクササイズを行う。有酸素能力を鍛えるトレーニング、筋力トレーニング、柔軟性トレーニングを含むエクササイズを定期的に行おう。私は、トム・ブレイディが、40代半ばまでアクティブで、痛みを抱えず、強く、勝利し続けるために開発したTB12スポーツプログラムの大ファンだ。このプログラムでは、レジスタンスバンドと特別にデザインされたワークアウト、振動フォームローラーを使って、筋肉の柔軟性を高め、怪我や痛みを軽減する。アプリもあるし、ズームを使ってボディコーチと一緒にトレーニングすることもできる（tb12sports.com）。TB12スポーツのバンドトレーニング・プログラムは、私の筋力トレーニングの定番だ。

方法2　ヨガを実践する。ヨガは、体の痛みを和らげ、ストレスを軽減するための強力な方法で、年齢にかかわらず行うことができる。

方法3　サプリメントを摂る。サプリメントは、筋肉を増強し、組織や関節を修復し、炎症を抑えるのに役立つ。炎症を抑えるレゾルビンを多く含むビッグ・ボールド・ヘルス（Big Bold Health）社のダッチ・ハーバー・オメガ（Dutch Harbor Omega）のようなオメガ脂肪酸、抗炎症作用のあるハーブを配合したニューチャプター（New Chapter）社のザイフラメンド（Zyflamend）、コラーゲンペプチド、ボーンブロス、グルコサミンなどを試してみよう。

方法4　ペプチド療法を行う。BPC－157、チモシンβ4フラグメント、GHKを使ったペプチド療法は、痛みを緩和し、傷ついた組織や関節の修復に役立つ。ペプチドの購入と使用方法については、youngforeverbook.com/resourcesを参照されたい。

方法5 理学療法士やボディコーチのサポートを受ける。 慢性的な問題がある場合は、プロの助けを得よう。前回の背中の手術の後、私はTB12スポーツのボディコーチによるサービスを利用した。特別な理学療法訓練を受けているボディコーチは、問題の根本を突き止め、慢性的な怪我からの治癒を促してくれる。

方法6 プロールオゾン療法を試す。 慢性的な関節痛や関節炎を抱えているなら、プロールオゾン療法(Prolozone therapy)を試してみよう。これは少量のオゾンと酸素を関節や組織に注入することで、組織の治癒と再生を促す治療法だ。[6] 現在行われている大部分の関節治療法より効果がある。膝の手術を受ける予定だった私の患者たちは再び痛みなしに歩けるようになり、私の五十肩も5分で治った。

方法7 マッサージ器具を試してみる。 セラガン(Theragun)やハイパーヴォルト(Hypervolt)のような器具を試してみよう。

方法8 再生医療専門医の治療を受ける。 治癒と再生を促すために、ペプチド、エクソソーム、幹細胞、胎盤マトリックスおよび筋膜・神経・筋肉のハイドロダイセクションなどの再生療法の組み合わせを検討しよう(第II章参照)。私にとって再生医療は、奇跡以外の何物でもなかった。これらの治療法はまだ広く普及していないが、アメリカ中の再生医療クリニックでますます利用できるようになってきている。整形外科や疼痛管理の分野では不可欠なものとなるだろう。

栄養状態の最適化

栄養素欠乏症のクイズで不均衡スコアが10％以上だった人は、追加の栄養サポートが必要かもしれない。コアサプリメント・プランは、ビタミンB群、ビタミンD、マグネシウム、オメガ3脂肪酸、亜鉛という、基本的な栄養素の大部分をカバーしている。だが、メチル化に重大な問題を抱えている人は、高用量の特別な形態のビタミンB_6、B_{12}、葉酸が必要な場合がある。

栄養状態を最適化するための2つのポイント

ポイント1　コアサプリメント・プランを実践する。

ポイント2　デザインズ・フォー・ヘルス（Designs for Health）社のホモシステイン・シュプリーム（Homocysteine Supreme）を追加摂取する。「ヤングフォーエバー・ファンクション・ヘルス・パネル検査」でホモシステイン値が高かった人、またはメチル化クイズの不均衡スコアが50％以上だった人は、このサプリメントを摂ろう。

精神の癒しを最適化する

おそらく治癒のなかで最も難しいのは、精神、心、魂を癒すことだろう。これは何千年ものあいだ、シャーマンやスピリチュアル・ヒーラーの仕事だった。だが今や、新しく重要な革命的アプローチがいくつか存在する。そのなかには、ご存じのものもあるかもしれないし、奇妙に聞こえるものもあるかもしれない。だが、ここ10年の新たな研究によって、ゲームチェンジャーとなりうる革新的なアプローチが最前線に登場してきたのだ。

ここに挙げるのは、幼少期の根深い条件付け、トラウマ、不安障害、うつ病を癒す手段として、さらには人生の意義や目的を見出すために試すことができる手段だ。

精神・身体・霊性を癒す5つの方法

方法1 サポートを受ける。 セラピー、カウンセリング、コーチングを試してみよう。私自身、ライフコーチは、自分の人生、行動、パターンを検証し、自分の人生に起こしたい変化に責任を持たせてくれる非常に役立つ存在であることを見出している。私は自分自身の個人的なコーチングにハンデル・グループ（Handel Group）社のサービスを利用し、その結果、ものごとの感じ方やみずからの生き方を大きく変えることができた。同社には、他人からサポートを受けるやり方の指南を含むInner.Uと呼ばれるオンラインの自習プログラムがある。詳しくはhandelgroup.comにアクセスされたい。

方法2 ダイナミック・ニューラル・リトレーニングを試してみる。 これは、私たちを闘争、逃走、凍りつきの状態に陥らせる慢性的なストレスやトラウマを癒すためのオンラインプログラムだ。このプログラムは、脳機能を標的にして、不適応なストレス反応を調整し、大脳辺縁系（脳の感情中枢）の配線を変えることにより、脳の構造と機能を変える方法を指南するものだ。これにより、身体はサバイバル状態から成長と修復の状態へと移行し、真の治癒が生じるようになる。(Dynamic Neural Retraining System、retrainingthebrain.comを参照されたい)。

方法3 ケタミン療法を試す。 不安、うつ、心的外傷後ストレス障害(PTSD)に対してケタミン療法を試してみよう。ケタミンは麻酔薬だが、現在では抵抗性うつ病の治療薬としても承認されている。[7] 食品医薬品局が承認しているのは、スプラヴァート(Spravato)という点鼻薬だ[日本では未承認]。これは解離作用のある薬物で、物事を別の視点から見ることができるようになる。また、脳の機能と構造を癒し、神経可塑性を高める直接的な効果もある。ケタミンクリニックは現在合法化されており、アメリカ全土のほぼすべての主要都市で探すことができる。

方法4 星状神経節ブロックを試す。 不安障害、トラウマ、PTSDの治療のために星状神経節ブロックを検討してみよう。[8] 1940年代以来、星状神経節ブロックは、神経系の交感神経反応やストレス反応によって引き起こされる痛みの治療に活用されてきた。この処置は、交感神経系にある神経の束である星状神経節(首の付け根にある)とその周辺に局所麻酔薬を注射し、その機能を一時的に遮断することによって行う。この治療を行っている病院やクリニックはアメリカ全土にあり[日本でも保険適用で受けられる]、詳細についてはステラ(Stella)社のウェブサイト(stellacenter.com)で知ることができる。施術は通常1〜2回で終わり、効果は長期間持続する。

方法5 PTSDと依存症の治療にイボガイン療法を受けることを検討する。 PTSDやうつ病に加えて、依存症の治療においても非常に珍しい強力な効果を発揮するように見受けられる幻覚剤がある。この幻覚剤、イボガインは、精神活性のあるアルカロイドで、西アフリカのさまざまな地域で、ブウィティ教の信者が癒しの儀式や通過儀礼に用いてきた歴史がある。薬物使用の問題を抱えている人では、イボガインを大量に服用すると、アヘン剤の離脱症状が著しく軽減され、薬物がもたらす渇望が一時的に消失することが判明している。[10] そのため、依存症治療に革命をもたらすことを期待して研究が進められているのだ。イボガインには重篤な心臓への副作用が生じる可能性があり、投与は必ず医学的な管理下で行われる。同じ副作用を潜在的に持たないノリボガインのような誘導体化合物も開発中だ。現在、メキシコと中央アメリカには、こうした治療を行っているクリニックがある。

おめでとう！　ここまで読み通したあなたは、老化の科学について理解し、「最強の不老長寿プログラム」の基本的な実践方法を身につけた。また、検査の結果やクイズに基づいて、プログラムを自分用に個別化する方法も学んだ。できるところから始めよう。やる気が起こることを選べばいい。習慣を変えるのは、常に簡単にできるとは限らない。自宅、キッチン、寝室を整頓して、正しいことが楽にできるようにしよう。サポートも得よう。友人と一緒にやろう。「ヤングフォーエバー」グループを作って、互いに助け合い、励まし合おう。健康は環境に大きく依存していること、そして健康的な行動は家族や友人たちによって決まることがわかっている。

「最強の不老長寿プログラム」は、健康と長寿に乗り出す旅のロードマップだと考えよう。中国の古いことわざ「千里の道も一歩から」を胸に、まずは最初の一歩を踏み出そう。

次の章では、私自身が実践している健康と長寿の方法を明かすことにより、健康と長寿の科学をどのように生活に取り入れているか紹介しよう。

第18章
最強の不老長寿プログラム——ドクター・ハイマンの例

朝、目が覚めたときには、世界をより良くしたいという気持ちと、世界を楽しみたいという気持ちの板挟みになる。だから、一日の計画を立てるのは簡単ではない。

——E・B・ホワイト［『シャーロットのおくりもの』に代表されるアメリカの児童文学作家］

ドクター・ハイマンの実践例

同世代の大部分の人が活動量を低下させるなか、私はなぜ63歳になっても、力強く、健康的で、若々しくいられるのだろうとよく不思議がられる。私はヘリスキー［ヘリコプターで山頂付近まで行き、そこからスキーやスノボを楽しむスポーツ］を楽しみ、テニス技術を飛躍的に上達させ、筋肉を増やし、マウンテンバイクで山を登ったり、重いウェイトを持ち上げたりすることにおいて30代の友人たちを凌駕している。私の目標は、生物学的年齢を43歳に留めることではなく、時計の針を25歳まで戻し続けることだ！　次に紹介するのは、暦年齢を重ねても生物学的に若返るために私が毎週実践していることである。

老化を遅らせたり、逆行させたりするためのあらゆる可能性を知ることは、エキサイティングに思えるかもしれないし、気後れしてしまうかもしれない。自分にとって最良の選択肢はどうやって選べばいいのだろう？　それは、自分の心に響くもの、そして普段の生活に定期的に取り入れられるものを選ぶようにすればいい。1度にすべてを実行することはできないが、やがて、自分の健康と幸福をサポートし、高め、生き生きとした活動的な人生を長く送るためのさまざまな道を探ることができるようになるだろう。本章では、私が日々実践している長寿のための生活習慣を紹介したい。

ドクター・ハイマンの食事法

・ピーガン・ダイエットの実践。これは、ファイトケミカルが豊富に含まれた食事法で、とりわけ、長寿経路をサポートし、老化の典型的特徴に作用するファイトケミカルが多く含まれている。
・私が考案したヘルシーエイジングシェイク（３３２頁）を毎日、運動後1時間以内に飲み、筋肉を増強している。

ドクター・ハイマンの運動法

・有酸素運動とインターバル・トレーニングを組み合わせたエクササイズを1週間に4〜6回行っている。これには、平均で1セッションにつき30〜60分のロードバイクやマウンテンバイク、テニス、ハイキング、水泳などが含まれる。
・TB12スポーツのレジスタンスバンドとTB12スポーツのワークアウトアプリを使った筋力トレーニ

ングを、週に3〜4回、1セッションにつき30分間行っている。
・ホットヨガまたはヴィンヤサヨガ［1呼吸1動作をベースにして、1つのポーズから他のポーズへと流れるように進むヨガ］を週2回、および短めのヨガまたはストレッチセッションを毎日行っている。

ドクター・ハイマンの睡眠術

・**夜間、7〜8時間の睡眠をとっている。だいたい夜10時か11時には就寝し、朝6時か7時には起床する。**
・夜に、グリシン酸マグネシウム200〜400ミリグラムを摂取している。
・アイマスクと耳栓を使用することにより、遮光・防音環境を整えている。
・オーラリング（Oura Ring）とエイトスリープシステム（Eight Sleep system）［眠りを最適化するためのスマート・マットレス］を使って、睡眠とバイオマーカーをトラッキングしている。

ドクター・ハイマンのストレス管理法

・1日1〜2回、20分間のマントラ瞑想を行っている。
・呼吸法を可能な限り毎日実践している。
・自然のなかや野外で過ごすことを優先している。これは神経系を回復させて、やる気を起こさせてくれる。
・できる限り、友人や家族と遊びや冒険の時間を過ごすようにしている（そしてそれを優先事項にしている）。

・少なくとも月に1回はマッサージを受けている（できればもっと受けたい！）。

ドクター・ハイマンのホルミシス戦略

・週に3〜4回、14〜16時間の食事時間制限食を実践している。
・最も強力なファイトホルミシス化合物を定期的に食事に取り入れている。
・サウナやコールドプランジが利用できるときは、それを毎日行っている。自宅にはスチームシャワーと氷水を張った大きな浴槽があるので、スチームを10分、冷水浴を3分というセラピーを毎日数ラウンド行っている。自宅にいるときは、週に3〜4回サウナに30分間入り、外出先ではホットヨガを行っている。
・自宅にいるときは、赤色光治療器を1日につき10分間、できるだけ頻繁に使用するようにしている。
・夜間はブルーライトカット眼鏡を使っている。
・家にいるときや利用できるときに、オゾン療法を、週1回の調整手段として行っている。これは、たとえ月1回でも、ホルモンのよいリセット手段になる。
・高圧酸素療法については、年に1回のシステムリセット手段として利用してきたが、定期的な療法としては（まだ）活用していない。
・健康センターやバイオハッキングセンターで低酸素トレーニング用のセルジムマシンが利用できるときはそれを使い、デスクワークを行う際は低酸素マスクを着用している。

ドクター・ハイマンのサプリメント基本プラン

・デザインズ・フォー・ヘルス（Designs for Health）社のビタミンDシュプリーム（Vitamin D Supreme）（1日5000IUのビタミンD_3とMK－7の形態を含むビタミンK_2が配合されている）。

・ビッグ・ボールド・ヘルス（Big Bold Health）社のダッチ・ハーバー・オメガ（Dutch Harbor Omega）（EPA／DHA、1日1～2グラム）。

・ピュア・エンキャプシュレーションズ（Pure Encapsulations）社のマルチt／d（Multi t/d）、1日2錠（マルチビタミンとミネラル）。

・デザインズ・フォー・ヘルス（Designs for Health）社のホモシステイン・シュプリーム（Homocysteine Supreme）1日2カプセル（私はメチル化遺伝子に特別な助けが必要なため、B_6、B_{12}、葉酸によるメチル化サポート手段としてこのサプリメントを摂取している）。

・ピュア・エンキャプシュレーションズ社のグリシン酸マグネシウム（Magnesium Glycinate）、1日400ミリグラム。

・腸をサポートするファーマシー（Farmacy）社のガットフード（Gut Food）、（gutfood.com参照）。

ドクター・ハイマンの長寿用サプリメント

・NMN、1日1000ミリグラム。

・フィセチン、1日500ミリグラム。

・ケルセチンとその他のフラボノールを含むビッグ・ボールド・ヘルス（Big Bold Health）社のHTB

リジュヴァネート（HTB Rejuvenate）、1日2回2錠。

・プテロスチルベン、100ミリグラムを1日1〜2回。

・バイオプレン配合のクルクミン、1日500ミリグラム。

・エピガロカテキンガレート、緑茶から1日500ミリグラム。

・ザイモジェン（Xymogen）社のオンコプレックス（OncoPLEX）（ブロッコリーの種子エキス由来のスルフォラファン）、1回30ミリグラム、1日2回。

・ミトピュア（Mitopure）（ウロリチンA）、1日500ミリグラム、1日1包または2カプセル。

ドクター・ハイマンのサルコペニア・サポート

・ソーンリサーチ（Thorne Research）社のアミノ酸コンプレックス（Amino Acid Complex）をワークアウト後に1日1スクープ。

・クレアチンを1日5グラム。ヘルシーエイジングシェイク（332頁）を通して摂取。

先端的な長寿セラピーをどう考えればいいか

私は自分自身をモルモットにして、新たに登場するセラピーを数多く試してきた。そしてそれらは、自分の総合的な健康とウェルビーイングの向上および慢性的な怪我の対処にとても効果があることを見出している。私には、自己免疫疾患、カビ毒、水銀中毒、ライム病、背中の怪我など、多くの健康上の問題を抱えてきた過去があり、これらのセラピーを健康のレベルアップに役立ててきた。こうしたセラピーは再生医療として知られるものの一部だ。どれも、本格的に使用できるようになるにはまだ研究が必要だが、概して安全で効果がある。

次に紹介するのは、私が最も役に立ったと思うものだ。長寿セラピーのパイオニアかつ探求者の方々は、これらを試してみるといいかもしれない。現在のところ非常に高額につくが、やがて手ごろな値段になって、保険も適用されるようになるだろう。第11章を参照されたい。

では、私が健康と長寿法の一環として試した先端的セラピーを紹介しよう。私は、潜在的なリスクとさらなる研究の必要性を承知の上で、これらを試したことに留意してほしい。探求意欲と予算は、人によって異なる。これらすべてを試すことも、まったく試さないことも、あなたの自由だ。

ドクター・ハイマンの先端的な長寿セラピー

・ペプチド療法
・エクソソーム
・幹細胞
・ナチュラルキラー細胞の点滴注入
・治療的血漿交換（ＴＰＥ。これは、並体結合より受け入れやすい血液浄化のアプローチだ）。

ドクター・ハイマンの人生の意義、目的、メンタルヘルス

・私は、医師として、著者として、そして『ドクターズ・ファーマシー（The Doctor's Farmacy）』のポッドキャストホストとして、人の役に立つ有意義な仕事に出会えたことに感謝している。また私は非営利団体『フード・フィックス・キャンペーン（Food Fix Campaign）』（foodfix.org）を立ち上げ、食料・農業政策を改善するニーズに取り組むことを通して、すべての人により健康的で公平な食料システムを作るために積極的に活動している。

・私は、自分のメンタル・ヘルスとマインドセットの向上に真摯に取り組んでいるほか、ライフコーチや友人からサポートを受けている。スピリチュアルな伝統の探求も自分にとって役に立っている。

ドクター・ハイマンのコミュニティと絆

・私は毎週、長年の親友である男友達6人からなるサポートグループとズームでオンラインミーティングをしている。このグループのメンバーはみな互いを深く知り、互いを気づかい合って、職業的にも人間的にも成長することを助け合っている。

・私はこれまで、私のことをよく知り、深い愛と帰属意識を与えてくれる友人や同僚たちからなる素晴らしいコミュニティを育てることを意識的に行ってきた。

あとがき　私たちの時代の危機と望み

それはおよそ善き時代でもあれば、およそ悪しき時代でもあった。知恵の時代であるとともに、愚痴の時代でもあった。信念の時代でもあれば、不信の時代でもあった。光明の時でもあれば、暗黒の時でもあった。希望の春でもあれば、絶望の冬でもあった。前途はすべて洋々たる希望にあふれているようでもあれば、また前途はいっさい暗黒、虚無とも見えた。人々は真一文字に天国を指しているかのようでもあれば、また一路その逆を歩んでいるかのようにも見えた。

——チャールズ・ディケンズ『二都物語』中野好夫訳

私たちは今、人類史上まれに見る驚くべき時代にいる。自動車にしろ、飛行機、宇宙旅行、はたまたポケットの中のスーパーコンピューターにしろ、以前は空想科学小説《サイエンス・フィクション》の出来事でしかなかったものが、今や科学的事実《サイエンス・ファクト》になっている。現在SFのように思えていることも、やがて当たり前のことになるだろう。直線的な人間の精神では、次に何が起こるのかを理解するのは難しい。私たちは、長寿科学がもたらす期待、そして私たちの身体の生物学的仕組みをリプログラミングして若い状態に戻すという可能性を目にしてきた。これは、人間が聖杯以来待ち望んできた不死の可能性を秘めた進歩だ。私たちの祖先の歴史の大部分において、変化は遅々としたものだったが、それが今や指数関数的な速度で生じている。そしてその変化とともに、私たちは臓器移植や月面着陸といった奇跡を目にしてきた。

だが私たちはまた、進歩と創意工夫の予期せぬ結果が招いた甚大な破壊も目にすることになった。人間活動は、生物種の60％を絶滅に追いやり、膨大な砂漠を作り、熱帯雨林を破壊し、淡水供給源を汚して枯らし、地球を汚染し、気候の不安定化を引き起こすことによって、人類という種の存続そのものを脅かしてきた。

私たちは今、メトシェラ［旧約聖書の『創世記』に登場する969歳まで生きたとされる人物］のように長生きできる可能性をつかみかけていると同時に、近い将来に起こりかねない絶滅の危機に瀕している。

今日の世界情勢は、悲観材料に事欠かない。独裁国家の台頭、民主主義の衰退、経済的・健康的格差の拡大、国家や国民を不安定化させかねない気候の急激な温暖化、社会の二極化、憎悪と差別の台頭、人権の侵害、肥満と慢性疾患の世界的な激増、破壊的な食糧システム、操作的アルゴリズムによって私たちの選択、信念、行動をコントロールするデジタル説得経済による自由意志の簒奪など、朝ベッドから出たくなくなる理由に満ちている。だが、私たちはこうした巨大で解決の難しい諸問題に直面する一方で、イノベーション、創造性、そして人間の頭脳と精神に備わる天賦の才によって、最も大胆な課題をも解決する方法を発見しつつある。

私たちが生き延びられる可能性は当然のものではなく、トマス・マルサスや、『人口爆弾』［宮川毅訳、河出書房新社、1974年刊］を著したポール・エーリックなど、以前から多くの人々が人類という種の終焉を予言し、私たちを支える地球の供給能力が人口増加に圧倒される未来を予測してきた。だが、これらの予測は現実のものとはなっていない。なぜなら、人間はいつも思いがけない解決策を思い付くからだ。今回もそうなるかどうかはわからないが、私は医師として、私たちの身体と心の両方を癒し、壊れた社会を修復し、傷ついた地球を癒す可能性を見出している。

エイブラハム・リンカーンは、危険に満ちた歴史の瞬間を乗り越えるため、私たち1人ひとりに、心の中のよき本性を探すように懇願した。そこでは、卑しい本能や欲望が、互いを暗闇から引き上げるための賢明な視点へと昇華する。私たちは今、そうした瞬間にいる。

長寿や延命自体に焦点を合わせるのは、富裕層の自己陶酔的な趣味や、死の恐怖を紛らわす気晴らしのように思えるかもしれない。だが私にとっては、癒しという期待をもたらすこと、つまり何十億人もの人々に病気や障害、虚弱という不必要な苦しみが和らぐ期待をもたらすこと、そして、身体を癒し、個人や集団のトラウマを癒し、より多くの喜び、創造性、芸術、音楽、愛、驚き、魔法を世界にもたらすような社会やあり方を再構築することによって、人間が自己最高のバージョンになれるという期待をもたらすことこそ、私に課せられた唯一無二の使命だと思っている。私たちの創意工夫の才、創造性、科学、想像力を駆使して、私たち自身の卑しい本能から人類を解き放つために。そして、互いに調和し、地球と調和する生き方を再考するために。

医学の革命は、健康、病気、老化について私たちが知っていることすべてを一変させ、かつて天然痘を克服したように、心臓病、がん、糖尿病、認知症といった今日の一般的な病気を歴史のゴミ箱に追いやることを約束する。技術の進歩は、化石燃料を使わずにエネルギーが潤沢に確保できるようになる日を近く実現させるだろう。リジェネラティブなやり方によって食料を生産し暮らしを営む方法も、指数関数的な速さで出現している。そして、私たちの最も厄介な問題を解決するために、何十億ドルもの投資と慈善活動が行われている。それらがどのような結果に終わるかは、まだ予断を許さない。だが私が思うに、もし私たちがみずからの身体と心の両方を癒すことから始めれば、ストレスに満ちた扇情的な社会が私たちから奪ってきた協調性、つまり互いに、そして地球と共にバランスを保ちながら生きていく能力を取り戻すことができるだろう。

私の願いは、本書で学んだこと、すなわち苦しみを和らげ、病気を終わらせ、私たち1人ひとりが健康でいられる時間を延ばして家族や地域、社会に貢献することを可能にするツールによって、より優しく、より思いやりのある世界が生まれることだ。個人的なことを言えば、１２０歳あるいは１８０歳まで生きるという私の目標は、快楽主義的な追求から生まれたものではない。それは、世界や家族、コミュニティにより多くの価値をもたらし、最も困難な問題のいくらかの解決に貢献できる知恵と能力が、63歳にしてようやく手にできたと感じられたために生まれた目標だ。今日の私たちにとって、これほど重要な仕事は他にないように思える。

２０２２年10月　マーク・ハイマン

謝辞

あらゆる本は共同作業のたまものだ。本書を世に出すことができた理由も、ひとえに科学者たちが何十年にもわたり、英雄的な努力をたゆまず積み重ねて、困難な問いを投げかけ、人間の生命の神秘と可能性を探求してきたからにほかならない。そのような科学者たちに、心からの賛辞と感謝を捧げたい。私の仕事は主に翻訳者兼医師としてのものだ。つまり、学術雑誌に埋もれた科学や、無名の研究所で行われた研究、そして数十年にわたる診療から得た洞察を、私たちの人間としての運命を向上させるためのシンプルで実用的な提言やツールに翻訳することにある。この仕事に携われることは、私の人生における名誉となってきた。

私は、数多くの人々から多くのことを学ぶ機会に恵まれた。そのなかには、友人のデビッド・シンクレアやヴァルター・ロンゴをはじめ、長寿研究分野における第一人者たちが含まれている。また、ブルーゾーンの秘密を世界に知らしめたダン・ベットナーは素晴らしい友人で、インスピレーションを授けてくれた。サルデーニャ島とイカリア島への旅にも案内してくれ、そこで私をエレオノーラ・カッタとパオラ・デムルタスに出会わせてくれた。そしてこの二人は旅行会社『ゼア』を通じて、サルデーニャ・ブルーゾーンの心臓部への深い洞察力に富む旅に私を案内してくれた。イカリア島のエレニ・マザリは、昔ながらの生活を紹介してくれた。『ライフ・フォース（Life Force）』［未邦訳］を執筆したトニー・ロビンズとピーター・ディアマンディスの友情と支援にも感謝している。癒しに満ちた豊潤な未来という彼らのビジョンは私を鼓舞し続け、そうした未来を創造する手助けをするよう私を招いてくれた。

そしていつものように、私は素晴らしいチームに支えられてきた。私のビジネス・パートナーであり、「ハイマン」の名が冠されたすべての企業のCEOであるドルー・プロヒットは、心根、天才性、そして誠実さをすべての人、すべてのことに注ぎ込む人だ。私のコンテンツ部長であるカヤ・プロヒットは、私のクレイジーなアイデアやコンテンツを、何百万人もの人々を助けるための、わかりやすく実用的なアイデアやツールに落とし込んでくれている。原稿の推敲を手伝ってくれ、本書がもたらす期待の内容をわかりやすく、親しみやすいものにしてくれたダーシー・グロスには特別な感謝を捧げたい。ファレル・フェイガン、ローレン・フェイガン、アレックス・ギャレゴス、ベン・ツェイトリン、ハーシャル・プロヒット＝パテル、エイルサ・コーウェル、ジェリー・ドハティ、パトリック・エドワーズ、メラニー・ハラルドソン、ケイ・リーマス、コートニー・マクナリー、アイレット・メナシェ、ジェニファー・サンダース、スーザン・ヴェリテイ、リンダ・カーディロ、ハリソン・キング、テイラー・グロフ、ハンナ・オルドス、アンバー・コックス、キャロル・シバーセン、ディアナ・タウンズ、ローレン・グールド、マーラ・フロイド、メアリー・ワークマンは世界最高のチームメンバーだ。

メレディス・ジョーンズなしには、私の人生のほとんどは成り立たなかっただろう。彼女はあらゆることをやりやすくしてくれ、いつ何をすればいいのかわかるようにしてくれるため、私は自分の使命を果たすことができている。ありがとう！

この30年間、私を信頼して健康を託してくれ、医師であることの真の意味や、人体の真の働きについて多くのことを教えてくれた患者の方々にも感謝を捧げたい。ウルトラウェルネス・センターとクリーブランド・クリニック機能性医学センターのチームは、私が科学と医学の未来を学び探求し続けるあいだ、砦を守ってくれている。私の恩師であり友人であり、21世紀医療における隠れたヒーローであり、偉大な先見者であるドクター・ジェフリー・ブランドがいなければ、私は生きていなかっただろうし、自分自身や多くの人々を癒すための知識や技術を得ることもできなかったろう。

私の長年のエージェントであるリチャード・パインと、リトル・ブラウン・スパークの編集者トレイシー・ベハーは、この20年間、私を支え、私のクレイジーなアイデアを歓迎してくれた。私が世に送り出すことができたすべてのものは、私に対するあなた方の信頼がなければ実を結ぶことはなかっただろう。そしていつものように、アンドレア・ヴィンリー・コンバースは、原稿を誰にでも読みやすいものに形作るのを手伝ってくれ、言葉を削ることに対する私の抵抗に耐えてくれた（それらは削除が必要だった）。

私が常に地に足をつけられるようにしてくれ、あふれる愛と支援を寄せてくれる友人たちや家族たちへ。あなたがたがいない生活など考えられない。医学部に通う娘のレイチェル、シェフである息子のミーシャ、そして甥のベン、姪のサラの存在は、私が自分自身と世界を癒すために働き続ける理由の多くを占めている。

そして、私の人生のパートナーである愛するブリアナ・ウェルシュに。あなたは、よりよい世界というビジョンで私を鼓舞し、私が本当に大切なものに集中できるように助けてくれる。私の人生をふたたび新品にしてくれてありがとう。

用語集

アミノ酸　タンパク質を構成する化学物質。筋肉を作るために必要な20種類の必須アミノ酸は、すべて食物、特に動物性タンパク質から得られる。

AMP（アデノシン一リン酸）　ATP（アデノシン三リン酸）は、細胞に燃料を供給するためにリン酸分子を1つまたは2つ細胞に与えることにより、体内でエネルギーを共有する。リン酸分子を1つ細胞に与えた場合は、ADP（アデノシン二リン酸）になり、2つ与えた場合は、AMP（アデノシン一リン酸）になる。

AMPK　AMP活性化プロテインキナーゼの略で、重要な長寿スイッチ。エネルギーの低下を感知し、体が必要とするエネルギー量に応じてオンまたはオフになる栄養感知システム。

ATP（アデノシン三リン酸）　すべての機能を働かせるために細胞によって使われる燃料。身体は、カロリーと酸素を燃やすことによってATPを産生する。

オートファジー　細胞のリサイクルと再生のプロセスで、寿命（と健康）を延伸する鍵である。このプロセスにより、古いタンパク質や分子が基本的な構成要素に分解され、新しいタンパク質や部品を作ることができる。

細胞　生命の最小構造単位。細胞は、身体が生き続けるために必要とするすべての基本的機能を果たしている。

キレーション　結合剤を使用して、重金属を細胞や組織から除去し、尿や便に排泄できるようにする手法。

染色体　DNAを含み、タンパク質により結合されている構造体。ヒトの細胞には46本の染色体があり、23本は母親から、23本は父親から受け継いだものである。

CRISPR《クリスパー》　遺伝子編集ツール。以前は「clustered regularly interspaced short palindromic repeats（クラスター化し規則正しい間隔で配置された短い回文配列の繰り返し）」という名で知られていた。

サイトカイン　免疫系のメッセンジャー、免疫分子。

DNA　デオキシリボ核酸の略で、細胞が機能し複製するための情報をコードする分子。遺伝子コードとも言う。

ディスバイオーシス（腸内菌共生バランス失調）　炎症性の細菌が増えすぎる一方で、抗炎症性の細菌が枯渇している状態。リーキーガットが引き起こされる。

酵素　ひも状のアミノ酸からなるタンパク質で、体内のあらゆる化学反応に対し触媒として機能する。

エピジェネティクス　「ゲノムの上」を意味する用語。行動や環境が遺伝子上にどのように「タグ」を付け、どの遺伝子をオン・オフにするかについて研究する学問分野。

エピゲノム　ゲノム（遺伝コード）の発現と機能を修飾するすべてのタグの総体。どの遺伝子をオンまたはオフにするかを制御する。エピゲノムは、どのキーや鍵盤を押すかによってコンピューターへの指示や奏でる曲が決まる、キーボードのキー操作やピアノの鍵盤操作のようなものだと考えることができる。

エクソソーム　幹細胞内に存在する、治癒、抗炎症、修復、成長因子が詰まった小包。

エクスポソーム　遺伝子発現に（主にエピジェネティクスを通じて）影響を与え、病気や老化の90%を決定する、あらゆる曝露（食生活、生活習慣、毒素、ストレスなど）の総体。

遺伝子　特定のタンパク質をコードするDNAの特定の配列。

ゲノム　1個の生物が持つすべての遺伝子設計図（DNA）。

熱ショックタンパク質（HSP）　治癒を促すタンパク質で、傷ついたタンパク質の修復またはリサイクルを助け、抗酸化システムと修復システムを活性化させる。

ホルミシス　よいストレス。すなわち体内で修復を促し、細胞の健康と生存を向上させる軽度の生物学的逆境。

イムノーム　免疫系を構成する遺伝子とタンパク質の総体。

炎症性老化　加齢性疾患の原因となる全身性の慢性炎症。

代謝物　代謝の中間産物または最終産物で、燃料、構造、シグナル伝達、酵素に対する刺激・阻害作用などさまざまな機能を持つ。

メタボローム　体内の化学物質の総体。メタボロームに含まれる多くの分子はマイクロバイオームに由来する。

メチル化　メチル基（CH_3）の付加または除去のプロセスで、エネルギー産生、遺伝子発現、神経伝達物質、解毒などを調節する。ビタミンB_6、B_{12}、葉酸に依存する多くの酵素によって制御されている。

マイクロバイオーム（微生物叢）　消化管や皮膚に生息し、健康のあらゆる側面と密接に関わっている数兆におよぶ微生物の生態系。

ミトコンドリア　エネルギー（ATPとAMP）が作られる細胞内の発電所。ミトコンドリアは食物から摂取したカロリーを酸素と結合させ、体内のあらゆるものを動かすのに必要なエネルギーに変える。

mTOR　哺乳類／機械的ラパマイシン標的タンパク質。新たなタンパク質を作り、オートファジーによって古いタンパク質をリサイクルするために、私たちの身体に備わっているシステムで働く。mTOR遺伝子は、mTORタンパク質を作る指令を出す。このタンパク質は、脳細胞をはじめ、体内のさまざまなタイプの細胞に含まれている。mTORはタンパク質の産生を制御することにより、細胞の成長、分裂、生存に影響を与える。とりわけ脳の成長と発達にとって重要だ。

NAD＋　ニコチンアミドアデニンジヌクレオチドのことで、エネルギー産生やサーチュイン活性の調節など、500以上の体内における化学反応に使われる化学物質。NAD＋のレベルは、健康的な食生活と運動によって上げることができる。

光生体調節（フォトバイオモジュレーション）　視力、認知能力、運動能力、皮膚の老化を改善するために、長波長の赤外線や赤色光を使って行う治療法。

ファイトケミカル　植物に含まれる有益な薬効分子。

プラスマフェレーシス（血漿交換法）　血液を浄化する手段。白血球、赤血球、血小板を血漿から分離し、血漿をアルブミンなどの別のタンパク質に置き換えることにより行う。自己免疫疾患の治療に用いられており、長寿治療の手段としても研究が進んでいる。

タンパク質　ひも状のアミノ酸が3次元構造に折り畳まれたもの。それぞれのタンパク質には、細胞の成長、分裂、機能を助けるための特定の役割がある。あらゆる生物は、タンパク質、炭水化物、脂質（脂肪）、核酸から構成されている。

プロテオーム　細胞、組織、または有機体により発現される、あるいは発現されうる、すべてのタンパク質。

ラパマイシン　ヒトにおける免疫調節機能を持つ化合物で、ｍＴＯＲを阻害することにより寿命を延ばし、健康を向上させる可能性がある。

再生医療　幹細胞、エクソソーム、ペプチド、オゾン、ナチュラルキラー細胞、プラスマフェレーシスなどを用いて、筋骨格系の機能を改善し、薬を使わずに痛みを和らげ、健康を再生して長寿を促進する新たな治療法。

老化細胞（別名ゾンビ細胞）　分裂を停止したが、死にゆく代わりに炎症性分子を放出し始める正常細胞。ゾンビ細胞はテロメアの短縮、ＤＮＡの損傷、エピジェネティックな変化によって生じる。

セノリティクス　ゾンビ細胞を死滅させ、炎症の進行を止め、組織の修復、若返り、再形成を可能にする天然化合物または医薬品。

サーチュイン　老化と遺伝子転写（新たなタンパク質を作ること）を制御し、炎症と酸化ストレスを低下させ、代謝と細胞エネルギー産生を改善するシグナル伝達タンパク質の一群。サーチュインは、代謝の核心部であるミトコンドリアの健康と機能に重要な役割を果たしている。

幹細胞　特定の細胞に分化したり、より多くの幹細胞に分裂したり、傷ついた細胞や組織に治癒や修復のための化合物を送り込んだりする可能性を持つ細胞。体内の大部分の細胞はすでに特定の役割を担っており、異なる種類の細胞になることはできない。

テロメア　染色体の先端にある保護キャップのようなもので、加齢とともに短くなる。テロメアが短くなりすぎると、細胞分裂（新しい細胞を作ること）が止まり、老化細胞（ゾンビ細胞）になってしまう。

トランスクリプトーム　生物によって発現されるすべてのメッセンジャーＲＮＡ（ｍＲＮＡ）分子。これこそ、遺伝子がＲＮＡによって「転写」される、つまり読み取られるメカニズムである。

リソース集

ドクター・マーク・ハイマンのウェブサイト

drhyman.com

functionhealth.com

gutfood.com

youngforeverbook.com/resources

プログラムとサプリメントについては**store.drhyman.com**

ウルトラウェルネス・センター（The UltraWellness Center）

55 Pittsfield Road,
Suite 9 Lenox Commons
Lenox, MA 01240, U.S.A.

私のクリニックのバーチャル予約、または来院予約をご希望の方は、ultrawellnesscenter.comにアクセスされるか、（413）637－9991までお電話されたい。

クリーブランド・クリニック機能性医学センター（The Cleveland Clinic Center for Functional

Medicine）

9500 Euclid Avenue/Q-2
Cleveland, OH 44195, U.S.A.
私のクリニックのバーチャル予約、または来院予約をご希望の方は、my.clevelandclinic.org/departments/functional-medicineにアクセスされるか、１（２１６）４４５－６９００までお電話されたい。

機能性医学（Functional Medicine）

機能性医学研究所（The Institute for Functional Medicine, ifm.org）では、あなたが抱える不均衡の評価、診断、治療を指導してくれる機能性医学専門医を見つけることができる。

食物に関するリソース

Periodic Table of Food（foodperiodictable.org）――植物界に存在するファイトケミカルと呼ばれる潜在的に有益な薬効を持つ何万もの分子の周期表。

Gut Food（gutfood.com）――毎日の腸内環境をサポートするマルチビタミン。

Environmental Working Group（ewg.org）――農産物に含まれる農薬やパーソナルケア製品に含まれる有害物質に関する情報源。

Clean Fish（cleanfish.com）――持続可能な方法で収穫または養殖された魚を探すための情報源。

A2 Milk（a2milk.com）――工業的に飼育された牛の乳に含まれるＡ１カゼインより忍容性の高いＡ２カゼイ

ンを含む最高のミルクの入手先。

Butcher Box（butcherbox.com）——グラスフェッド（牧草飼育）の肉と安全な魚が手頃な価格で手に入るサイト。

Vital Choice（vitalchoice.com）——持続可能な方法で収穫された毒素の少ない天然魚を冷凍および缶詰にした製品の優れた入手先。

Thrive Market（thrivemarket.com）——オンライン食料品店。健康的な食品、パーソナルケア、家庭用クリーニング用品を、一般的な小売価格の25～50％オフで購入できる。

Grass Roots Farmer's Cooperative（grassrootscoop.com）——牧草飼育の肉と放牧飼育の鶏肉の入手先。

Big Bold Health（bigboldhealth.com）——ヒマラヤ韃靼ソバ粉や、HTB Rejuvenate、Dutch Harbor Omegaなどの主要サプリメントを提供している。

ホルミシス療法

低酸素療法

Cellgym（cellgym.com）——低酸素および高酸素環境を作り出す、ぴったりフィットするフェイスマスク付きのマシン。

低酸素運動用マスク（milehightraining.com）

コールドセラピー

Renu Therapy cold plunge（renutherapy.com）

The Plunge（thecoldplunge.com）

サウナ

Sunlighten Saunas（sunlighten.com）

Higher Dose sauna blanket（higherdose.com）

家庭用オゾン療法

Rectal ozone machine（simplyO3.com）

高圧酸素療法

Oxygen Health Systems（oxygenhealthsystems.com）——家庭用装置の入手先。

赤外線療法と赤色光療法

Joovv（joovv.com）

再生医療

Biorest Medical（bioresetmedical.com）——ドクター・マット・クックが設立した、整形外科、慢性疼痛、慢性疾患に関する幅広い問題を再生医療によって治療するセンター。

Hudson Medical and Wellness（hudsonmedical.com）――ドクター・ジョナサン・クオと彼のチームも、整形外科、慢性疼痛、慢性疾患に関する幅広い問題を再生医療によって治療するセンターを設立している。

Hyperice（ハイパーアイス）（hyperice.com）――下肢を空気圧で圧迫してリンパの流れを良くする器具などの回復を目的としたマッサージツールを提供している。

睡眠補助器具

スマート電球（bestreviews.com/home/light-bulbs/best-smart-light-bulb）

ブルーライトカット眼鏡（truedark.comまたはboncharge.com）

フィットネス

ＴＢ12スポーツ（Tb12sports.com）――元ＮＦＬ選手トム・ブレイディのバンドワークアウトと柔軟性プログラム。

サプリメント

私が推薦する長寿サプリメントとブランドの全リストについては、youngforeverbook.com/resourcesにアクセスされたい。

Lyte Show electrolytes（lyteline.com）

ミトピュア（Mitopure）社のウロリチンＡ（Urolithin A）（mitopure.com）

ガットフード（Gut Food）（gutfood.com）

トラウマ、ストレス、人間関係

ハンデル・グループ（Handel Group、Handelgroup.com）——パーソナル・コーチング。Inner.Uと呼ばれる自習プログラムも提供している。

ダイナミック・ニューラル・リトレーニング・システム（Dynamic Neural Retraining System、retrainingthebrain.com）——この動的神経再訓練システムは、新型コロナ感染症の後遺症、慢性疲労症候群、多種化学物質過敏症、線維筋痛症、慢性ライム病、食物過敏症、不安症、慢性疼痛、体位性起立性頻脈症候群など、多くの慢性疾患に関与している非適応ストレス反応の調整に役立つ。

ステラ（Stella、stellacenter.com）——星状神経節ブロック（ＳＧＢ）を活用して、ストレス、不安、ＰＴＳＤ、うつ病など、神経系の交感神経反応やストレス反応によって引き起こされる疼痛状態を治療する。

幻覚剤学際研究学会（Multidisciplinary Association for Psychedelic Studies、略称ＭＡＰＳ、maps.org）——メンタルヘルス治療における幻覚剤の使用に関する研究とＦＤＡの認可を先導している非営利団体。

「定量化された自己」測定ツール

・オーラリング（Oura Ring、ouraring.com）

・フープ（Whoop、whoop.com）
・フィットビット（Fitbit、fitbit.com）
・ガーミン・スマートウォッチ（Garmin Smart Watch、garmin.com）
・アップルウォッチ（Apple Watch、apple.com）
・エイトスリープ（Eight Sleep、eightsleep.com）
・レベルズ・ヘルス社の持続血糖値モニター（levelshealth.com/hymanのサイトでサインアップされたい）

検査

ファンクション・ヘルス社（Function Health、functionhealth.com）――１００項目以上の検査項目一式を低価格で簡単に利用できる手段を提供している検査機関で、６～12カ月ごとに行われる定期的な再検査により、経過を知ることができる。利用可能な追加検査には、トゥルーダイアグノスティック社のＤＮＡメチル化生物学的年齢診断検査（TruDiagnostic DNA methylation biological age test）およびテロメア測定、免疫学的年齢検査のアイエイジ（iAge）、ガレリ（Galleri）社のがんスクリーニングなどがある。ウェブページにアクセスする際にはYOUNG FOREVERのクーポンをご利用されたい。

ファウンテン・ライフ社（Fountain Life、fountainlife.com）――全身ＭＲＩスキャン検査、クリアリー心臓スキャン（Cleerly heart scan）、およびその他の先端的診断法、機能・再生医療を提供している。

プレヌーヴォ社（Prenuvo、prenuvo.com）――全身ＭＲＩスキャン検査を提供している。

機能性医学臨床検査施設

ジェノヴァ・ラボ（Genova Labs、gdx.net）
サイレックス（Cyrex、cyrexlabs.com）
ドクターズ・データ（Doctor's Data、doctorsdata.com）
ノルディック・ラボ・フォー・DNAテスティング（Nordic Labs for DNA testing、nordiclabs.com）
インフェクトラボ・アメリカズ（Infectolab Americas、infectolab-americas.com）
クイックシルバー・サイエンティフィック（QuickSilver Scientific、quicksilverscientific.com）
マイマイコラボ（MyMycoLab、mymycolab.com）
スリー・エックス・フォー・ジェネティックス（3X4 Genetics、3X4genetics.com）

著者について

ドクター・マーク・ハイマンは、あらゆる人は活力に満ちた人生を送るべきであり、そうした人生はその人自身の力で可能になるものと信じている。彼が機能性医学の力を活用して慢性疾患の根本原因に取り組み、医療の変革に尽力している理由もそこにある。

ドクター・ハイマンと彼のチームは、人々、組織、地域社会が心身を癒し、社会的・経済的回復力を向上させられるように日々尽力している。ドクター・ハイマンは家庭医で、ニューヨーク・タイムズ紙のベストセラーリストに14回登場し、その専門分野の指導者、講演者、教育者、擁護者として世界的に認められている。彼のポッドキャスト『ザ・ドクターズ・ファーマシー（The Doctor's Farmacy）』は、全ポッドキャスト中トップ100に入っており、ダウンロード回数は1億5000万回を超える。クリーブランド・クリニック機能性医学センターの創設者兼上級顧問であるとともに、ウルトラウェルネス・センターの創設者兼メディカル・ディレクター、および機能性医学研究所の臨床担当理事長でもあり、『CBSディスモーニング』、『トゥデイ』、『グッドモーニング・アメリカ』、『ザ・ビュー』など多くのテレビ番組やネットワーク番組に医学専門家として定期的に出演している。

非営利団体の『フード・フィックス・キャンペーン（the Food Fix Campaign）』は、食と農のシステムを形づくっている機能不全の政策を変革するために彼が創設したものだ。この活動は、初回の「飢餓、栄養、健康に関するホワイトハウス会議」を支援し、あらゆる食糧プログラムおよび政策のアップデートと調整を通じて慢性疾患と栄養に対処することを専門に行う初の連邦組織の創設に重要な役割を果たした。この活動は、200億ドルに及ぶリジェネラティブ農業に対する連邦政府資金の獲得も支援してきた。

ドクター・ハイマンは、個人や組織、また政策立案者やインフルエンサーと協力して活動を行っている。また、機能性医学に関して、「補完代替医療におけるホワイトハウス委員会」と「医療改革に関する上院作業部会」の双方で証言を行っている。さらに、糖尿病予防について公衆衛生局長官にアドバイスを行い、2009年にはホワイトハウスで開催された「予防とウェルネスに関するフォーラム」に加わった。アイオワ州のトム・ハーキン上院議員は、「予防、健康増進、統合医療、公衆衛生」に関する大統領諮問グループにドクター・ハイマンを指名した。さらにドクター・ハイマンは、ビル・クリントン元米大統領と協力して、クリントン財団の「健康問題——あらゆる世代の健康を実現する」会議およびクリントン・グローバル・イニシアチブで講演を行ったほか、世界経済フォーラムでもグローバルな健康問題について講演を行っている。ライナス・ポーリング賞、ナンタケット・プロジェクト賞、および『ザ・ダニエル・プラン（The Daniel Plan）』によりクリスチャン・ブック・オブ・ザ・イヤー賞を受賞し、「ザ・ブック・フォー・ベターライフ」の殿堂入りも果たしている。

ドクター・ハイマンは、人々と共同体の発展を助けるために、彼の専門分野の他の第一人者（リック・ウォレン牧師、ドクター・メフメット・オズ、ドクター・ダニエル・エイメン）とともに「ダニエル・プラン（Daniel Plan）」という信仰に基づくイニシアチブを創始し、サドルバック教会の信徒のあいだで合計約113トンに及ぶ減量達成に貢献した。また、ドクター・ディーン・オーニッシュ、ドクター・マイケル・ローゼンとともに、慢性疾患の生活習慣改善による治療に対する償還を規定する「Take Back Your Health Act of

2009」法案の作成とアメリカ上院への提出に貢献し、2015年には民主党下院議員のティム・ライアンとともに、医学教育課程で栄養学を教える資金を提供するための「ENRICH Act」法案の下院議会提出に助力した。ドクター・ハイマンは、2014年に公開されたローリー・デイヴィッドとケイティ・クーリック制作による小児肥満を取り上げた大作映画『フェド・アップ（Fed Up）』や、『キス・ザ・グラウンド（Kiss the Ground）』をはじめとする健康に焦点を合わせた数多くのドキュメンタリー映画の製作で重要な役割を果たしている。www.drhyman.comにアクセスしたり、X、インスタグラム（@drmarkhyman）でドクター・ハイマンをフォローしたりして、あなたも、すべての人に健康を取り戻すための活動に参加しよう。

Science. 2021 Nov 19;374(6570):eabe7365.
8. Strasser B, Burtscher M. "Survival of the Fittest: VO2 max, a Key Predictor of Longevity?" *Front Biosci (Landmark Ed).* 2018 Mar 1;23(8):1505–16.

第17章　最強の不老長寿プログラム――根源是正編

1. Cattel F, Giordano S, Bertiond C, et al. "Ozone Therapy in COVID-19: A Narrative Review." *Virus Res.* 2021 Jan 2;291:198207.
2. Ibelli T, Templeton S, Levi-Polyachenko N. "Progress on Utilizing Hyperthermia for Mitigating Bacterial Infections." *Int J Hyperthermia.* 2018 Mar;34(2):144–56.
3. Cheng Y, Weng S, Yu L, Zhu N, Yang M, Yuan Y. "The Role of Hyperthermia in the Multidisciplinary Treatment of Malignant Tumors." *Integr Cancer Ther.* 2019 Jan–Dec;18:1534735419876345.
4. Gurunathan S, Kang MH, Kim JH. "A Comprehensive Review on Factors Influences Biogenesis, Functions, Therapeutic and Clinical Implications of Exosomes." *Int J Nanomedicine.* 2021 Feb 17;16:1281–312.
5. Meeusen R, van der Veen P, Joos E, Roeykens J, Bossuyt A, De Meirleir K. "The Influence of Cold and Compression on Lymph Flow at the Ankle." *Clin J Sport Med.* 1998 Oct;8(4):266–71.
6. Shallenberger F. "Prolozone™—Regenerating Joints and Eliminating Pain." *J Prolotherapy.* 2011 May;3(2):630–38. https://journalofprolotherapy.com/prolozone-regenerating-joints-and-eliminating-pain/.
7. Zanos P, Gould TD. "Mechanisms of Ketamine Action as an Antidepressant." *Mol Psychiatry.* 2018 Apr;23(4):801–11.
8. Olmsted KL, et al. "Effect of Stellate Ganglion Block Treatment on Posttraumatic Stress Disorder Symptoms: A Randomized Clinical Trial." *JAMA Psychiatry.* 2020 Feb 1;77(2):130–38.
9. Luoma JB, Chwyl C, Bathje GJ, Davis AK, Lancelotta R. "A Meta-Analysis of Placebo-Controlled Trials of Psychedelic-Assisted Therapy." *J Psychoactive Drugs.* 2020 Sep–Oct;52(4):289–99.
10. Winkelman M. "Psychedelics as Medicines for Substance Abuse Rehabilitation: Evaluating Treatments with LSD, Peyote, Ibogaine and Ayahuasca." *Curr Drug Abuse Rev.* 2014;7(2):101–16.

22. Testa G, Biasi F, Poli G, Chiarpotto E. "Calorie Restriction and Dietary Restriction Mimetics: A Strategy for Improving Healthy Aging and Longevity." *Curr Pharm Des.* 2014;20(18):2950–77.

第15章　最強の不老長寿プログラム――サプリメント編

1. Heaney R. "Long Latency Deficiency Diseases: Insights from Calcium and Vitamin D." *Am J Clin Nutr.* 2003;78:912–19.
2. "National Health and Nutrition Examination Survey," National Center for Health Statistics, Centers for Disease Control and Prevention. https://www.cdc.gov/nchs/nhanes/.
3. Uwitonze AM, Razzaque MS. "Role of Magnesium in Vitamin D Activation and Function." *J Am Osteopath Assoc.* 2018 May 1;118(3):181-89.
4. Pencina K, et al. "MIB-626, an Oral Formulation of a Microcrystalline Unique Polymorph of β-Nicotinamide Mononucleotide, Increases Circulating Nicotinamide Adenine Dinucleotide and Its Metabolome in Middle-aged and Older Adults." *J Gerontol A Biol Sci Med Sci.* 2023 Jan 26;78(1):90-96.
5. Yousefzadeh MJ, et al. "Fisetin Is a Senotherapeutic That Extends Health and Lifespan." *EBioMedicine.* 2018 Oct;36:18–28.
6. McCormack D, McFadden D. "A Review of Pterostilbene Antioxidant Activity and Disease Modification." *Oxid Med Cell Longev.* 2013;2013:575482.
7. Plotkin DL, Delcastillo K, Van Every DW, Tipton KD, Aragon AA, Schoenfeld BJ. "Isolated Leucine and Branched-Chain Amino Acid Supplementation for Enhancing Muscular Strength and Hypertrophy: A Narrative Review." *Int J Sport Nutr Exerc Metab.* 2021 May 1;31(3):292–301.
8. Dolan E, Artioli GG, Pereira RMR, Gualano B. "Muscular Atrophy and Sarcopenia in the Elderly: Is There a Role for Creatine Supplementation?" *Biomolecules.* 2019 Oct 23;9(11):642.
9. Padmavathi G, Roy NK, Bordoloi D, et al. "Butein in Health and Disease: A Comprehensive Review." *Phytomedicine.* 2017 Feb 15;25:118–27.

第16章　最強の不老長寿プログラム――ライフスタイル編

1. Van der Ploeg HP, Chey T, Ding D, Chau JY, Stamatakis E, Bauman AE. "Standing Time and All-Cause Mortality in a Large Cohort of Australian Adults." *Prev Med.* 2014 Dec;69:187–91.
2. Allen J, Morelli V. "Aging and Exercise." *Clin Geriatr Med.* 2011 Nov;27(4):661–71.
3. Madhivanan P, Krupp K, Waechter R, Shidhaye R. "Yoga for Healthy Aging: Science or Hype?" *Adv Geriatr Med Res.* 2021;3(3):e210016.
4. Smyth JM, Stone AA, Hurewitz A, Kaell A. "Effects of Writing about Stressful Experiences on Symptom Reduction in Patients with Asthma or Rheumatoid Arthritis: A Randomized Trial." *JAMA.* 1999 Apr 14;281(14):1304–9.
5. Deslandes A, Moraes H, Ferreira C, et al. "Exercise and Mental Health: Many Reasons to Move." *Neuropsychobiology.* 2009;59(4):191–98.
6. Vingren JL, Kraemer WJ, Ratamess NA, Anderson JM, Volek JS, Maresh CM. "Testosterone Physiology in Resistance Exercise and Training." *Sports Med.* 2010 Dec 1;40(12):1037–53.
7. Lee MB, Hill CM, Bitto A, Kaeberlein M. "Antiaging Diets: Separating Fact from Fiction."

10. Khan N, Syed DN, Ahmad N, Mukhtar H. "Fisetin: A Dietary Antioxidant for Health Promotion." *Antioxid Redox Signal.* 2013 Jul 10;19(2):151–62. ; Xu D, Hu M-J, Wang Y-Q, Cui Y-L. "Antioxidant Activities of Quercetin and Its Complexes for Medicinal Application." *Molecules.* 2019 May 21;24(6):1123.
11. Salehi B, Venditti A, Sharifi-Rad M, et al. "The Therapeutic Potential of Apigenin." *Int J Mol Sci.* 2019 May;20(6):1305.
12. Muhammad T, Ikram M, Ullah R, Rehman S, Kim M. "Hesperetin, a Citrus Flavonoid, Attenuates LPS-Induced Neuroinflammation, Apoptosis and Memory Impairments by Modulating TLR4/NF- κ B Signaling." *Nutrients.* 2019 Mar 17;11(3):648.
13. Spagnuolo C, Russo GL, Orhan IE, et al. "Genistein and Cancer: Current Status, Challenges, and Future Directions." *Adv Nutr.* 2015 Jul 15;6(4):408–19.
14. van Lith R, Ameer GA. "Antioxidant Polymers as Biomaterial." In Dziubla T, Butterfield DA, eds. *Oxidative Stress and Biomaterials.* Waltham, MA: Academic Press; 2016:251–96.
15. Kozarski M, Klaus A, Jakovljevic D, et al. "Antioxidants of Edible Mushrooms." *Molecules.* 2015 Oct 27;20(10):19489–525. ; Lu C-C, Hsu Y-J, Chang C-J, et al. "Immunomodulatory Properties of Medicinal Mushrooms: Differential Effects of Water and Ethanol Extracts on NK Cell-Mediated Cytotoxicity." *Innate Immun.* 2016 Oct;22(7):522–33.
16. Sun W, Frost B, Liu J. "Oleuropein, Unexpected Benefits!" *Oncotarget.* 2017 Mar 14;8(11):17409. ; Shamshoum H, Vlavcheski F, Tsiani E. "Anticancer Effects of Oleuropein." *BioFactors.* 2017 Jun 14;43(4):517–28. ; Ahamad J, Toufeeq I, Khan MA, et al. "Oleuropein: A Natural Antioxidant Molecule in the Treatment of Metabolic Syndrome." *Phytother Res.* 2019 Dec;33(12):3112–3128.
17. Nishimura Y, Moriyama M, Kawabe K, et al. "Lauric Acid Alleviates Neuroinflammatory Responses by Activated Microglia: Involvement of the GPR40-Dependent Pathway." *Neurochem Res.* 2018;43(9):1723–35. ; Nonaka Y, Takagi T, Inai M, et al. "Lauric Acid Stimulates Ketone Body Production in the KT-5 Astrocyte Cell Line." *J Oleo Sci.* 2016;65(8):693–99. doi:10.5650/jos.ess16069; Matsue M, Mori Y, Nagase S, et al. "Measuring the Antimicrobial Activity of Lauric Acid against Various Bacteria in Human Gut Microbiota Using a New Method." *Cell Transplant.* 2019 Dec;28(12):1528–41.
18. Yang H, Shan W, Zhu F, Wu J, Wang Q. "Ketone Bodies in Neurological Diseases: Focus on Neuroprotection and Underlying Mechanisms." *Front Neurol.* 2019 Jun 12;10. ; Belluzzi A, Boschi S, Brignola C, Munarini A, Cariani G, Miglio F. "Polyunsaturated Fatty Acids and Inflammatory Bowel Disease." *Am J Clin Nutr.* 2000 Jun;71(1 Suppl):339S–342S; Chowdhury R, Warnakula S, Kunutsor S, et al. "Association of Dietary, Circulating, and Supplement Fatty Acids with Coronary Risk: A Systematic Review and Meta-Analysis." *Ann Intern Med.* 2014 Mar 18;160(6):398–406.
19. Dorling JL, Martin CK, Redman LM. "Calorie Restriction for Enhanced Longevity: The Role of Novel Dietary Strategies in the Present Obesogenic Environment." *Ageing Res Rev.* 2020 Dec;64:101038.
20. Brandhorst S, Longo VD. "Protein Quantity and Source, Fasting-Mimicking Diets, and Longevity." *Adv Nutr.* 2019 Nov 1;10(Suppl 4):S340–S350.
21. Wei M, Longo VD, et. al. "Fasting-Mimicking Diet and Markers/Risk Factors for Aging, Diabetes, Cancer, and Cardiovascular Disease." *Sci Transl Med.* 2017 Feb 15;9(377):eaai8700.

第13章　最強の不老長寿プログラム――検査編

1. Nakhleh MK, et al. "Diagnosis and Classification of 17 Diseases from 1404 Subjects via Pattern Analysis of Exhaled Molecules." *ACS Nano.* 2017 Jan 24;11(1):112–25.
2. Navas-Acien A, Guallar E, Silbergeld EK, Rothenberg SJ. "Lead Exposure and Cardiovascular Disease—a Systematic Review." *Environ Health Perspect.* 2007;115(3):472–82.
3. Arshad T, Golabi P, Henry L, Younossi ZM. "Epidemiology of Non-Alcoholic Fatty Liver Disease in North America." *Curr Pharm Des.* 2020;26(10):993–97.
4. "Perceived Stress Scale." State of New Hampshire Employee Assistance Program. https://www.das.nh.gov/wellness/docs/percieved%20stress%20scale.pdf.
5. Sayed N, Huang Y, Nguyen K, et al. "An Inflammatory Aging Clock (iAge) Based on Deep Learning Tracks Multimorbidity, Immunosenescence, Frailty and Cardiovascular Aging." *Nat Aging.* 2021 Jul;1:598–615.
6. Hackshaw A, Clarke CA, Hartman AR. "New Genomic Technologies for Multi-Cancer Early Detection: Rethinking the Scope of Cancer Screening." *Cancer Cell.* 2022 Feb 14;40(2):109–13.

第14章　最強の不老長寿プログラム――食事術編

1. Khaw K-T, Sharp SJ, Finikarides L, et al. "Randomised Trial of Coconut Oil, Olive Oil or Butter on Blood Lipids and Other Cardiovascular Risk Factors in Healthy Men and Women." *BMJ Open.* 2018 May 6;8(3). e:020167.
2. Higdon J. "Carotenoids." *Linus Pauling Institute.* January 1, 2020. Accessed July 22, 2020. https://lpi.oregonstate.edu/mic/dietary-factors/phytochemicals/carotenoids.
3. Yang P-M, Wu Z-Z, Zhang Y-Q, Wung B-S. "Lycopene Inhibits ICAM-1 Expression and NF-κB Activation by Nrf2-Regulated Cell Redox State in Human Retinal Pigment Epithelial Cells." *Life Sciences.* 2016 Jun 15;155:94–101.
4. Higdon, J. "Carotenoids." Linus Pauling Institute. January 1, 2020. Accessed July 22, 2020. https://lpi.oregonstate.edu/mic/dietary-factors/phytochemicals/carotenoids.
5. Amalraj A, Pius A, Gopi S, Gopi S. "Biological Activities of Curcuminoids, Other Biomolecules from Turmeric and Their Derivatives—a Review." *J Tradit Complement Med.* 2016 Jun 15;7(2):205–33.
6. Higdon J. "Isothiocyanates." Linus Pauling Institute. January 1, 2020. Accessed July 22, 2020. https://lpi.oregonstate.edu/mic/dietary-factors/phytochemicals/isothiocyanates; Higdon J. "Indole-3-Carbinol." Linus Pauling Institute. January 1, 2020. Accessed July 22, 2020. https://lpi.oregonstate.edu/mic/dietary-factors/phytochemicals/indole-3-carbinol; Marcus JB. *Aging, Nutrition and Taste: Nutrition, Food Science and Culinary Perspectives for Aging Tastefully.* London: Academic Press; 2019.
7. Kim JK, Park SU. "Current Potential Health Benefits of Sulforaphane." *EXCLI Journal.* 2016;15:571–77.
8. Khoo HE, Azlan A, Tang ST, Lim SM. "Anthocyanidins and Anthocyanins: Colored Pigments as Food, Pharmaceutical Ingredients, and the Potential Health Benefits." *Food Nutr Res.* 2017;61(1):1361779.
9. Magrone T, Russo MA, Jirillo E. "Cocoa and Dark Chocolate Polyphenols: From Biology to Clinical Applications." *Front Immunol.* 2017 Jun 9;8:677.

Front Nutr. 2018 Nov 15;5:108.
5. Malek A, Bersinger NA. "Human Placental Stem Cells: Biomedical Potential and Clinical Relevance." *J Stem Cells.* 2011;6(2):75–92.
6. Hamdan Y, Mazini L, Malka G. "Exosomes and Micro-RNAs in Aging Process." *Biomedicines.* 2021;9(8):968.
7. Gurunathan S, Kang MH, Kim JH. "A Comprehensive Review on Factors Influences Biogenesis, Functions, Therapeutic and Clinical Implications of Exosomes." *Int J Nanomedicine.* 2021 Feb 17;16:1281–1312.
8. Gurunathan S, et al. "Review of the Isolation, Characterization, Biological Function, and Multifarious Therapeutic Approaches of Exosomes." *Cells.* 2019 Apr 3;8(4):307.
9. Apostolopoulos V, et al. "A Global Review on Short Peptides: Frontiers and Perspectives." *Molecules (Basel, Switzerland).* 2021 Jan 15;26(2):430.
10. Lau JL, Dunn MK. "Therapeutic Peptides: Historical Perspectives, Current Development Trends, and Future Directions." *Bioorg Med Chem.* 2018 Jun 1;26(10):2700–2707.
11. Thorner MO, Chapman IM, Gaylinn BD, Pezzoli SS, Hartman ML. "Growth Hormone-Releasing Hormone and Growth Hormone-Releasing Peptide as Therapeutic Agents to Enhance Growth Hormone Secretion in Disease and Aging." *Recent Prog Horm Res.* 1997;52:215–44; discussion 244–46.
12. Lau JL, Dunn MK. "Therapeutic Peptides: Historical Perspectives, Current Development Trends, and Future Directions." *Bioorg Med Chem.* 2018 Jun 1;26(10):2700–2707.
13. Becker PSA, et al. "Selection and Expansion of Natural Killer Cells for NK Cell-Based Immunotherapy." *Cancer Immunol Immunother.* 2016 Apr;65(4):477–84.
14. Du N, Guo F, Wang Y, Cui J. "NK Cell Therapy: A Rising Star in Cancer Treatment." *Cancers (Basel).* 2021 Aug 17;13(16):4129.
15. Tarazona R, Lopez-Sejas N, Guerrero B, et al. "Current Progress in NK Cell Biology and NK Cell-Based Cancer Immunotherapy." *Cancer Immunol Immunother.* 2020 May;69(5):879–99.
16. Pfeffer M, et al. "A Randomized, Controlled Clinical Trial of Plasma Exchange with Albumin Replacement for Alzheimer's Disease: Primary Results of the AMBAR Study." *Alzheimers Dement.* 2020 Oct;16(10):1412–25.
17. Kiprov DD, et al. "Case Report: Therapeutic and Immunomodulatory Effects of Plasmapheresis in Long-Haul COVID." *F1000Res.* 2021 Nov 24;10:1189.
18. Mehdipour M, et al. "Rejuvenation of Three Germ Layers Tissues by Exchanging Old Blood Plasma with Saline-Albumin." *Aging (Albany NY).* 2020 May 30;12(10):8790–819.
19. Roy A, Mantay M, Brannan C, Griffiths S. "Placental Tissues as Biomaterials in Regenerative Medicine." *BioMed Res Int.* 2022 Apr 21;2022:6751456.
20. Courseault J, Kessler E, Moran A, Labbe A. "Fascial Hydrodissection for Chronic Hamstring Injury." *Curr Sports Med Rep.* 2019 Nov;18(11):416–20.
21. Yamada S, Behfar A, Terzic A. "Regenerative Medicine Clinical Readiness." *Regen Med.* 2021 Mar;16(3):309–22.
22. Shallenberger F. "Prolozone™—Regenerating Joints and Eliminating Pain." *J Prolotherapy.* 2011;3(2):630–38. https://journalofprolotherapy.com/prolozone-regenerating-joints-and-eliminating-pain/.

Cognitive Decline in Aged Drosophila melanogaster." *Neurobiol Aging.* 2017 Dec;60:34–43.
11. Glass GE. "Photobiomodulation: The Clinical Applications of Low-Level Light Therapy." *Aesthet Surg J.* 2021 May 18;41(6):723–38.
12. Bocci V, Zanardi I, Travagli V. "Potentiality of Oxygen-Ozonetherapy to Improve the Health of Aging People." *Curr Aging Sci.* 2010 Dec;3(3):177–87.
13. Bocci V. *Ozone: A New Medical Drug.* Dordrecht: Springer; 2011.
14. "WFOT's Review on Evidence Based Ozone Therapy." WFOT Scientific Advisory Committee 2015. https://www.wfoot.org/wp-content/uploads/2016/01/WFOT-OZONE-2015-ENG.pdf; Jacobs M-T. "Untersuchung uber Zwischenfalle und typische Komplikationen in der OzonSauerstoff-Therapie." *OzoNachrichten.* 1982;1:5.
15. Smith NL, Wilson AL, Gandhi J, Vatsia S, Khan SA. "Ozone Therapy: An Overview of Pharmacodynamics, Current Research, and Clinical Utility." *Med Gas Res.* 2017 Oct 17;7(3):212–19.
16. Elvis AM, Ekta JS. "Ozone Therapy: A Clinical Review." *J Nat Sci Biol Med.* 2011 Jan;2(1):66–70.
17. Hachmo Y, et al. "Hyperbaric Oxygen Therapy Increases Telomere Length and Decreases Immunosenescence in Isolated Blood Cells: A Prospective Trial." *Aging (Albany NY).* 2020 Nov 18;12(22):22445–56.
18. Hadanny A, Efrati S. "The Hyperoxic-Hypoxic Paradox." *Biomolecules.* 2020 Jun 25;10(6):958.
19. Li Y, Wang MS, Otecko NO, et al. "Hypoxia Potentially Promotes Tibetan Longevity." *Cell Res.* 2017 Feb;27(2):302–5.
20. Keane M, et al. "Insights into the Evolution of Longevity from the Bowhead Whale Genome." *Cell Rep.* 2015 Jan 6;10(1):112–22.
21. Yeo EJ. "Hypoxia and Aging." *Exp Mol Med.* 2019 Jan;51(6):1–15.
22. Serebrovska TV, et al. "Intermittent Hypoxia Training in Prediabetes Patients: Beneficial Effects on Glucose Homeostasis, Hypoxia Tolerance and Gene Expression." *Exp Biol Med (Maywood).* 2017 Sep;242(15):1542–52.
23. Serebrovska ZO, et al. "Intermittent Hypoxia-Hyperoxia Training Improves Cognitive Function and Decreases Circulating Biomarkers of Alzheimer's Disease in Patients with Mild Cognitive Impairment: A Pilot Study." *Int J Mol Sci.* 2019 Oct 30;20(21):5405.
24. Brown RP, Gerbarg PL. "Yoga Breathing, Meditation, and Longevity." *Ann N Y Acad Sci.* 2009 Aug;1172:54–62.

第11章　不老長寿研究の最前線

1. Scott AJ, Ellison M, Sinclair DA. "The Economic Value of Targeting Aging." *Nat Aging.* 2021 Jul;1(7):616–23.
2. Simpson DJ, Olova NN, Chandra T. "Cellular Reprogramming and Epigenetic Rejuvenation." *Clin Epigenetics.* 2021 Sep 6;13(1):170.
3. Zhu Y, Ge J, Huang C, Liu H, Jiang H. "Application of Mesenchymal Stem Cell Therapy for Aging Frailty: From Mechanisms to Therapeutics." *Theranostics.* 2021 Mar 31;11(12):5675–85.
4. Schulman IH, Balkan W, Hare JM. "Mesenchymal Stem Cell Therapy for Aging Frailty."

8. Windsor TD, Curtis RG, Luszcz MA. "Sense of Purpose as a Psychological Resource for Aging Well." *Dev Psychol.* 2015 Jul;51(7):975–86.
9. Boccardi M, Boccardi V. "Psychological Wellbeing and Healthy Aging: Focus on Telomeres." *Geriatrics.* 2019 Feb 23;4(1):25.
10. Epel ES, Blackburn EH, Lin J, et al. "Accelerated Telomere Shortening in Response to Life Stress." *Proc Natl Acad Sci USA.* 2004 Dec7;101(49):17312–15.
11. Dunne S, Sheffield D, Chilcot J. "Brief Report: Self-Compassion, Physical Health and the Mediating Role of Health-Promoting Behaviours." *J Health Psychol.* 2018;23(7):993–99.
12. Institute of Medicine (US) Committee on Sleep Medicine and Research. Sleep Disorders and Sleep Deprivation: An Unmet Public Health Problem. Colten HR, Altevogt BM, editors. Washington, DC: National Academies Press; 2006.
13. Mazzotti DR, Guindalini C, Moraes WA, et al. "Human Longevity Is Associated with Regular Sleep Patterns, Maintenance of Slow Wave Sleep, and Favorable Lipid Profile." *Front Aging Neurosci.* 2014 Jun 24;6:134.
14. Alimujiang A, Wiensch A, Boss J, et al. "Association Between Life Purpose and Mortality among US Adults Older Than 50 Years." *JAMA Netw Open.* 2019;2(5):e194270.

第10章　不老長寿のための8つの「小さなストレス」戦略

1. Das SK, Balasubramanian P, Weerasekara YK. "Nutrition Modulation of Human Aging: The Calorie Restriction Paradigm." *Mol Cell Endocrinol.* 2017 Nov 5;455:148–57.
2. Rattan SI. "Hormetic Modulation of Aging and Longevity by Mild Heat Stress." *Dose Response.* 2005;3(4):533–46.
3. Laukkanen T, Khan H, Zaccardi F, Laukkanen JA. "Association between Sauna Bathing and Fatal Cardiovascular and All-Cause Mortality Events." *JAMA Intern Med.* 2015 Apr;175(4):542–48.
4. Laukkanen T, Kunutsor S, Kauhanen J, Laukkanen JA. "Sauna Bathing Is Inversely Associated with Dementia and Alzheimer's Disease in Middle-Aged Finnish Men." *Age Ageing.* 2017 Mar 1;46:245–49.
5. Knechtle B, Waśkiewicz Z, Sousa CV, Hill L, Nikolaidis PT. "Cold Water Swimming—Benefits and Risks: A Narrative Review." *Int J Environ Res Public Health.* 2020 Dec 2;17(23):8984.
6. Warburton DER, Bredin SSD. "Health Benefits of Physical Activity." *Curr Opin Cardiol.* 2017 Sep;32(5):541–56.
7. Mandsager K, Harb S, Cremer P, Phelan D, Nissen SE, Jaber W. "Association of Cardiorespiratory Fitness with Long-Term Mortality among Adults Undergoing Exercise Treadmill Testing." *JAMA Netw Open.* 2018 Oct 5;1(6):e183605.
8. Shen J, Tower J. "Effects of Light on Aging and Longevity." *Ageing Res Rev.* 2019 Aug;53:100913.
9. Stevens RG, Brainard GC, Blask DE, et al. "Adverse Health Effects of Nighttime Lighting: Comments on American Medical Association Policy Statement." *Am J Prev Med.* 2013;45(3):343–46.
10. Hamblin MR. "Mechanisms and Applications of the Anti-Inflammatory Effects of Photobiomodulation." *AIMS Biophys.* 2017;4(3):337–61; Weinrich TW, Coyne A, Salt TE, et al. "Improving Mitochondrial Function Significantly Reduces Metabolic, Visual, Motor and

dence from Basic Science." *Exercise for Cardiovascular Disease Prevention and Treatment.* Advances in Experimental Medicine and Biology. Singapore: Springer; 2017:139–53.
15. Stout NL, Baima J, Swisher AK, Winters-Stone KM, Welsh J. "A Systematic Review of Exercise Systematic Reviews in the Cancer Literature (2005–2017)." *PM R.* 2017Sep ; 9:S347-84. ; Idorn M, Straten PT. "Exercise and Cancer: From 'Healthy' to 'Therapeutic'?" *Cancer Immunol Immunother.* 2017 May;66(5):667–71.
16. Kirwan JP, Sacks J, Nieuwoudt S. "The Essential Role of Exercise in the Management of Type 2 Diabetes." *Cleve Clin J Med.* 2017 Jul;84(7 suppl 1)S15-21. doi:10.3949/ccjm.84.s1.03; Balducci S, Sacchetti M, Haxhi J, et al. "Physical Exercise as Therapy for Type 2 Diabetes Mellitus." *Diabetes Metab Res Rev.* 2014 Mar;30(S1):13–23. ; Karstoft K, Pedersen BK. "Exercise and Type 2 Diabetes: Focus on Metabolism and Inflammation." *Immunol Cell Biol.* 2016 Feb;94(2):146–50. ; Hamasaki H. "Interval Exercise Therapy for Type 2 Diabetes." *Curr Diabetes Rev.* 2018;14(2):129–37. ; Borghouts LB, Keizer HA. "Exercise and Insulin Sensitivity: A Review." *Int J Sports Med.* 2000 Jan;21(1):1–12.
17. Marshall RN, Smeuninx B, Morgan PT, Breen L. "Nutritional Strategies to Offset Disuse-Induced Skeletal Muscle Atrophy and Anabolic Resistance in Older Adults: From Whole-Foods to Isolated Ingredients." *Nutrients.* 2020 May;12(5):1533.

第９章　不老長寿のための生活習慣

1. Biber DD, Ellis R. "The Effect of Self-Compassion on the Self-Regulation of Health Behaviors: A Systematic Review." *J Health Psychol.* 2019 Dec;24(14):2060–71. ; Brown L, Bryant C, Brown V, Bei B, Judd F. "Self-Compassion, Attitudes to Ageing and Indicators of Health and Well-Being among Midlife Women." *Aging Ment Health.* 2016 Oct;20(10):1035–43.
2. Dunne S, Sheffield D, Chilcot J. "Brief Report: Self-Compassion, Physical Health and the Mediating Role of Health-Promoting Behaviours." *J Health Psychol.* 2018 Jun;23(7):993–99.
3. Friis AM, Consedine NS, Johnson MH. "Does Kindness Matter? Diabetes, Depression, and Self-Compassion: A Selective Review and Research Agenda." *Diabetes Spectr.* 2015;28(4):252–57. ; Ferrari M, Cin MD, Steele M. "Self-Compassion Is Associated with Optimum Self-Care Behaviour, Medical Outcomes and Psychological Well-Being in a Cross-Sectional Sample of Adults with Diabetes." *Diabet Med.* 2017 Nov;34(11):1546–53.
4. Alizadeh S, Khanahmadi S, Vedadhir A, Barjasteh S. "The Relationship between Resilience with Self-Compassion, Social Support and Sense of Belonging in Women with Breast Cancer." *Asian Pac J Cancer Prev.* 2018 Sep;19(9):2469–74.
5. Yang YC, Boen C, Gerken K, Li T, Schorpp K, Harris KM. "Social Relationships and Physiological Determinants of Longevity across the Human Life Span." *Proc Natl Acad Sci USA.* 2016 Jan 19;113(3):578–83.
6. Penzel IB, Persich MR, Boyd RL, Robinson MD. "Linguistic Evidence for the Failure Mindset as a Predictor of Life Span Longevity." *Ann Behav Med.* 2017 Jun;51(3):348–55. ; Watkins ER. "Constructive and Unconstructive Repetitive Thought." *Psychol Bull.* 2008 Mar;134(2):163–206.
7. Gabrian M, Dutt AJ, Wahl H-W. "Subjective Time Perceptions and Aging Well: A Review of Concepts and Empirical Research—A Mini-Review." *Gerontology.* 2017 Apr;63(4):350–58.

of Skeletal Muscle Mitochondria in Health, Exercise, and Aging." *Annu Rev Physiol.* 2019 Feb 10;81:19–41.
7. Hackney AC, Davis HC, Lane AR. "Growth-Hormone-Insulin-Like Growth Factor Axis, Thyroid Axis, Prolactin, and Exercise." Sports Endocrinology. *Frontiers of Hormone Research.* 2016:1–11. ; Hackney AC, Lane AR. "Exercise and the Regulation of Endocrine Hormones." Molecular and Cellular Regulation of Adaptation to Exercise. *Progress in Molecular Biology and Translational Science.* Waltham, MA: Academic Press; 2015:293–311.
8. Aguirre LE, Villareal DT. "Physical Exercise as Therapy for Frailty." *Frailty: Pathophysiology, Phenotype and Patient Care.* Nestlé Nutrition Institute Workshop Series. Basel: Karger; 2015:83–92. ; Mendonca GV, Pezarat-Correia P, Vaz JR, Silva L, Almeida ID, Heffernan KS. "Impact of Exercise Training on Physiological Measures of Physical Fitness in the Elderly." *Curr Aging Sci.* 2016;9(4):240–59.
9. Khazaee-Pool M, Sadeghi R, Majlessi F, Foroushani AR. "Effects of Physical Exercise Programme on Happiness among Older People." *J Psychiatr Ment Health Nurs.* 2015 Feb ; 22(1):47–57; Forbes H, Fichera E, Rogers A, Sutton M. "The Effects of Exercise and Relaxation on Health and Wellbeing." *Health Econ.* 2017 Dec;26(12). ; Ruegsegger GN, Booth FW. "Health Benefits of Exercise." *Cold Spring Harbor Perspectives in Medicine.* 2018. Accessed July 22, 2020. http://perspectivesinmedicine.cshlp.org/content/8/7/a029694.long.
10. Nomikos NN, Nikolaidis PT, Sousa CV, Papalois AE, Rosemann T, Knechtle B. "Exercise, Telomeres, and Cancer: 'The Exercise-Telomere Hypothesis.'" *Front Physiol.* 2018;9. ; Arsenis NC, You T, Ogawa EF, Tinsley GM, Zuo L. "Physical Activity and Telomere Length: Impact of Aging and Potential Mechanisms of Action." *Oncotarget.* 2017 Jul 4;8(27):45008–19; Lin X, Zhou J, Dong B. "Effect of Different Levels of Exercise on Telomere Length: A Systematic Review and Meta-Analysis." *J Rehabil Med.* 2019;51(7):473–78.
11. Miyamoto L. "AMPK as a Metabolic Intersection between Diet and Physical Exercise." *Yakugaku Zasshi.* 2018;138(10):1291–96. doi:10.1248/yakushi.18-00091-6; Hoffman NJ, Parker BL, Chaudhuri R, et al. "Global Phosphoproteomic Analysis of Human Skeletal Muscle Reveals a Network of Exercise-Regulated Kinases and AMPK Substrates." *Cell Metab.* 2015;22(5):922–35.
12. Vargas-Ortiz K, Pérez-Vázquez V, Macías-Cervantes MH. "Exercise and Sirtuins: A Way to Mitochondrial Health in Skeletal Muscle." *Int J Mol Sci.* 2019;20(11):2717.
13. Mazucanti C, Cabral-Costa J, Vasconcelos A, Andreotti D, Scavone C, Kawamoto E. "Longevity Pathways (mTOR, SIRT, Insulin/IGF-1) as Key Modulatory Targets on Aging and Neurodegeneration." *Curr Top Med Chem.* 2015;15(21):2116–38. ; Gremeaux V, Gayda M, Lepers R, Sosner P, Juneau M, Nigam A. "Exercise and Longevity." *Maturitas.* 2012 Dec;73(4):312–17. ; Zhao M, Veeranki SP, Magnussen CG, Xi B. "Recommended Physical Activity and All-Cause and Cause Specific Mortality in US Adults: Prospective Cohort Study." *BMJ.* July 2020:m2031.
14. Gielen S, Laughlin MH, O'Conner C, Duncker DJ. "Exercise Training in Patients with Heart Disease: Review of Beneficial Effects and Clinical Recommendations." *Prog Cardiovasc Dis.* 2015 Jan-Feb;57(4):347–55; Bove AA. "Exercise and Heart Disease." *Methodist DeBakey Cardiovasc J.* 2016 Apr-Jun;12(2):74–75; Moraes-Silva IC, Rodrigues B, Coelho-Junior HJ, Feriani DJ, Irigoyen M-C. "Myocardial Infarction and Exercise Training: Evi-

duction of Nrf2-Dependent Phase 2 Enzyme." *Brain Res.* 2010 Jul 9;1343:178–85.
28. Han J, et al. "Epigallocatechin Gallate Protects against Cerebral Ischemia-Induced Oxidative Stress via Nrf2/ARE Signaling." *Neurochem Res.* 2014 Jul;39(7):1292–99.
29. Eisenberg T, et al. "Cardioprotection and Lifespan Extension by the Natural Polyamine Spermidine." *Nat Med.* 2016 Dec;22(12):1428–38.
30. Malerba S, et al. "A Meta-Analysis of Prospective Studies of Coffee Consumption and Mortality for All Causes, Cancers and Cardiovascular Diseases." *Eur J Epidemiol.* 2013 Jul;28(7):527–39.
31. Martucci M, et al. "Mediterranean Diet and Inflammaging within the Hormesis Paradigm." *Nutr Rev.* 2017 Jun;75(6):442–55.
32. Luthar Z, Golob A, Germ M, Vombergar B, Kreft I. "Tartary Buckwheat in Human Nutrition." *Plants (Basel).* 2021 Apr 5;10(4):700.
33. Mayorov V, Uchakin P, Amarnath V, et al. "Targeting of Reactive Isolevuglandins in Mitochondrial Dysfunction and Inflammation." *Redox Biol.* 2019 Sep;26:101300.
34. Anhê FF, et al. "A Polyphenol-Rich Cranberry Extract Protects from Diet-Induced Obesity, Insulin Resistance and Intestinal Inflammation in Association with Increased Akkermansia spp. Population in the Gut Microbiota of Mice." *Gut.* 2015 Jun;64(6):872–83.
35. Singh A, D'Amico D, Andreux PA, et al. "Urolithin A Improves Muscle Strength, Exercise Performance, and Biomarkers of Mitochondrial Health in a Randomized Trial in Middle-Aged Adults." *Cell Rep Med.* 2022 May 17;3(5):100633.
36. Strasser B, Volaklis K, Fuchs D, Burtscher M. "Role of Dietary Protein and Muscular Fitness on Longevity and Aging." *Aging Dis.* 2018 Feb 1;9(1):119–32.
37. Bauer J, et al. "Evidence-Based Recommendations for Optimal Dietary Protein Intake in Older People: A Position Paper from the PROT-AGE Study Group." *J Am Med Dir Assoc.* 2013 Aug;14(8):542–59.

第８章　不老長寿のためのトレーニング

1. Gremeaux V, Gayda M, Lepers R, Sosner P, Juneau M, Nigam A. "Exercise and Longevity." *Maturitas.* 2012 Dec;73(4):312–17.
2. Piercy KL, Troiano RP, Ballard RM, et al. "The Physical Activity Guidelines for Americans." *JAMA.* 2018 Nov 20;320(19):2020–28.
3. Saint-Maurice PF, Graubard BI, Troiano RP, et al. "Estimated Number of Deaths Prevented through Increased Physical Activity among US Adults." *JAMA Intern Med.* 2022 Mar;182(3):349–52.
4. Mailing LJ, Allen JM, Buford TW, Fields CJ, Woods JA. "Exercise and the Gut Microbiome 449-1." *Exerc Sport Sci Rev.* 2019 Apr;47(2):75–85. ; Ticinesi A, Lauretani F, Tana C, Nouvenne A, Ridolo E, Meschi T. "Exercise and Immune System as Modulators of Intestinal Microbiome: Implications for the Gut-Muscle Axis Hypothesis." *Exerc Immunol Rev.* 2019;25:84–95.
5. Suzuki K. "Chronic Inflammation as an Immunological Abnormality and Effectiveness of Exercise." *Biomolecules.* 2019 Jun 7;9(6):223.
6. Huertas JR, Casuso RA, Agustín PH, Cogliati S. "Stay Fit, Stay Young: Mitochondria in Movement: The Role of Exercise in the New Mitochondrial Paradigm." *Oxid Med Cell Longev.* 2019 Jun 19;2019:1–18. ; Hood DA, Memme JM, Oliveira AN, Triolo M. "Maintenance

ventions to Prevent Cognitive Impairment, Alzheimer's Disease, and Dementia: From FINGER to World-Wide FINGERS." *J Prev Alzheimers Dis.* 2020 Jan;7(1):29–36; Isaacson RS, et al. "Individualized Clinical Management of Patients at Risk for Alzheimer's Dementia." *Alzheimers Dement.* 2019 Dec;15(12):1588–1602.

13. Broom GM, Shaw IC, Rucklidge JJ. "The Ketogenic Diet as a Potential Treatment and Prevention Strategy for Alzheimer's Disease." *Nutrition.* 2019 Apr;60:118–21.
14. Norwitz NG, Sethi S, Palmer CM. "Ketogenic Diet as a Metabolic Treatment for Mental Illness." *Curr Opin Endocrinol Diabetes Obes.* 2020 Oct;27(5):269–74.
15. Dean OM, Hodge AM, Berk M, et al. "A Randomised Controlled Trial of Dietary Improvement for Adults with Major Depression (the 'SMILES' trial)." *BMC Med.* 2017 Jan 30;15(1):23. doi: 10.1186/s12916-017-0791-y. Erratum in *BMC Med.* 2018 Dec 28;16(1):236.
16. Roberts CK, Barnard RJ, Sindhu RK, Jurczak M, Ehdaie A, Vaziri ND. "A High-Fat, Refined-Carbohydrate Diet Induces Endothelial Dysfunction and Oxidant/Antioxidant Imbalance and Depresses NOS Protein Expression." *J Appl Physiol* (1985). 2005 Jan;98(1):203–10.
17. Barringer TA, Hacher L, Sasser HC. "Potential Benefits on Impairment of Endothelial Function after a High-Fat Meal of 4 Weeks of Flavonoid Supplementation." *Evid Based Complement Alternat Med.* 2011;2011:796958.
18. Neri S, Signorelli SS, Torrisi B, et al. "Effects of Antioxidant Supplementation on Postprandial Oxidative Stress and Endothelial Dysfunction: A Single-Blind, 15-Day Clinical Trial in Patients with Untreated Type 2 Diabetes, Subjects with Impaired Glucose Tolerance, and Healthy Controls." *Clin Ther.* 2005 Nov;27(11):1764–73.
19. Van Bussel BC, Henry RM, Ferreira I, et al. "A Healthy Diet Is Associated with Less Endothelial Dysfunction and Less Low-Grade Inflammation over a 7-Year Period in Adults at Risk of Cardiovascular Disease." *J Nutr.* 2015 Mar;145(3):532–40.
20. Zehr KR, Walker MK. "Omega-3 Polyunsaturated Fatty Acids Improve Endothelial Function in Humans at Risk for Atherosclerosis: A Review." *Prostaglandins Other Lipid Mediat.* 2018 Jan;134:131–40.
21. Schwingshackl L, Christoph M, Hoffmann G. "Effects of Olive Oil on Markers of Inflammation and Endothelial Function—A Systematic Review and Meta-Analysis." *Nutrients.* 2015 Sep 11;7(9):7651–75.
22. Uwitonze AM, Razzaque MS. "Role of Magnesium in Vitamin D Activation and Function." *J Am Osteopath Assoc.* 2018;118(3):181–89.
23. Berrazaga I, Micard V, Gueugneau M, Walrand S. "The Role of the Anabolic Properties of Plant- versus Animal-Based Protein Sources in Supporting Muscle Mass Maintenance: A Critical Review." *Nutrients.* 2019 Aug;11(8):1825.
24. Van Vliet S, Burd NA, van Loon LJ. "The Skeletal Muscle Anabolic Response to Plant-versus Animal-Based Protein Consumption." *J Nutr.* 2015 Sep;145(9):1981–91.
25. Brandt K, Mølgaard JP. "Organic Agriculture: Does It Enhance or Reduce the Nutritional Value of Plant Foods?" *J Sci Food Agric.* 2001;81:924–31.
26. Martel J, Ojcius DM, Ko YF, et al. "Hormetic Effects of Phytochemicals on Health and Longevity." *Trends Endocrinol Metab.* 2019 Jun;30(6):335–46.
27. Ping Z, et al. "Sulforaphane Protects Brains against Hypoxic-Ischemic Injury through In-

3. Evangelou E, Ntritsos G, Chondrogiorgi M, et al. “Exposure to Pesticides and Diabetes: A Systematic Review and Meta-Analysis.” *Environ Int.* 2016 May;91:60–68.
4. Navas-Acien A, Guallar E, Silbergeld EK, Rothenberg SJ. “Lead Exposure and Cardiovascular Disease—a Systematic Review.” *Environ Health Perspect.* 2007 Mar;115(3):472–82.
5. Araújo J, Cai J, Stevens J. “Prevalence of Optimal Metabolic Health in American Adults: National Health and Nutrition Examination Survey 2009–2016.” *Metab Syndr Relat Disord.* 2019 Feb;17(1):46–52.
6. Yusuf S, et al. “Effect of Potentially Modifiable Risk Factors Associated with Myocardial Infarction in 52 Countries (the INTERHEART Study): Case-Control Study.” *Lancet.* 2004 Sep 11–17;364(9438):937–52.
7. Berrazaga I, Micard V, Gueugneau M, Walrand S. “The Role of the Anabolic Properties of Plant-versus Animal-Based Protein Sources in Supporting Muscle Mass Maintenance: A Critical Review.” *Nutrients.* 2019 Aug;11(8):1825.
8. Van Vliet S, Burd NA, van Loon LJ. “The Skeletal Muscle Anabolic Response to Plant-versus Animal-Based Protein Consumption.” *J Nutr.* 2015 Sep;145(9):1981–91.

第７章　不老長寿のための食事術

1. Barnett JA, Gibson DL. “Separating the Empirical Wheat from the Pseudoscientific Chaff: A Critical Review of the Literature Surrounding Glyphosate, Dysbiosis and Wheat-Sensitivity.” *Front Microbiol.* 2020 Sep 25;11:556729.
2. “National Health and Nutrition Examination Survey: 2013–2014 Data Documentation, Codebook, and Frequencies: Glyphosate (GLYP)—Urine (SSGLYP_H).” June 2022. https://wwwn.cdc.gov/Nchs/Nhanes/2013-2014/SSGLYP_H.htm.
3. Singer-Englar T, Barlow G, Mathur R. “Obesity, Diabetes, and the Gut Microbiome: An Updated Review.” *Expert Rev Gastroenterol Hepatol.* 2019 Jan;13(1):3–15.
4. Lerner A, Matthias T. “Changes in Intestinal Tight Junction Permeability Associated with Industrial Food Additives Explain the Rising Incidence of Autoimmune Disease.” *Autoimmun Rev.* 2015 Jun;14(6):479–89.
5. Routy B, et al. “Gut Microbiome Influences Efficacy of PD-1-Based Immunotherapy Against Epithelial Tumors.” *Science.* 2017 Nov 5;359(6371):91–97.
6. Innes JK, Calder PC. “Omega-6 Fatty Acids and Inflammation.” *Prostaglandins Leukot Essent Fatty Acids.* 2018;132:41–48.
7. Li Z, Henning SM, Zhang Y, et al. “Antioxidant-Rich Spice Added to Hamburger Meat during Cooking Results in Reduced Meat, Plasma, and Urine Malondialdehyde Concentrations.” *Am J Clin Nutr.* 2010 May;91(5):1180–84.
8. Ames BN. “A Role for Supplements in Optimizing Health: The Metabolic Tune-Up.” *Arch Biochem Biophys.* 2004 May;423(1):227–34.
9. Ames BN. “The Metabolic Tune-Up: Metabolic Harmony and Disease Prevention.” *J Nutr.* 2003 May;133(5 Suppl 1):1544S–48S.
10. “Chemical Cuisine Ratings.” Center for Science in the Public Interest. https://www.cspinet.org/page/chemical-cuisine-ratings.
11. Joe B, Vijaykumar M, Lokesh BR. “Biological Properties of Curcumin—Cellular and Molecular Mechanisms of Action.” *Crit Rev Food Sci Nutr.* 2004;44(2):97–111.
12. Rosenberg A, Mangialasche F, Ngandu T, Solomon A, Kivipelto M. “Multidomain Inter-

26. Steptoe A, Shankar A, Demakakos P, Wardle J. "Social Isolation, Loneliness, and All-Cause Mortality in Older Men and Women." *Proc Natl Acad Sci USA.* 2013 Apr 9 ; 110(15) :5797–5801.
27. Rariden C, SmithBattle L, Yoo JH, Cibulka N, Loman D. "Screening for Adverse Childhood Experiences: Literature Review and Practice Implications." *J Nurse Pract.* 2021 Jan;17(1):98–104.
28. Hatori M, et al. "Global Rise of Potential Health Hazards Caused by Blue Light–Induced Circadian Disruption in Modern Aging Societies." *NPJ Aging Mech Dis.* 2017 Jun 16;3:9.
29. Irwin MR, Olmstead R, Carroll JE. "Sleep Disturbance, Sleep Duration, and Inflammation: A Systematic Review and Meta-Analysis of Cohort Studies and Experimental Sleep Deprivation." *Biol Psychiatry.* 2016 Jul 1;80(1):40–52.
30. Sengupta A, Weljie AM. "Metabolism of Sleep and Aging: Bridging the Gap Using Metabolomics." *Nutr Healthy Aging.* 2019 Dec 19;5(3):167–84.
31. Hatori M, et al. "Global Rise of Potential Health Hazards Caused by Blue Light–Induced Circadian Disruption in Modern Aging Societies." *NPJ Aging Mech Dis.* 2017;3:9.
32. Franceschi C, Garagnani P, Parini P, Giuliani C, Santoro A. "Inflammaging: A New Immune-Metabolic Viewpoint for Age-Related Diseases." *Nat Rev Endocrinol.* 2018 Oct ; 14(10):576-90.
33. DeJong EN, Surette MG, Bowdish DME. "The Gut Microbiota and Unhealthy Aging: Disentangling Cause from Consequence." *Cell Host Microbe.* 2020 Aug 12;28(2):180–89.
34. Rook G, Bäckhed F, Levin BR, McFall-Ngai MJ, McLean AR. "Evolution, Human-Microbe Interactions, and Life History Plasticity." *Lancet.* 2017 Jul 29;390:521–30.
35. Sturgeon C, Fasano A. "Zonulin, a Regulator of Epithelial and Endothelial Barrier Functions, and Its Involvement in Chronic Inflammatory Diseases." *Tissue Barriers.* 2016 Dec 21;4(4):e1251384.
36. Qi Y, et al. "Intestinal Permeability Biomarker Zonulin Is Elevated in Healthy Aging." *J Am Med Direc Assoc.* 2017 Sep 1;18(4):810.e1–810.e4.
37. Sturgeon C, Fasano A. "Zonulin, a Regulator of Epithelial and Endothelial Barrier Functions, and Its Involvement in Chronic Inflammatory Diseases." *Tissue Barriers.* 2016 Oct 21;4(4):e1251384.
38. Pawelec G, et al. "Human Immunosenescence: Is It Infectious?" *Immunol Rev.* 2005 Jun ; 205:257–68.
39. Rook G, Bäckhed F, Levin BR, McFall-Ngai MJ, McLean AR. "Evolution, Human-Microbe Interactions, and Life History Plasticity." *Lancet.* 2017 Jul 29;390:521–30.
40. Sly PD, et al. "Health Consequences of Environmental Exposures: Causal Thinking in Global Environmental Epidemiology." *Ann Glob Health.* 2016 Jan-Feb;82(1):3–9.
41. "Body Burden: The Pollution in Newborns." Environmental Working Group. July 14, 2005. https://www.ewg.org/research/body-burden-pollution-newborns.

第6章　長寿の仕組みを理解するための人体入門

1. Parker A, et al. "Fecal Microbiota Transfer between Young and Aged Mice Reverses Hallmarks of the Aging Gut, Eye, and Brain." *Microbiome.* 2022 Apr 29;10(1):68.
2. Gomaa EZ. "Human Gut Microbiota/Microbiome in Health and Diseases: A Review." *Antonie Van Leeuwenhoek.* 2020 Dec;113(12):2019–40.

8. Martínez Steele E, et al. "Ultra-Processed Foods and Added Sugars in the US Diet: Evidence from a Nationally Representative Cross-Sectional Study." *BMJ Open.* 2016 Mar 9;6(3):e009892.
9. "Only 1 in 10 Adults Get Enough Fruits or Vegetables." Division of Nutrition, Physical Activity, and Obesity, Centers for Disease Control and Prevention. Last reviewed February 16, 2021. https://www.cdc.gov/nccdphp/dnpao/division-information/media-tools/adults-fruits-vegetables.html.
10. Franceschi C, Garagnani P, Vitale G, Capri M, Salvioli S. "Inflammaging and 'Garb-aging.'" *Trends Endocrinol Metab.* 2017 Mar;28(3):199–212.
11. Serhan CN, Levy BD. "Resolvins in Inflammation: Emergence of the Pro-Resolving Superfamily of Mediators." *J Clin Invest.* 2018 Jul 2;128(3):2657–69.
12. Müller DN, Wilck N, Haase S, Kleinewietfeld M, Linker RA. "Sodium in the Microenvironment Regulates Immune Responses and Tissue Homeostasis." *Nat Rev Immunol.* 2019;19:243–54.
13. Slavich GM, Cole SW. "The Emerging Field of Human Social Genomics." *Clin Psychol Sci.* 2013 Jul;1(3):331–48.
14. De la Iglesia HO, et al. "Ancestral Sleep." *Curr Biol.* 2016;26:R271–R272.
15. Raichlen DA, et al. "Physical Activity Patterns and Biomarkers of Cardiovascular Disease Risk in Hunter-Gatherers." *Am J Hum Biol.* 2017 Mar;29(2):e22919.
16. Blackwell DL, Clarke TC. "State Variation in Meeting the 2008 Federal Guidelines for Both Aerobic and Muscle-Strengthening Activities through Leisure-Time Physical Activity among Adults Aged 18–64: United States, 2010–2015." *Natl Health Stat Report.* 2018 Jun;112:1–22.
17. Ludwig DS, Ebbeling CB. "The Carbohydrate-Insulin Model of Obesity: Beyond 'Calories In, Calories Out.'" *JAMA Intern Med.* 2018 Aug 1;178(8):1098–1103.
18. Garatachea N, Pareja-Galeano H, Sanchis-Gomar F, et al. "Exercise Attenuates the Major Hallmarks of Aging." *Rejuvenation Res.* 2015 Feb;18(1):57–89.
19. Santos-Lozano A, et al. "Physical Activity and Alzheimer Disease: A Protective Association." *Mayo Clin Proc.* 2016 Aug;91:999–1020.
20. Hollar DW. "Biomarkers of Chondriome Topology and Function: Implications for the Extension of Healthy Aging." *Biogerontology.* 2017 Apr;18(2):201–15.
21. Ding D, Van Buskirk J, Nguyen B, et al. "Physical Activity, Diet Quality and All-Cause Cardiovascular Disease and Cancer Mortality: A Prospective Study of 346 627 UK Biobank Participants." *Br J Sports Med.* 2022 Jul 10:bjsports-2021-105195.
22. Leigh-Hunt N, Bagguley D, Bash K, et al. "An Overview of Systematic Reviews on the Public Health Consequences of Social Isolation and Loneliness." *Public Health.* 2017 Nov;152:157–71.
23. Flegal KM, Kit BK, Orpana H, Graubard BI. "Association of All-Cause Mortality with Overweight and Obesity Using Standard Body Mass Index Categories: A Systematic Review and Meta-Analysis." *JAMA.* 2013 Jan 2;309(1):71–82.
24. Lin J, Epel E. "Stress and Telomere Shortening: Insights from Cellular Mechanisms." *Ageing Res Rev.* 2022 Jan;73:101507.
25. Slavich GM, Cole SW. "The Emerging Field of Human Social Genomics." *Clin Psychol Sci.* 2013 Jul;1(3):331–48.

18. Zhu Y, Tchkonia T, Pirtskhalava T, et al. "The Achilles' Heel of Senescent Cells: From Transcriptome to Senolytic Drugs." *Aging Cell.* 2015 Aug;14(4):644–58.
19. Araújo J, Cai J, Stevens J. "Prevalence of Optimal Metabolic Health in American Adults: National Health and Nutrition Examination Survey 2009–2016." *Metab Syndr Relat Disord.* 2019 Feb;17(1):46–52.
20. Burkitt DP. "Are Our Commonest Diseases Preventable?" *Prev Med.* 1977;6:556–59.
21. Quagliani D, Felt-Gunderson P. "Closing America's Fiber Intake Gap: Communication Strategies from a Food and Fiber Summit." *Am J Lifestyle Med.* 2016 Jul 7;11(1):80–85.
22. Coffin CS, Shaffer EA. "The Hot Air and Cold Facts of Dietary Fibre." *Can J Gastroenterol.* 2006 Apr;20(4):255–56.
23. Mowat AM. "Historical Perspective: Metchnikoff and the Intestinal Microbiome." *J Leukoc Biol.* 2021 Mar;109(3):513–17.
24. Wikoff WR, Anfora AT, Liu J, et al. "Metabolomics Analysis Reveals Large Effects of Gut Microflora on Mammalian Blood Metabolites." *Proc Natl Acad Sci USA.* 2009 Mar 10;106(10):3698–703.
25. Wiciński M, Sawicka E, Gębalski J, Kubiak K, Malinowski B. "Human Milk Oligosaccharides: Health Benefits, Potential Applications in Infant Formulas, and Pharmacology." *Nutrients.* 2020 Jan;12(1):266.
26. Duranti S, Lugli GA, Mancabelli L, et al. "Prevalence of Antibiotic Resistance Genes among Human Gut-Derived Bifidobacteria." *Appl Environ Microbiol.* 2017 Jan 17 ; 83(3):e02894-16.
27. Coman V, Vodnar DC. "Gut Microbiota and Old Age: Modulating Factors and Interventions for Healthy Longevity." *Exp Gerontol.* 2020 Nov;141:111095.
28. Fulop T, Larbi A, Pawelec G, et al. "Immunology of Aging: The Birth of Inflammaging." *Clin Rev Allergy Immunol.* 2023 Apr;64(2):109-122.
29. "84,000 Chemicals on the Market, Only 1% Have Been Tested for Safety." EcoWatch. July 6, 2015. https://www.ecowatch.com/84-000-chemicals-on-the-market-only-1-have-been-tested-for-safety-1882062458.html.

第5章　現代のライフスタイルがあなたを殺す

1. Cordain L, et al. "Plant-Animal Subsistence Ratios and Macronutrient Energy Estimations in Worldwide Hunter-Gatherer Diets." *Am J Clin Nutr.* 2000 Mar;71(3):682–92.
2. Malesza IJ, Malesza M, Walkowiak J, et al. "High-Fat, Western-Style Diet, Systemic Inflammation, and Gut Microbiota: A Narrative Review." *Cells.* 2021 Nov 14;10(11):3164.
3. Galland L. "Diet and Inflammation." *Nutr Clin Pract.* 2010 Dec;25(6):634–40.
4. GBD 2017 Diet Collaborators. "Health Effects of Dietary Risks in 195 Countries, 1990–2017: A Systematic Analysis for the Global Burden of Disease Study 2017." *Lancet.* 2019 May 11;393:1958–72.
5. "Noncommunicable Diseases." World Health Organization. April 13, 2021. https://www.who.int/news-room/fact-sheets/detail/noncommunicable-diseases.
6. Taubes G. *The Case Against Sugar.* New York: Knopf, 2016.
7. Schnabel L, et al. "Association between Ultraprocessed Food Consumption and Risk of Mortality among Middle-Aged Adults in France." *JAMA Intern Med.* 2019 Apr 1;179(4) : 490–98.

12. Berendsen AAM, van de Rest O, Feskens EJM, et al. “Changes in Dietary Intake and Adherence to the NU-AGE Diet Following a One-Year Dietary Intervention among European Older Adults—Results of the NU-AGE Randomized Trial.” *Nutrients*. 2018 Dec 4;10(12):1905.
13. Fitzgerald KN, Hodges R, Hanes D, et al. “Potential Reversal of Epigenetic Age Using a Diet and Lifestyle Intervention: A Pilot Randomized Clinical Trial.” *Aging (Albany NY)*. 2021 Apr 12;13(7):9419–32.

第4章　「老化」とは何なのか

1. Konner M, Eaton SB. “Paleolithic Nutrition: Twenty-Five Years Later.” *Nutr Clin Pract*. 2010 Dec;25(6):594–602; Carrera-Bastos P, Fontes-Villalba M, O'Keefe JH, Lindeberg S, Cordain L. “The Western Diet and Lifestyle and Diseases of Civilization.” *Res. Rep. Clin. Cardiol*. 2011;2:15–35.
2. Zou Z, Tao T, Li H, Zhu X. “mTOR Signaling Pathway and mTOR Inhibitors in Cancer: Progress and Challenges.” *Cell Biosci*. 2020 Mar 10;10:31.
3. Salminen A, Kaarniranta K. “AMP-Activated Protein Kinase (AMPK) Controls the Aging Process via an Integrated Signaling Network.” *Ageing Res Rev*. 2012 Apr;11(2):230–41.
4. Kulkarni AS, Gubbi S, Barzilai N. “Benefits of Metformin in Attenuating the Hallmarks of Aging.” *Cell Metab*. 2020 Jul 7;32(1):15–30.
5. Diabetes Prevention Program (DPP) Research Group. “The Diabetes Prevention Program (DPP): Description of Lifestyle Intervention.” *Diabetes Care*. 2002;25(12):2165–71.
6. Ludwig DS, et al. “The Carbohydrate-Insulin Model: A Physiological Perspective on the Obesity Pandemic.” *Am J Clin Nutr*. 2021 Dec 1;114(6):1873–85.
7. McKenzie AL, et al. “Type 2 Diabetes Prevention Focused on Normalization of Glycemia: A Two-Year Pilot Study.” *Nutrients*. 2021 Feb 26;13(3):749.
8. McKenzie AL, et al. “Type 2 Diabetes Prevention Focused on Normalization of Glycemia: A Two-Year Pilot Study.” *Nutrients*. 2021;13(3):749.
9. Chung MY, Choi HK, Hwang JT. “AMPK Activity: A Primary Target for Diabetes Prevention with Therapeutic Phytochemicals.” *Nutrients*. 2021 Nov 12;13(11):4050.
10. Imai S, Guarente L. “NAD+ and Sirtuins in Aging and Disease.” *Trends Cell Biol*. 2014 Aug;24(8):464–71.
11. Grabowska W, Sikora E, Bielak-Zmijewska A. “Sirtuins, a Promising Target in Slowing Down the Ageing Process.” *Biogerontology*. 2017 Aug;18(4):447–76.
12. Chen C, Zhou M, Ge Y, Wang X. “SIRT1 and Aging Related Signaling Pathways.” *Mech Ageing Dev*. 2020 Apr;187:111215.
13. Lennerz B, Lennerz JK. “Food Addiction, High-Glycemic-Index Carbohydrates, and Obesity.” *Clin Chem*. 2018 Jan;64(1):64–71.
14. The Periodic Table of Food Initiative. https://foodperiodictable.org.
15. Wątroba M, Dudek I, Skoda M, Stangret A, Rzodkiewicz P, Szukiewicz D. “Sirtuins, Epigenetics and Longevity.” *Ageing Res Rev*. 2017 Nov;40:11–19.
16. Bertoldo MJ, Listijono DR, Ho WJ, et al. “NAD+ Repletion Rescues Female Fertility during Reproductive Aging.” *Cell Rep*. 2020 Feb 11;30(6):1670–81.e7.
17. Yoshino J, Baur JA, Imai SI. “NAD+ Intermediates: The Biology and Therapeutic Potential of NMN and NR.” *Cell Metab*. 2018 Mar 6;27(3):513–28.

11. Takahashi K, Yamanaka S. "Induction of Pluripotent Stem Cells from Mouse Embryonic and Adult Fibroblast Cultures by Defined Factors." *Cell.* 2006 Aug 25;126(4):663–76.

第２章　「老化の根本原因」を取り除く

1. "Percent of U.S. Adults 55 and over with Chronic Conditions." National Center for Health Statistics, Centers for Disease Control and Prevention. November 6, 2015. Accessed July 28, 2022. https://www.cdc.gov/nchs/health_policy/adult_chronic_conditions.htm.
2. Wiertsema SP, van Bergenhenegouwen J, Garssen J, Knippels LM. "The Interplay between the Gut Microbiome and the Immune System in the Context of Infectious Diseases throughout Life and the Role of Nutrition in Optimizing Treatment Strategies." *Nutrients.* 2021;13(3):886.

第３章　遺伝子の発現は変えられる

1. Horvath S, Raj K. "DNA Methylation-Based Biomarkers and the Epigenetic Clock Theory of Ageing." *Nat Rev Genet.* 2018 Jun;19(6):371–84.
2. Fitzgerald KN, Hodges R, Hanes D, et al. "Potential Reversal of Epigenetic Age Using a Diet and Lifestyle Intervention: A Pilot Randomized Clinical Trial." *Aging (Albany NY).* 2021 Apr 12;13(7):9419–32.
3. Moore S, et al. "Epigenetic Correlates of Neonatal Contact in Humans." *Dev Psychopathol.* 2017;29(5):1517–38.
4. Fujisawa TX, Nishitani S, Takiguchi S, Shimada K, Smith AK, Tomoda A. "Oxytocin Receptor DNA Methylation and Alterations of Brain Volumes in Maltreated Children." *Neuropsychopharmacology.* 2019 Nov;44(12):2045–53.
5. Bernal AJ, Jirtle RL. "Epigenomic Disruption: The Effects of Early Developmental Exposures." *Birth Defects Res A Clin Mol Teratol.* 2010;88(10):938–44.
6. Waterland R, Jirtle RL. "Transposable Elements: Targets for Early Nutritional Effects on Epigenetic Gene Regulation." *Mol. Cell. Biol.* 2003;23(15):5293–5300; Dolinoy DC, Wiedman J, Waterland R, Jirtle RL. "Maternal Genistein Alters Coat Color and Protects Avy Mouse Offspring from Obesity by Modifying the Fetal Epigenome." *Environ Health Perspect.* 2006;114(4):567–72.
7. Rappaport SM. "Implications of the Exposome for Exposure Science." *J Expo Sci Environ Epidemiol.* 2011 Jan–Feb;21(1):5–9.
8. Youssef NA, Lockwood L, Su S, Hao G, Rutten BPF. "The Effects of Trauma, with or without PTSD, on the Transgenerational DNA Methylation Alterations in Human Offsprings." *Brain Sci.* 2018;8(5):83.
9. Van Cauwenbergh O, Di Serafino A, Tytgat J, Soubry A. "Transgenerational Epigenetic Effects from Male Exposure to Endocrine-Disrupting Compounds: A Systematic Review on Research in Mammals." *Clin Epigenetics.* 2020 May 12;12(1):65.
10. Fahy GM, Brooke RT, Watson JP, et al. "Reversal of Epigenetic Aging and Immunosenescent Trends in Humans." *Aging Cell.* 2019 Dec;18(6).
11. Chen L, Dong Y, Bhagatwala J, Raed A, Huang Y, Zhu H. "Effects of Vitamin D3 Supplementation on Epigenetic Aging in Overweight and Obese African Americans with Suboptimal Vitamin D Status: A Randomized Clinical Trial." *J Gerontol A Biol Sci Med Sci.* 2019 Jan ;74(1):91–98.

参考文献

はじめに

1. Healthy Aging Team. “The Top 10 Most Common Chronic Conditions in Older Adults.” National Council on Aging. April 23, 2021. https://www.ncoa.org/article/the-top-10-most-common-chronic-conditions-in-older-adults.
2. “XT9T Ageing-Related.” ICD-11 for Mortality and Morbidity Statistics, version 02/2022. https://icd.who.int/browse11/l-m/en#/http%3a%2f%2fid.who.int%2ficd%2fentity%2f459275392.
3. Steele A. Ageless: *The New Science of Getting Older without Getting Old.* New York: Anchor, 2021.
4. Goldman D. “The Economic Promise of Delayed Aging.” *Cold Spring Harb Perspect Med.* 2015 Dec 18;6(2):a025072.

第１章　120歳まで健康に生きる

1. Fries JF. “Aging, Natural Death, and the Compression of Morbidity.” *N Engl J Med.* 1980 Jul 17;303(3):130–35.
2. Hubert HB, Bloch DA, Oehlert JW, Fries JF. “Lifestyle Habits and Compression of Morbidity.” *J Gerontol A Biol Sci Med Sci.* 2002 Jun;57(6):M347–51.
3. Knoops KT, et al. “Mediterranean Diet, Lifestyle Factors, and 10-Year Mortality in Elderly European Men and Women: The HALE Project.” *JAMA.* 2004 Sep 22;292(12):1433–39.
4. Scott AJ, Ellison M, Sinclair DA. “The Economic Value of Targeting Aging.” *Nat Aging.* 2021 Jul;1:616–23.
5. “Health and Economic Costs of Chronic Diseases.” National Center for Chronic Disease Prevention and Health Promotion, Centers for Disease Control and Prevention. Last reviewed August 10, 2022. https://www.cdc.gov/chronicdisease/about/costs/index.htm.
6. Araújo J, Cai J, Stevens J. “Prevalence of Optimal Metabolic Health in American Adults: National Health and Nutrition Examination Survey 2009–2016.” *Metab Syndr Relat Disord.* 2019 Feb;17(1):46–52.
7. O’Hearn M, Lauren BN, Wong JB, Kim DD, Mozaffarian D. “Trends and Disparities in Cardiometabolic Health among U.S. Adults, 1999–2018.” *J Am Coll Cardiol.* 2022 Jul 12;80(2):138–51.
8. O’Hearn M, Liu J, Cudhea F, Micha R, Mozaffarian D. “Coronavirus Disease 2019 Hospitalizations Attributable to Cardiometabolic Conditions in the United States: A Comparative Risk Assessment Analysis.” *J Am Heart Assoc.* 2021 Feb;10(5):e019259.
9. Zolman ON. “Longevity Escape Velocity Medicine: A New Medical Specialty for Longevity?” *Rejuvenation Res.* 2018 Feb;21(1):1–2.
10. Davidsohn N, et al. “A Single Combination Gene Therapy Treats Multiple Age-Related Diseases.” *Proc Natl Acad Sci USA.* 2019 Nov 19;116(47):23505–11; Lu Y, et al. “Reprogramming to Recover Youthful Epigenetic Information and Restore Vision.” *Nature.* 2020 Dec;588(7836):124–29; Jaijyan DK, et al. “New Intranasal and Injectable Gene Therapy for Healthy Life Extension.” *Proc Natl Acad Sci USA.* 2022 May 17;119(20): e2121499119.

ま行

や行

ら行

わ行

は行

さ行

た行

な行

か行

索引

数字・アルファベット

あ行

［著者］
マーク・ハイマン（Mark Hyman, MD）
医師。クリーブランド・クリニック機能性医学センターの創設者兼上級顧問、ウルトラウェルネス・センターの創設者兼メディカル・ディレクター、機能性医学研究所の臨床担当理事長。
ビル・クリントン元米大統領と協力して、クリントン財団の「健康問題――あらゆる世代の健康を実現する」会議およびクリントン・グローバル・イニシアチブに出席するとともに、世界の健康問題について世界経済フォーラムと連携して活動したことでも知られている。
これまで14回にわたってニューヨーク・タイムズ紙のベストセラー作家に選ばれる。自身のポッドキャスト『ザ・ドクターズ・ファーマシー』は全ポッドキャスト中トップ100に入っており、ダウンロード回数は1億5000万回を超える。『CBSディスモーニング』、『トゥデイ』、『グッドモーニング・アメリカ』、『CNN』、『ザ・ビュー』など多くのテレビ番組やネットワーク番組に医学専門家として定期的に出演。
ウェブサイト：www.drhyman.com
X、フェイスブック、インスタグラム：@drmarkhyman

［訳者］
中里京子（なかざと・きょうこ）
翻訳家。訳書にジェイコブセン『ハチはなぜ大量死したのか』（文藝春秋）、スクルート『ヒーラ細胞の数奇な運命』（河出書房新社）、グレーバー『がん免疫療法の突破口』（早川書房）、トドロフ『第一印象の科学』（みすず書房）、タンミンウー『ビルマ　危機の本質』（河出書房新社）、チャップリン『チャップリン自伝』（新潮社）、リーバーマン『運動の神話』（早川書房）、ラスティグ『果糖中毒』（ダイヤモンド社）ほか多数。

医者が教える最強の不老術
――細胞レベルで若返る食事と習慣のすべて

2024年9月24日　第1刷発行
2024年10月21日　第2刷発行

著　者――マーク・ハイマン
訳　者――中里京子
発行所――ダイヤモンド社
〒150-8409　東京都渋谷区神宮前6-12-17
https://www.diamond.co.jp/
電話／03-5778-7233（編集）　03-5778-7240（販売）
装丁デザイン― 小口翔平＋後藤司（tobufune）
本文デザイン― 布施育哉
DTP―― 一企画
校正―― 加藤義廣（小柳商店）
製作進行―― ダイヤモンド・グラフィック社
印刷―― ベクトル印刷
製本―― ブックアート
編集担当―― 上村晃大

ISBN 978-4-478-11886-3